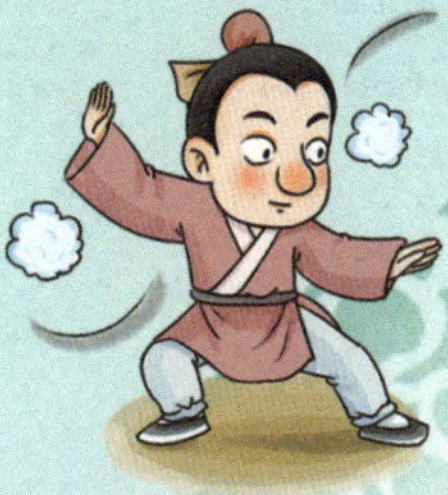
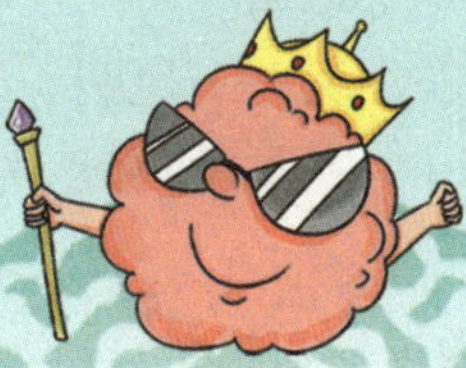
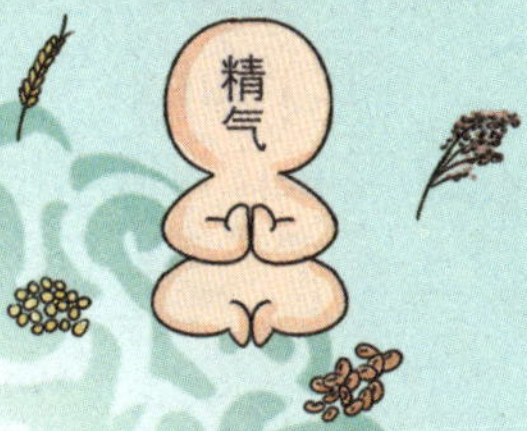

黄帝内经

灵枢

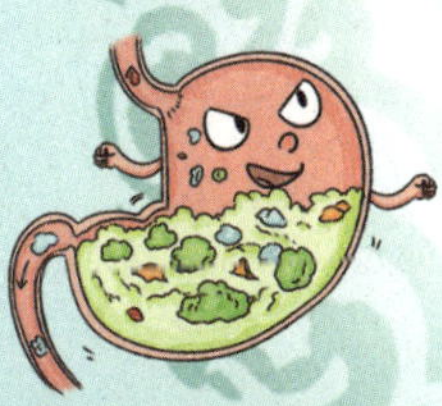
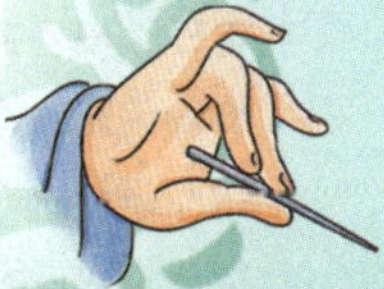

胡笛◎主编

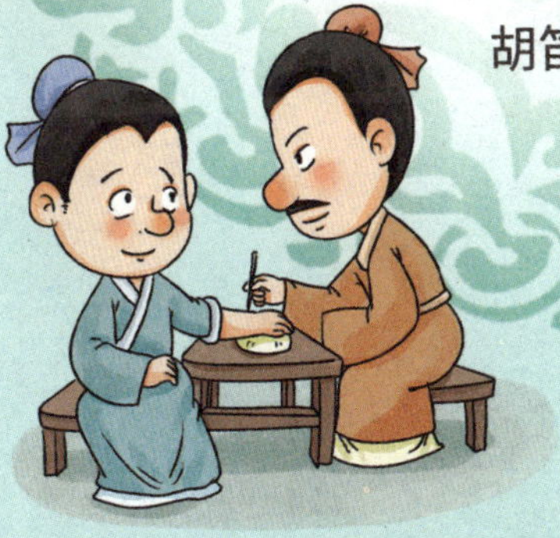
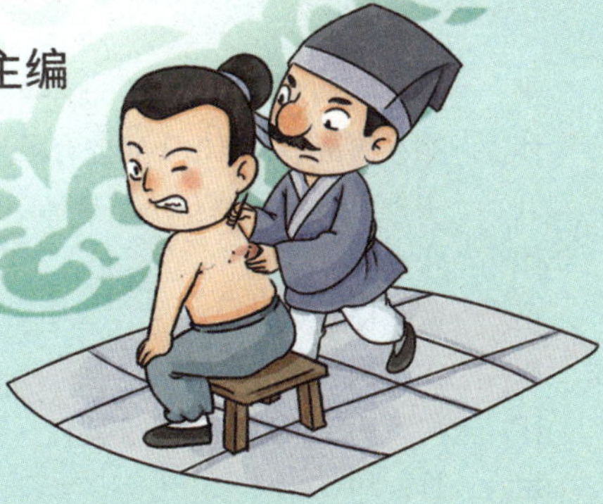

YNK 云南科技出版社
·昆明·

图书在版编目（CIP）数据

黄帝内经·灵枢 / 胡笛主编. -- 昆明 : 云南科技出版社, 2024（2025.4重印）. -- ISBN 978-7-5587-6004-4

Ⅰ. R221.2

中国国家版本馆CIP数据核字第2024409EW7号

黄帝内经·灵枢

HUANGDI NEIJING · LINGSHU

胡　笛　主编

责任编辑：赵敏杰
特约编辑：李　健　李晓楠
封面设计：李东杰
责任校对：孙玮贤
责任印制：蒋丽芬

书　　号：ISBN 978-7-5587-6004-4
印　　刷：德富泰（唐山）印务有限公司
开　　本：710mm × 1000mm　1/ 16
印　　张：11
字　　数：129千字
版　　次：2024年11月第1版
印　　次：2025年4月第2次印刷
定　　价：59.00元

出版发行：云南科技出版社
地　　址：昆明市环城西路609号
电　　话：0871-64192481

序 言

你真的了解《黄帝内经》吗?

大部分人都知道有《黄帝内经》这部书，但你真的了解它吗?《黄帝内经》是中国最早的典籍之一，同时它也是影响极大的一部医学著作。它是一本综合性的医书，奠定了人体的生理、病理、诊断以及治疗的认识基础。

《黄帝内经》分为《灵枢》和《素问》两部分，各 9 卷 81 篇。与《难经》《伤寒杂病论》《神农本草经》一起被称为传统医学四大经典著作。《灵枢》是《黄帝内经》的一部分，集中了秦汉以前的各家医论，全面而系统地论述针具的形状，取穴的方法，针刺的原理，针刺的手法，针刺和四时的关系，针刺的适应证，针刺的禁忌，经络的循行，营卫气血的形成与循行，以及疾病形成的原因和相应的治疗药物、方剂、针、砭、炊、祝由等内容。

但古书用的是文言文，这让文言文功底不深厚的人群理解起来很困难。若采用漫画这种独特的艺术形式，便可跨越时间、地域、民族和语言，增加受众群体，以轻松幽默的独特视角，帮助理解经典，在轻松愉快的氛围下获得医学与养生之道。

本书选编了《灵枢》中对读者来说最为切要的部分，力图在有限的篇幅内，把《灵枢》中最为精要的部分容纳进来。本书的编写站在弘扬中华传统文化的立场上，为读者提供中医学的基础知识，力求以通俗晓畅的语言来阐释艰涩难懂的古籍，让读者用更少的时间，品读经典、理解经典，用中医思想的金钥匙，打开中华文明的宝库，让和谐自然、阴阳平衡之理念在世界传播。

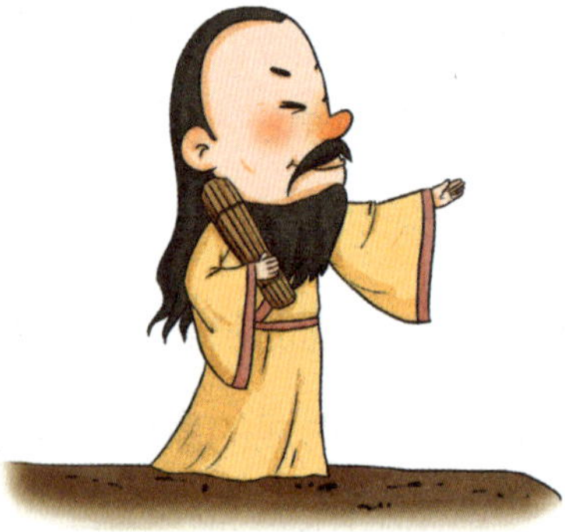

目·录

001 针刺所遵循的基本规律

002 邪气所致脏腑疾病的外在表现

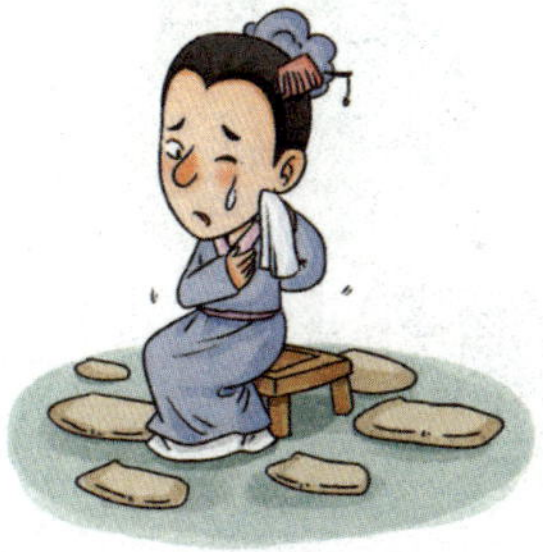

003 内在的精神本质

004 脉诊与针刺

心气盛。

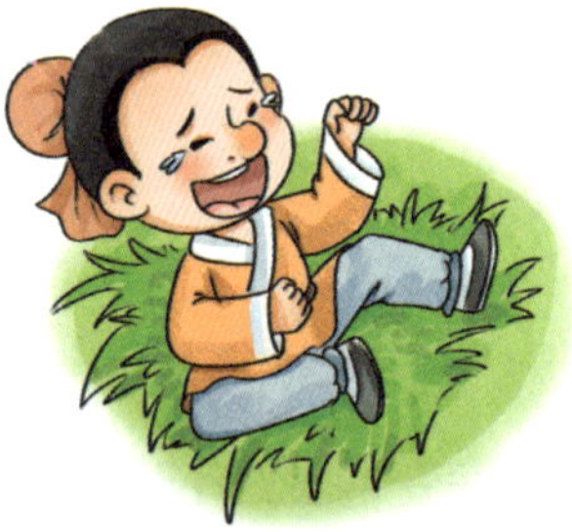

005 人体主要经脉的介绍

006 营气、卫气的生成与会合

007 “顺”为最高的原则

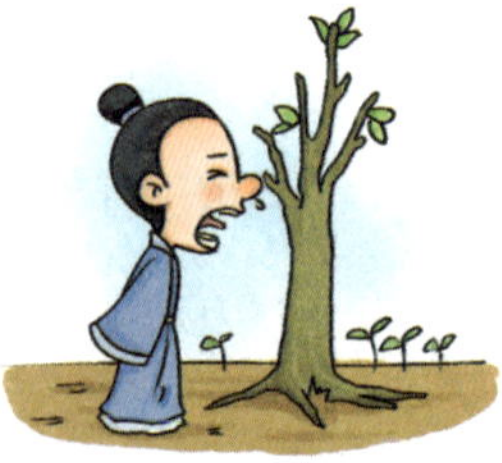

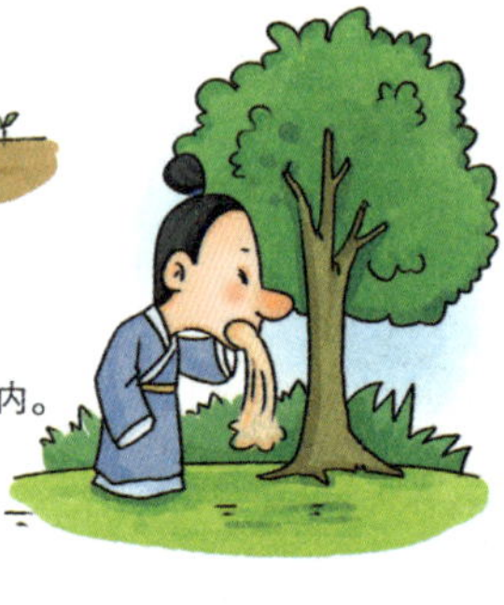

先治外，后治内。

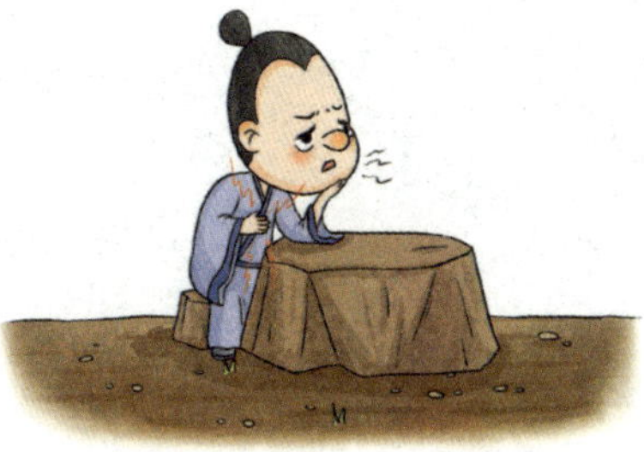

008 不同体型的针刺标准

009 脏腑是健康与疾病的根本

010 面部的五色变化

011 酸、苦、甘、辛、咸，各有不同

012 人的五种类型

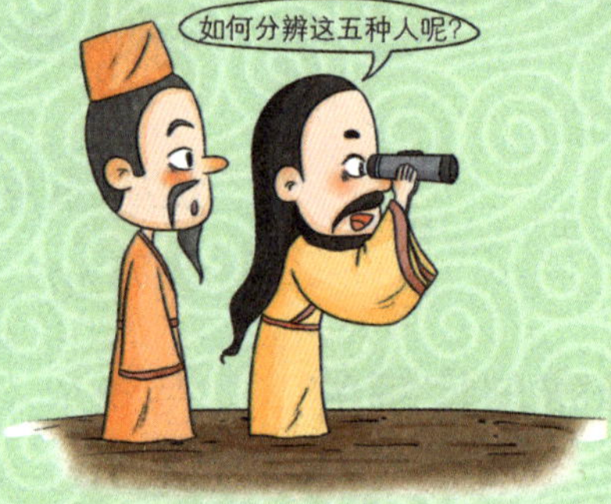
如何分辨这五种人呢?

001

针刺所遵循的基本规律

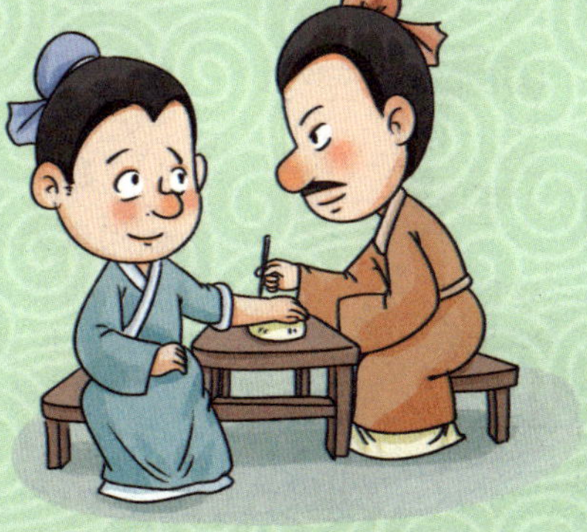

微针调节经脉血气的方法

【原文】

黄帝问于岐伯曰：余子万民，养百姓，而收其租税。余哀其不给，而属有疾病。余欲勿使被毒药，无用砭石，欲以微针通其经脉。

黄帝向岐伯问道：我将百姓视为自己的子女，养育百官，而征收他们的钱粮赋税。

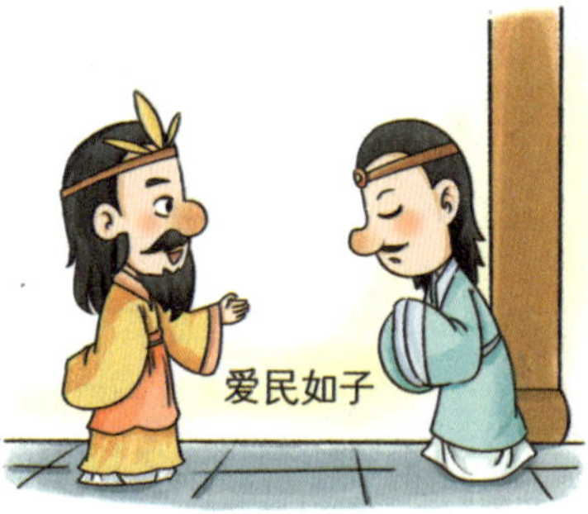

我怜悯他们时常不能终其天年，还接连不断地生病。

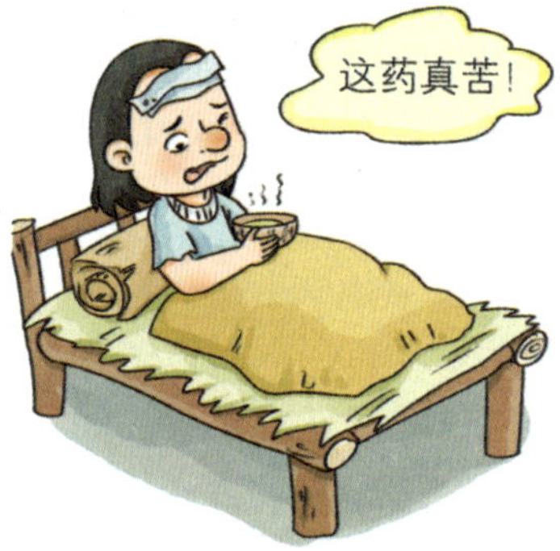

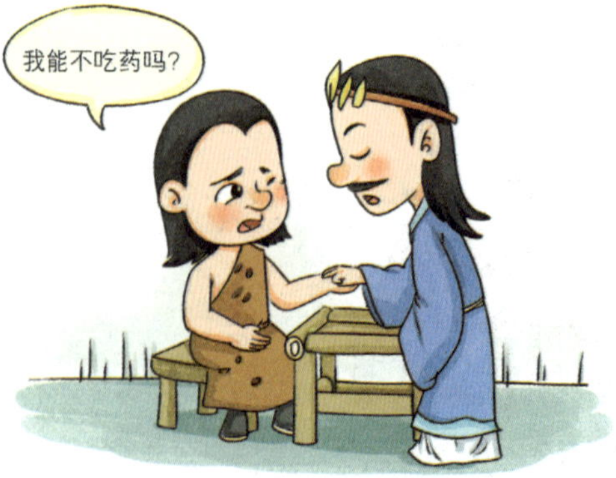

对于各种疾病的治疗，我想让他们避免遭受药物、砭石的伤害，而仅用微小的针，刺入肌肤，就可以疏通经脉。

【原文】

令可传于后世，必明为之法。令终而不灭，久而不绝，易用难忘，为之经纪。异其章，别其表里，为之终始，令各有形，先立《针经》。

为了把这种疗法流传后世，就必须明确地制定出针经大法。

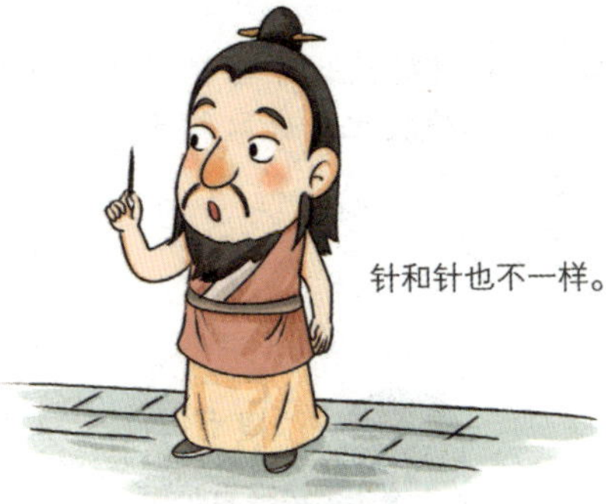

为了使它历久而不失传，容易运用而不易忘记，就必须使其有纲有纪，制定出微针使用的准则。

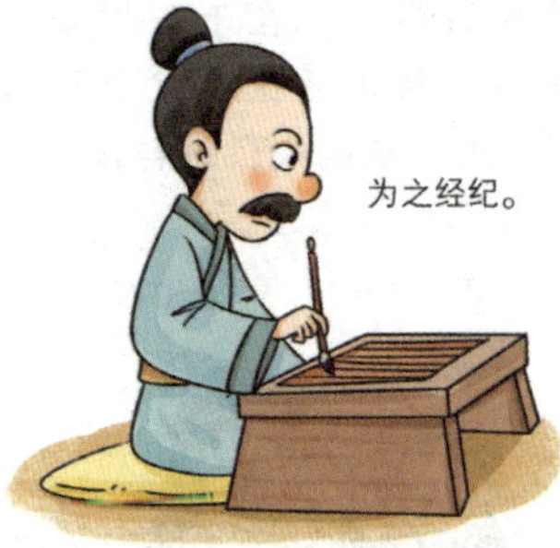

要清楚地分出章节，辨明表里关系，确定气血的循行规律，所用的针具也要规定出具体的形状。

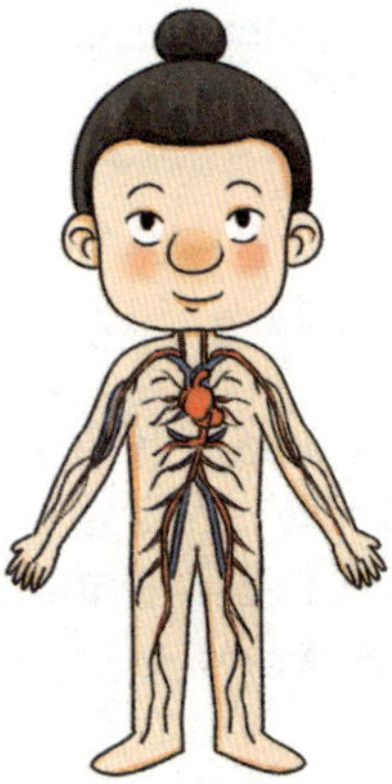

为此，我想综合以上的内容先编成一部《针经》。

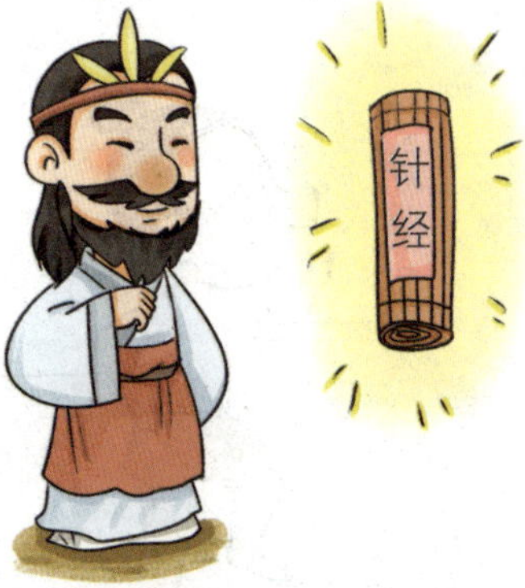

针刺的关键

【原文】

刺之微，在速迟。粗守关，上守机。机之动，不离其空。空中之机，清静而微。

针刺的巧妙，在于如何使用疾徐的手法。粗率的医生只会按症状取关节附近相应的穴位进行治疗。

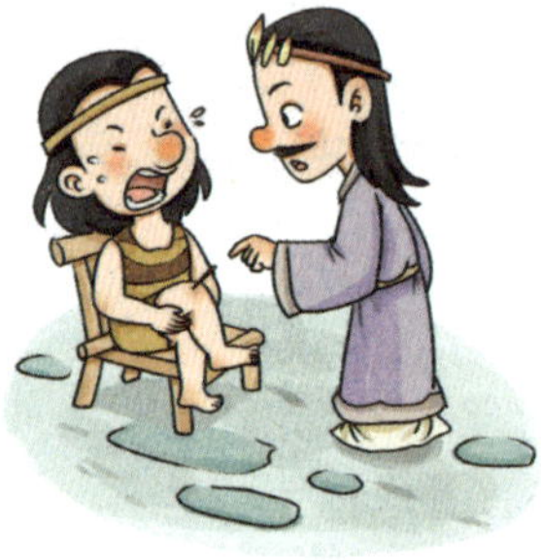

高明的医生才会根据病人经络中气机的变化，选取相应的穴位来进行治疗。

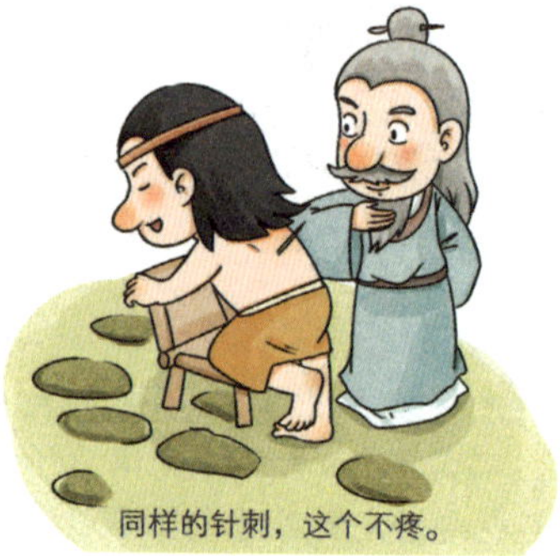

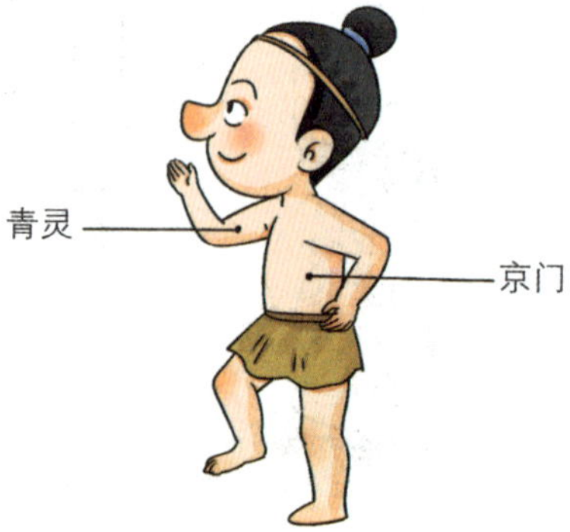

人体经络气机的变化与腧穴是息息相关的。在这些腧穴中，所反映出的气血虚实盛衰的变化，是至清至静而微妙的。

【原文】

其来不可逢，其往不可追。知机之道者，不可挂以发；不知机道，叩之不发。知其往来，要与之期。

当邪势正盛的时候，切不可迎其势而用补法；而当邪气已去时，则不宜再用泻法去驱逐邪气。

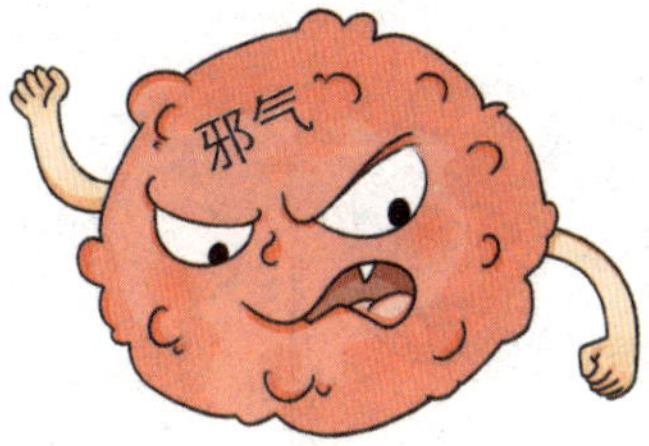

了解气机运行之理的医生，能小心把握气之来去的时机，及时运用补泻之法，不会有毫发的差失。

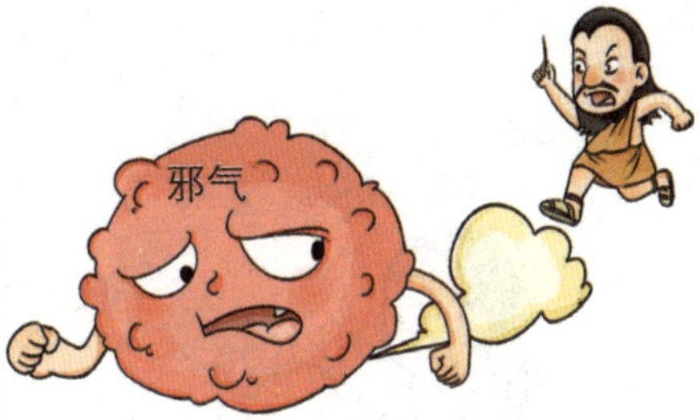

不懂得气机运行之理的医生，到了应该补泻的时候而不能及时治疗，就好像是箭扣在弦上，应当发射而不发射一样。

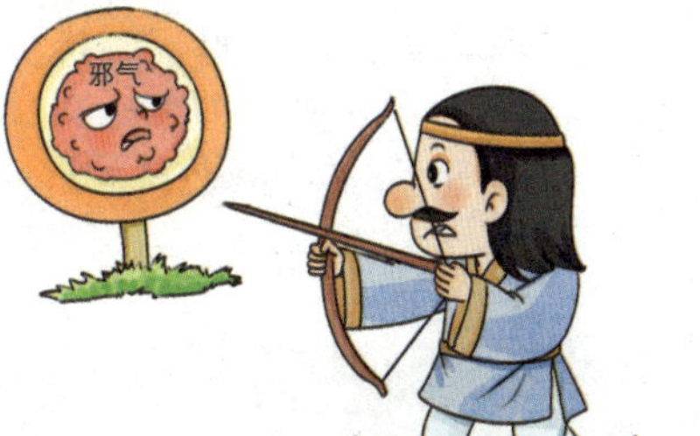

用针的人必须懂得气机的往来运行变化，并据此掌握时机进行针刺，这样才能取得良好的疗效。

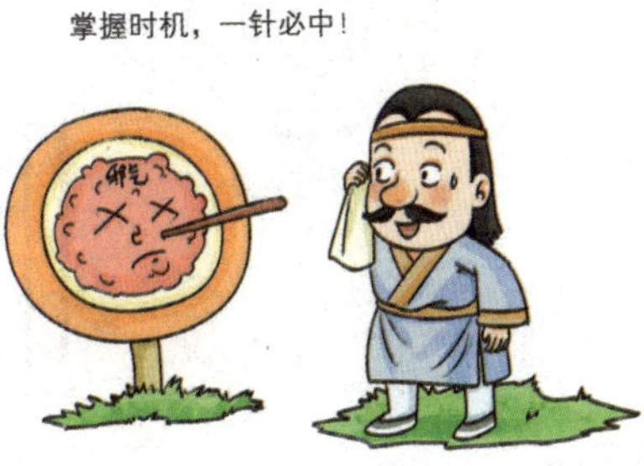

【原文】

《大要》曰：徐而疾则实，疾而徐则虚。言实与虚，若有若无。察后与先，若存若亡。为虚与实，若得若失。虚实之要，九针最妙。

《大要》篇中提到，徐缓进针而迅速出针，则能使正气充实，属于补法；迅速进针而徐缓出针，则能使邪气随针外泄，由盛而虚，属于泻法。

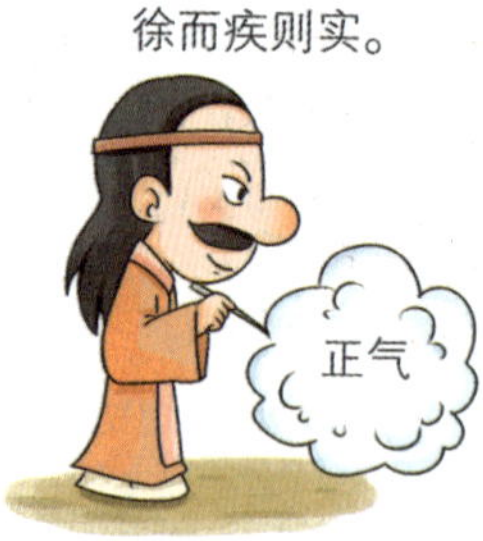

所谓实与虚，是指针刺后感受到的气的状态，得气为实，无气为虚。气的来去迅疾无形，必须细心体察才能感知。

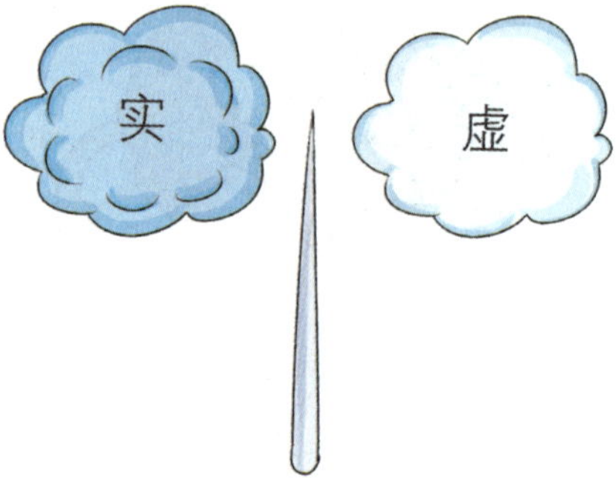

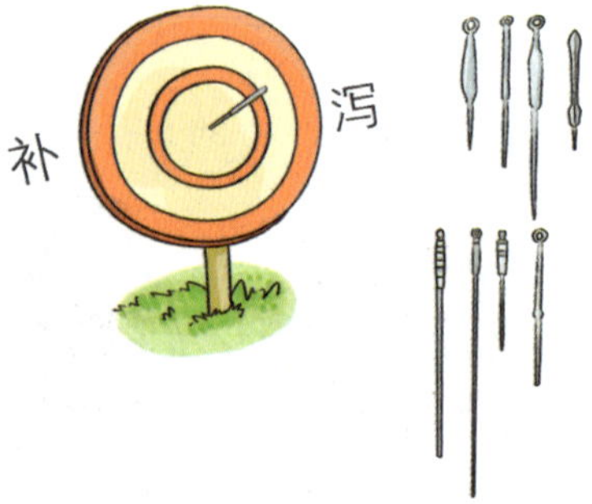

在运用补泻之法时，补法要使正气充实；泻法要使邪气减弱。虚实补泻的要点，九针最为精妙。

【原文】

持针之道，坚者为宝，正指直刺，无针左右，神在秋毫，属意病者，审视血脉，刺之无殆。方刺之时，必在悬阳，及与两卫，神属勿去，知病存亡。血脉者，在腧横居，视之独澄，切之独坚。

持针之道，坚定有力最为重要。进针时应用右手拇、食、中三指夹持针具，要直针而下，不可偏离。

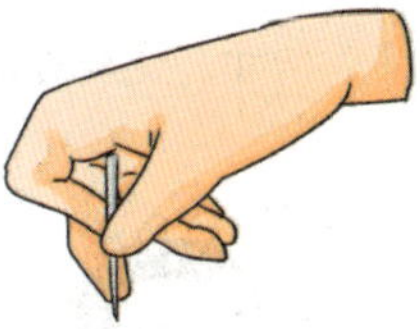

在治疗中，须全神贯注，留意针下的感觉，细心观察病人的神态和血脉的虚实，避免不良后果。

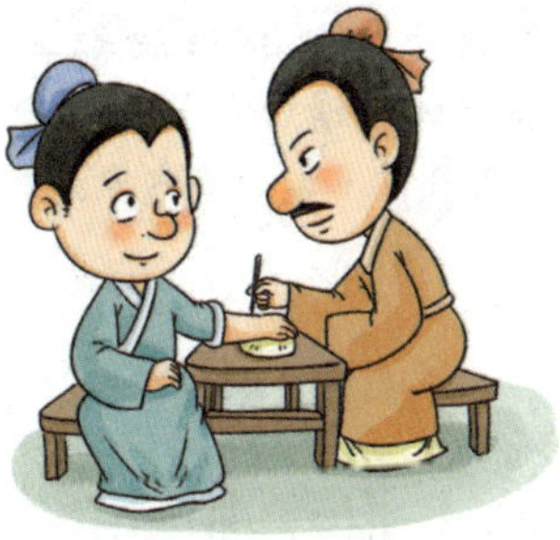

施针之初，一定要注意病人的精神状态及胃气、脾气的状况，判断疾病的存在或消失。

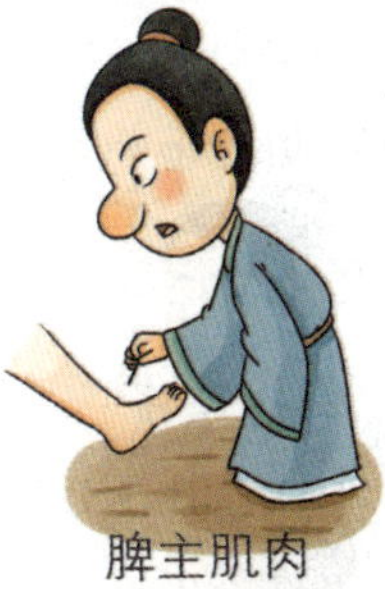

血脉横结在经穴之间的病证，用手去按切时，由于外邪的结聚，有病的部位坚实感更为明显。

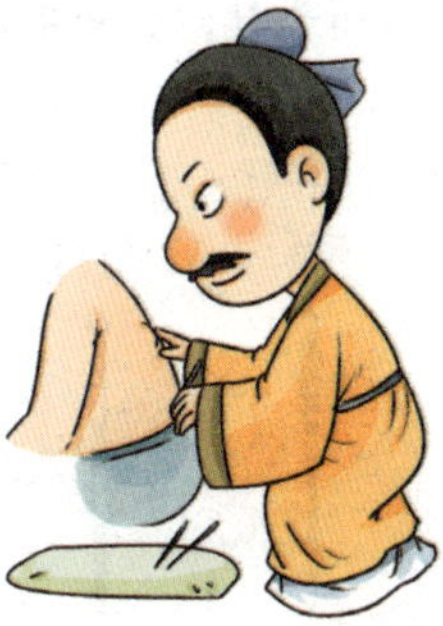

九针的原理和应用

【原文】

九针之名，各不同形：一曰镵针，长一寸六分；二曰员针，长一寸六分；三曰鍉针，长三寸半；四曰锋针，长一寸六分；五曰铍针，长四寸，广二分半；六曰员利针，长一寸六分：七曰毫针，长三寸六分；八曰长针，长七寸；九曰大针，长四寸。

九针的名称和形状都各不相同。第一种叫镵针，长一寸六分；第二种叫员针，长一寸六分。

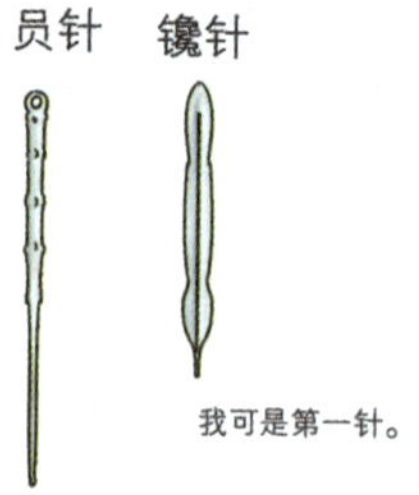

第三种叫鍉针，长三寸半；第四种叫锋针，长一寸六分；第五种叫铍针，长四寸，宽二分半。

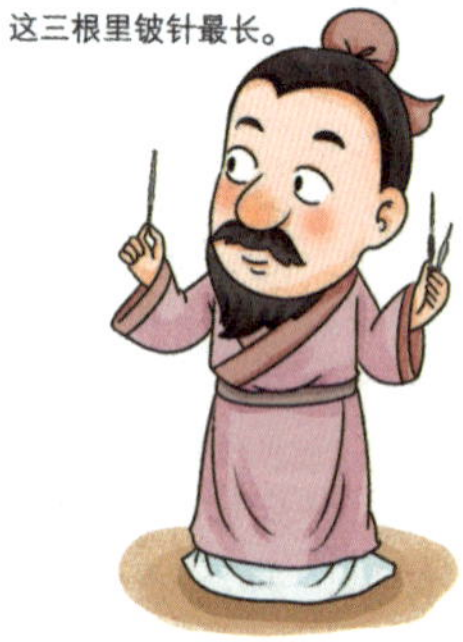

第六种叫员利针，长一寸六分；第七种叫毫针，长三寸六分。

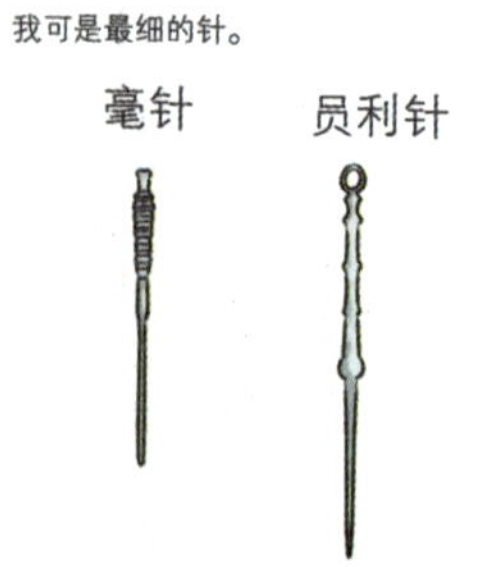

第八种叫长针，长七寸；第九种叫大针，长四寸。

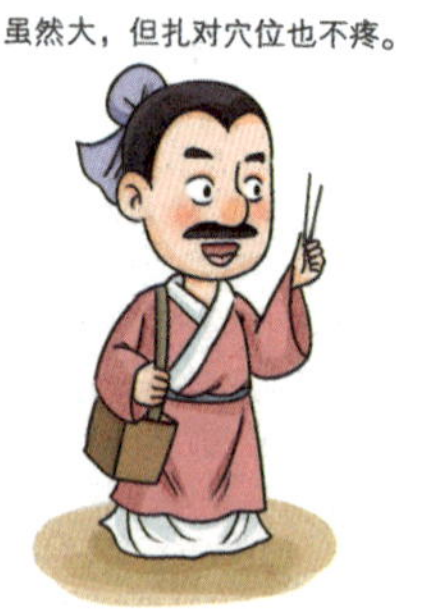

【原文】

刺之而气不至，无问其数；刺之而气至，乃去之，勿复针。针各有所宜，各不同形，各任其所为。刺之要，气至而有效，效之信，若风之吹云，明乎若见苍天。刺之道毕矣。

进针后如果没有得气的感觉，应当继续施针，必须等待经气到来。进针之后，有了得气的感觉，就可以出针，不必再行针刺和留针了。

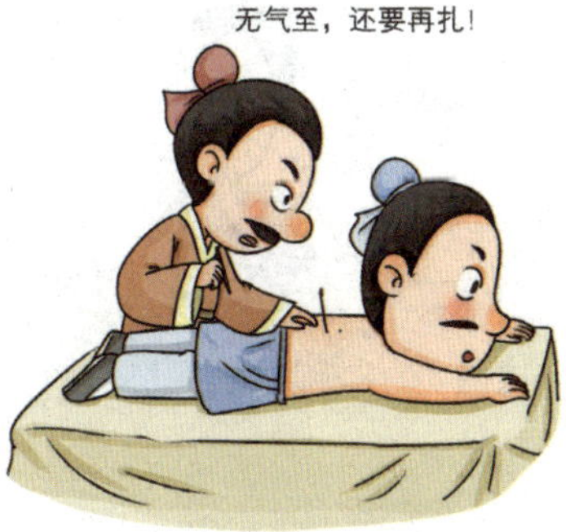

九针各有它的适应证，针形也不一样，要根据病情选用，才能适应治疗的需要。

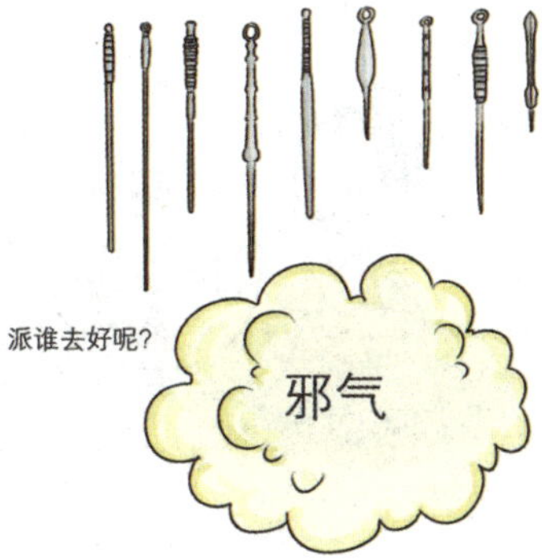

针刺的要领，是要得气，有了气就表明有了疗效。疗效显著的，就好像风吹云散，立刻明朗地看到了青天一样。这就是针刺的道理。

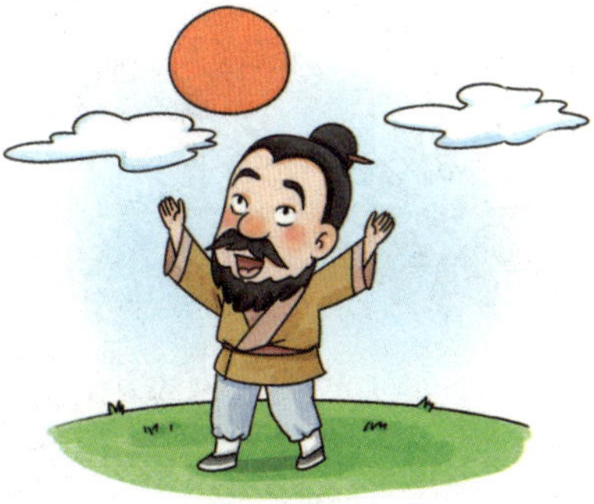

五脏六腑对应的经脉和腧穴

【原文】

五脏五腧，五五二十五腧；六腑六腧，六六三十六腧。经脉十二，络脉十五。凡二十七气，以上下。

五脏对应五条经脉，每条经脉上都有井、荥、输、经、合这五个特定的腧穴，共有二十五个腧穴。

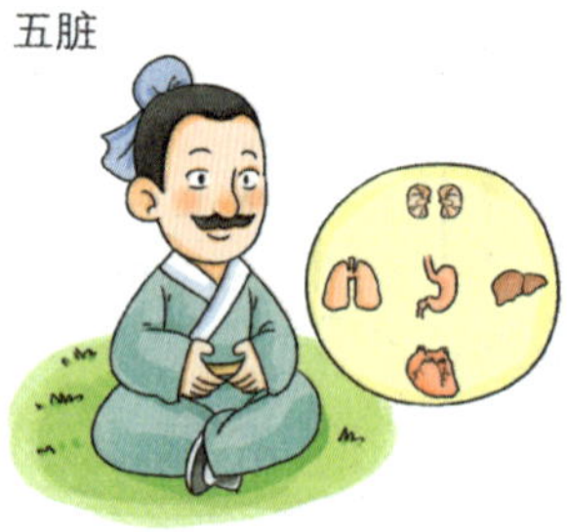

六腑上有六条经脉，每条经脉上有井、荥、输、原、经、合六个腧穴，共三十六个腧穴。

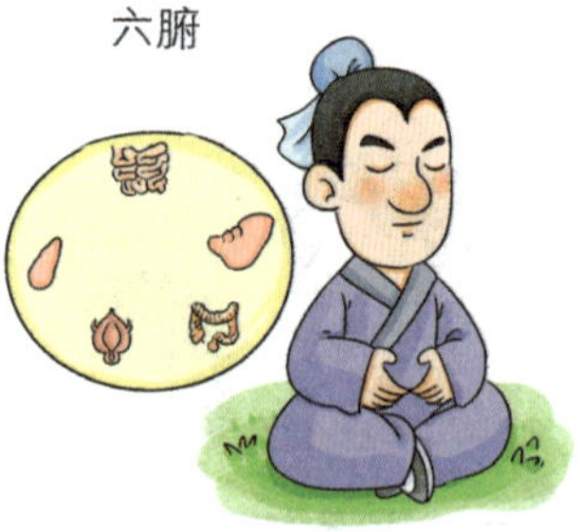

人体还有十二条主要的经脉和十五条络脉，合计起来就是二十七条经络。

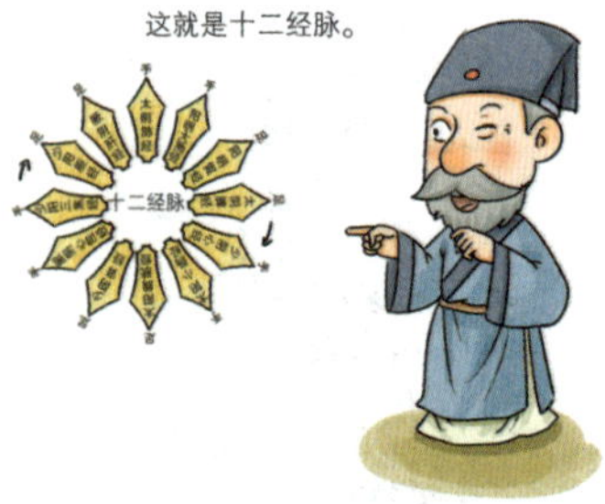

从经络的脉气角度来看，总共有二十七种不同的气。这些气在全身上下流动。

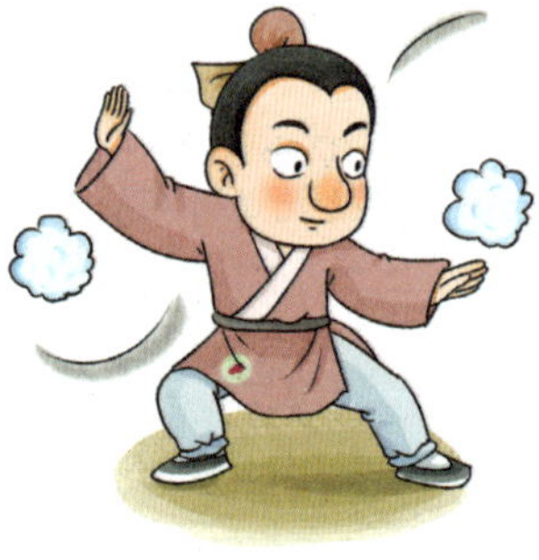

【原文】

所出为井，所溜为荥，所注为输，所行为经，所入为合。

脉气发出的初始位置，称为“井”，就像泉水的源头；脉气稍后流经的地方，称为“荥”，可看作刚从泉眼涌出的细小水流。

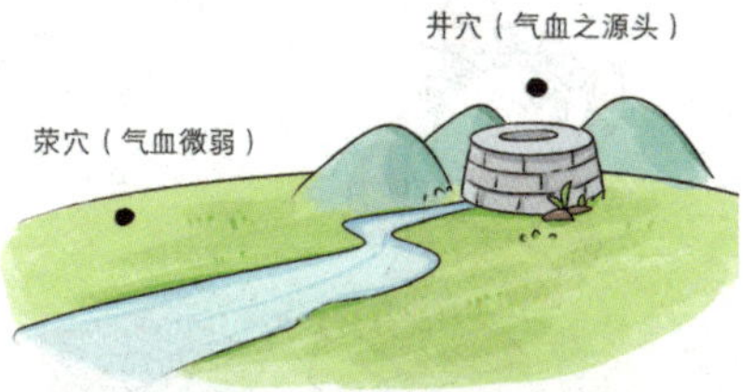

脉气灌注的地点，称为“输”，类似于水流逐渐汇聚并渗入地下。

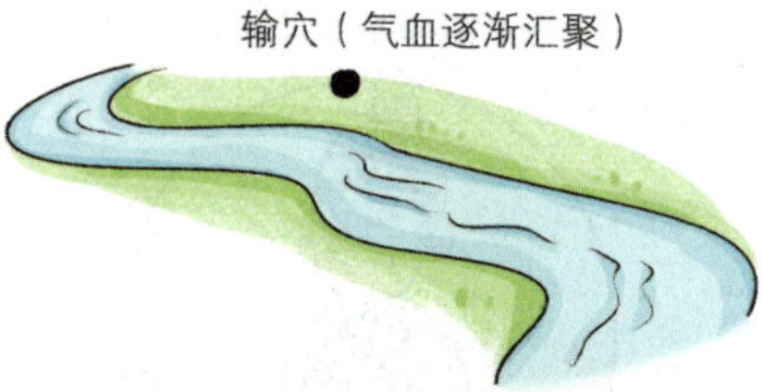

脉气快速流过的路径，称为“经”，就像大河中的水流疾驰而过；脉气最终汇聚的地点，称为“合”，像众多河流汇入大海。

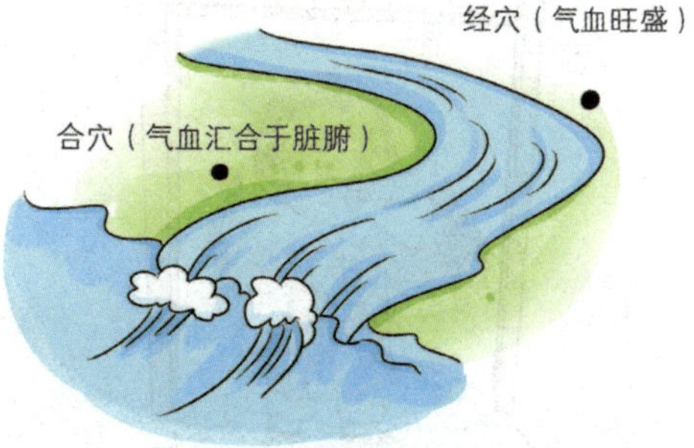

【原文】

二十七气所行，皆在五腧也。节之交，三百六十五会。知其要者，一言而终；不知其要，流散无穷。所言节者，神气之所游行出入也，非皮肉筋骨也。

二十七种气在人体中流动、注入和汇聚的地点，都在五腧之中，人体关节等相交部位的间隙，总共有三百六十五个会合处。

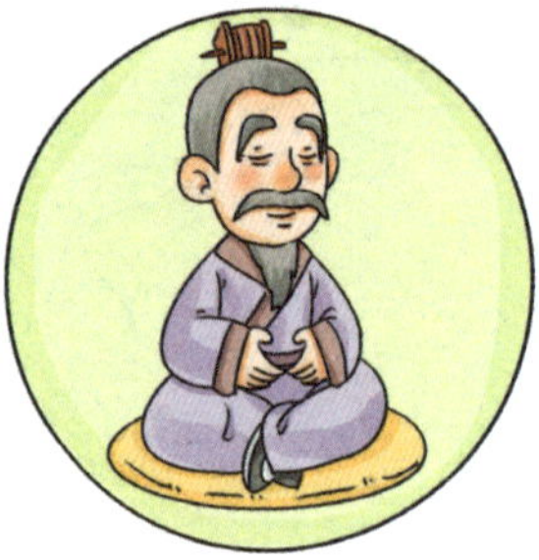
人体共有三百六十五个会合处

如果能掌握这些穴位的特点和规律，就可以一言以蔽之；否则就会感到混乱而无从下手，难以完全理解腧穴的意义。

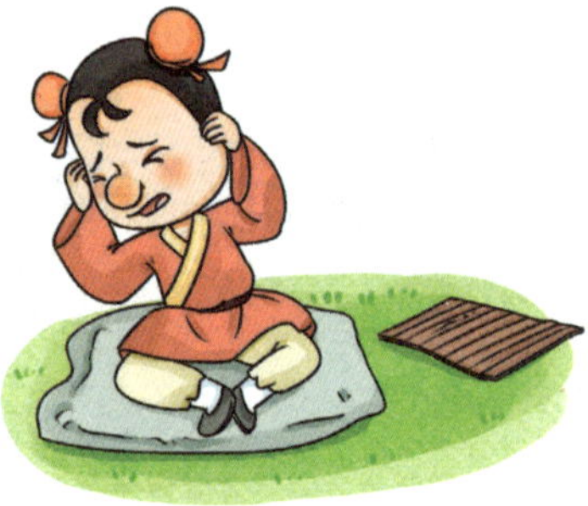
这个穴位没捋顺不好理解啊！

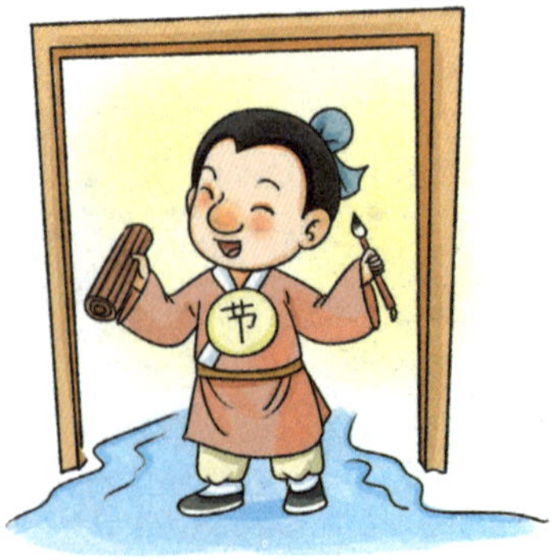
气血可以正常通行。
节

这里所说的“节”，主要是指血气运行和出入的关键部位，更多地是反映身体的内部机能，不是指皮肉筋骨说的。

002

邪气所致脏腑疾病的外在表现

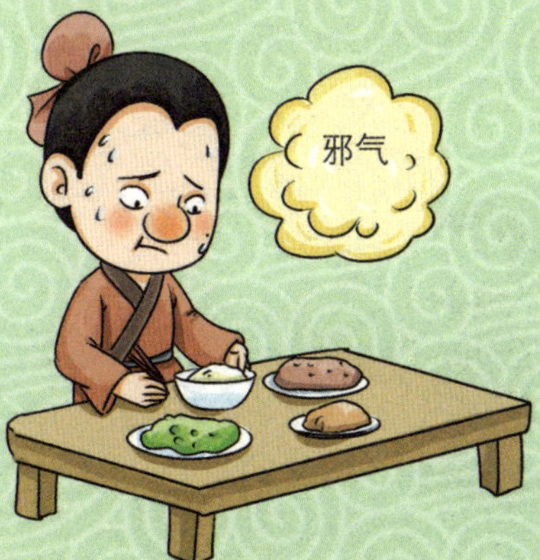

邪气如何侵入人体

【原文】

黄帝问于岐伯曰：邪气之中人也，奈何？

岐伯答曰：邪气之中人高也。

黄帝曰：高下有度乎？

岐伯曰：身半已上者，邪中之也；身半已下者，湿中之也。

黄帝问岐伯：邪气侵袭人体，会有什么样的影响呢？

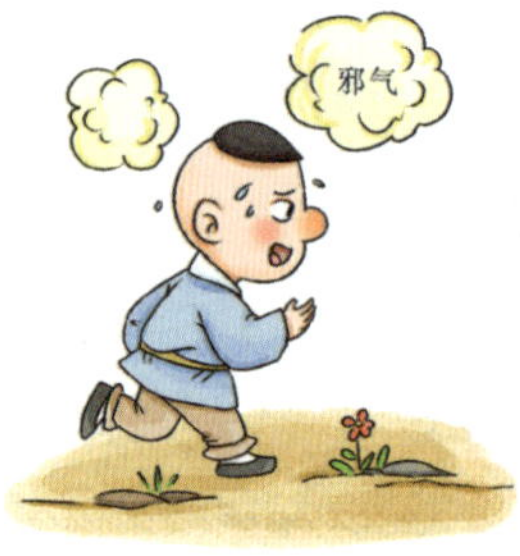

岐伯答：会侵袭人体的上部或下部。

黄帝问：这种上下侵袭有规律吗？

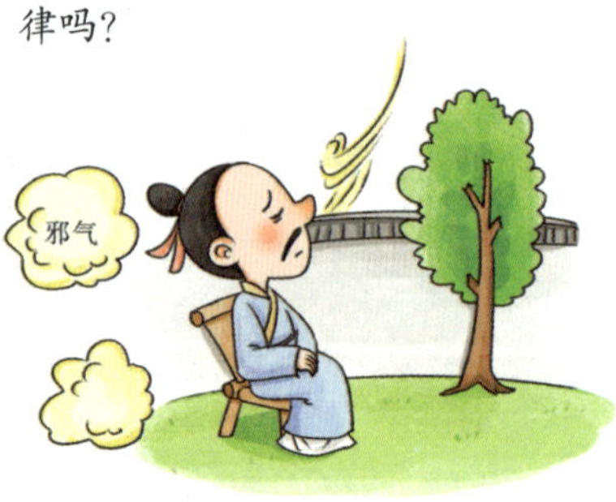

岐伯说：在上半身发病的，是感受了风寒等外邪所致。

如果疾病出现在下半身，则多是因为湿邪所致。

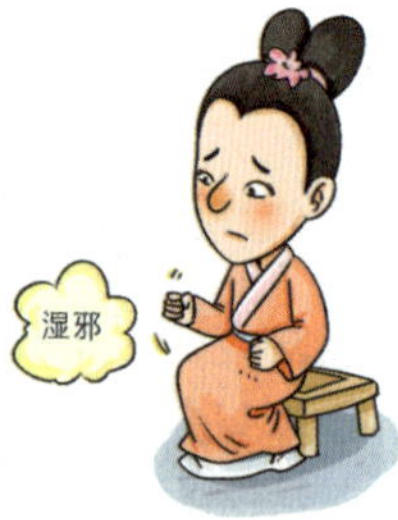

【原文】

故曰：邪之中人也，无有常。中于阴则溜于腑，中于阳则溜于经。

所以说，邪气侵袭人体并没有固定的部位。

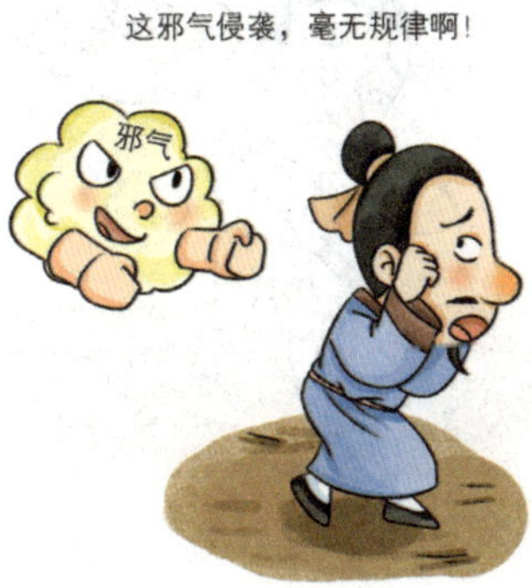

当邪气侵入阴经时，它可能会流传到六腑。

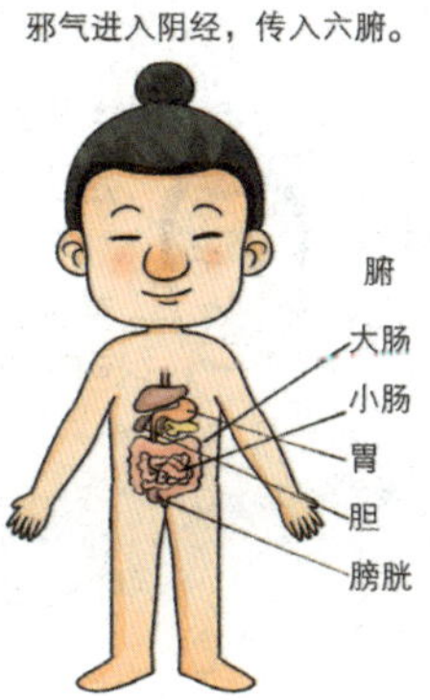

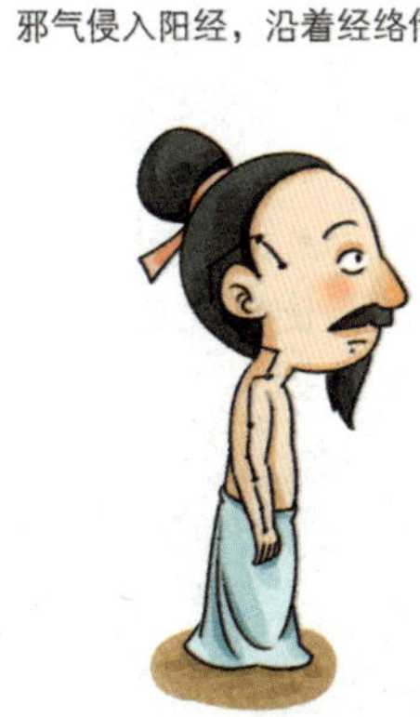

当邪气侵入阳经时，它则可能沿着经络传播，从而引发疾病。

【原文】

岐伯曰：诸阳之会，皆在于面。中人也，方乘虚时，及新用力，若饮食汗出，腠理开，而中于邪。

岐伯说：手足的三阳经，它们的经气都会聚在头面部。

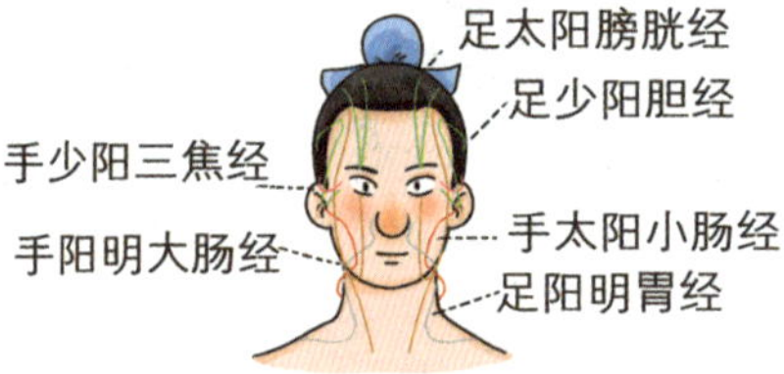

邪气伤人，往往是在人体正气不足、有虚可乘的时候，如在人们刚刚劳累用力之后。

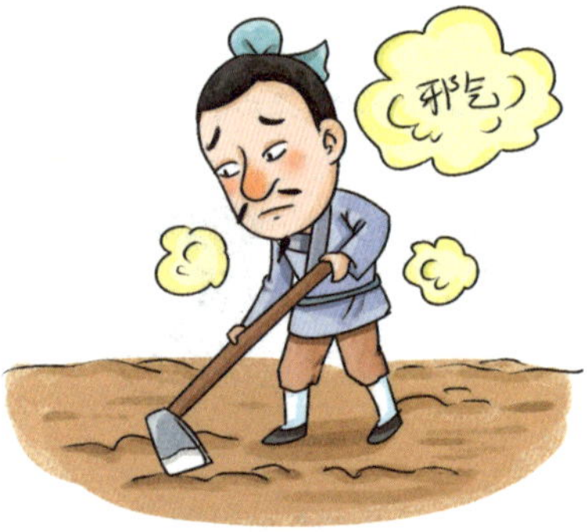

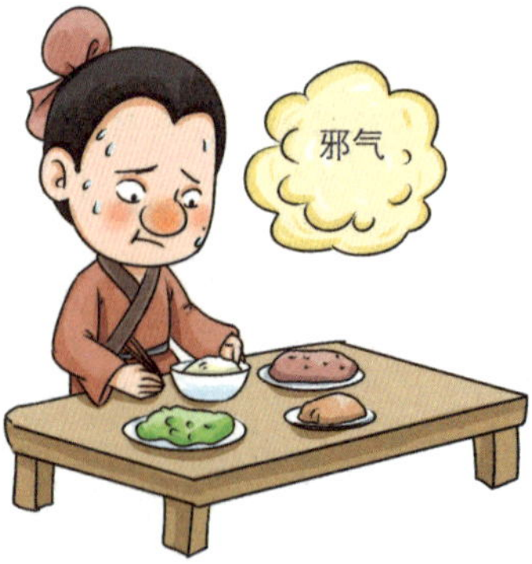

又或者是因为吃了热饮热食出了汗，使得皮肤的腠理开泄，而被邪气侵袭。

【原文】

中于面则下阳明，中于项则下太阳，中于颊则下少阳，中于膺背两胁亦中其经。

如果邪气从面部侵入人体，那么它会沿着经络下行到足阳明胃经。

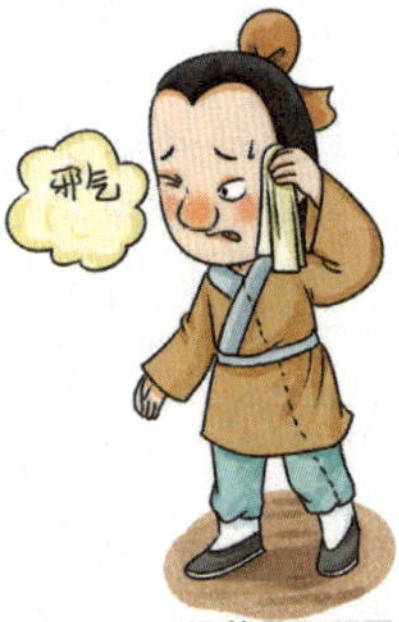

沿着足阳明胃经向下。

如果邪气从颈部侵入，那么它会下行到足太阳膀胱经。

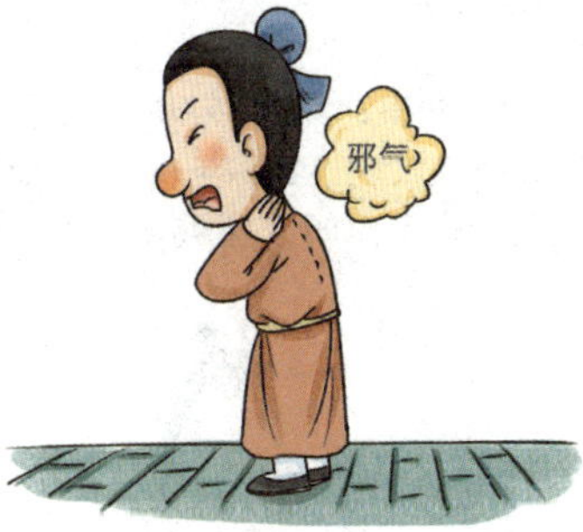

邪气从面颊部侵入，那么它会到足少阳胆经。

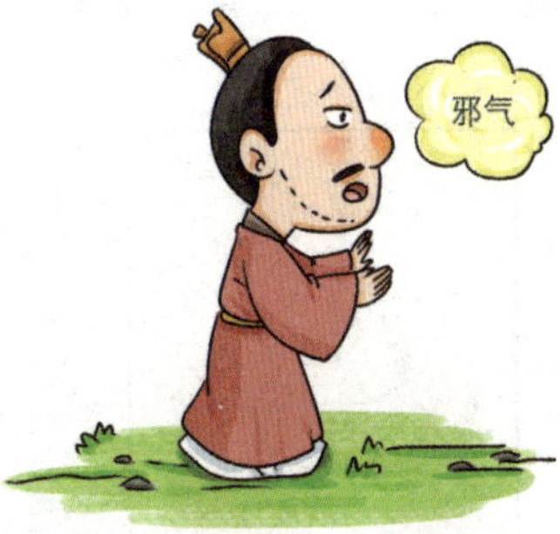

如果邪气从胸膺、脊背或两胁侵入，那么它也会分别侵入到各自对应的阳明经、太阳经、少阳经中去。

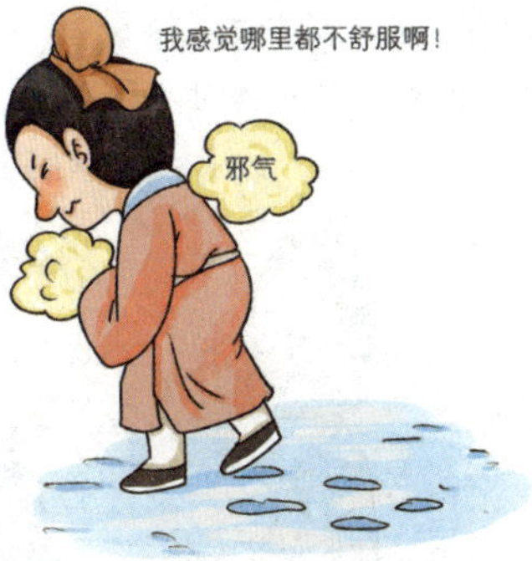

大肠的病变情况

【原文】

岐伯答曰：面热者，足阳明病；鱼络血者，手阳明病；两跗之上脉竖陷者，足阳明病。此胃脉也。大肠病者，肠中切痛而鸣濯濯，冬日重感于寒即泄，当脐而痛，不能久立。与胃同候，取巨虚上廉。

岐伯答：面部发热，是足阳明发生病变；手鱼际部位的络脉出现瘀血，是手阳明发生病变。

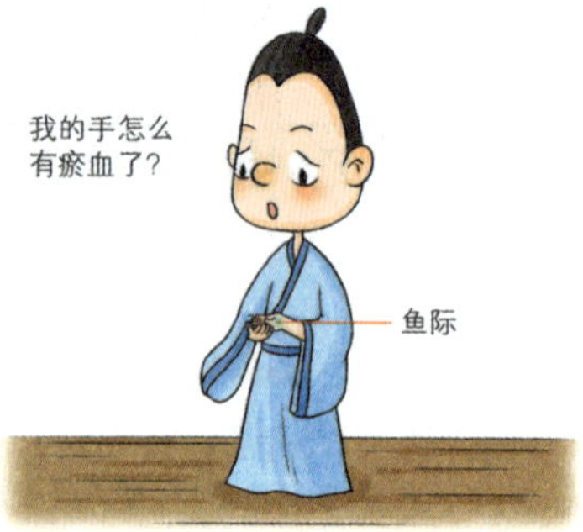
我的手怎么有瘀血了？
鱼际

两脚脚背上的动脉出现坚实而下陷的情况，也是足阳明病变的反应。这是胃气的经脉所在。

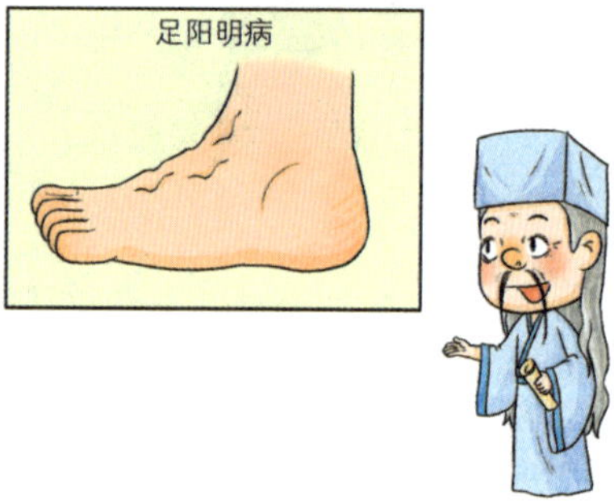

大肠病变会使肠中痛如刀割，并伴有肠鸣；冬天再感受寒邪，就会泄泻，脐周疼痛，痛时不能久立。

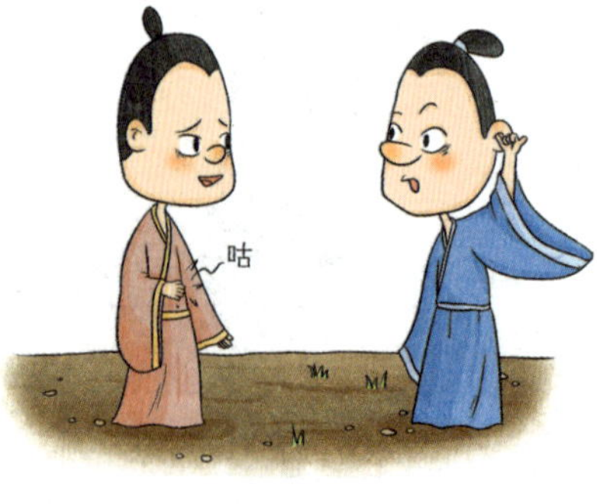
你这是没吃饭？肚子都在喊饿？
咕

大肠与胃密切相关，所以应取胃经的上巨虚穴，来进行治疗。

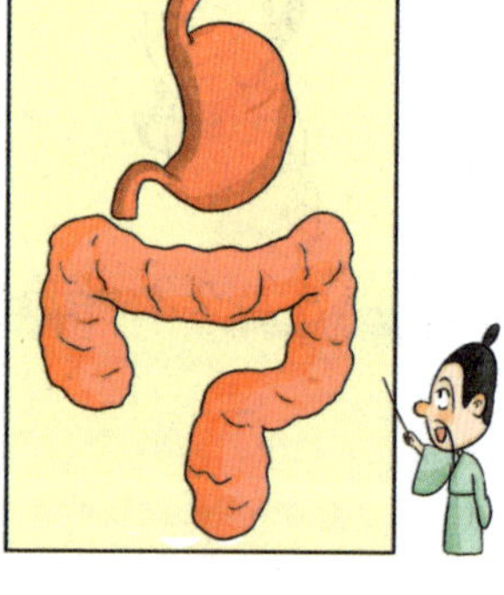

胃的病变症状

【原文】

胃病者，腹䐜胀，胃脘当心而痛，上支两胁，膈咽不通，食饮不下，取之三里也。

胃病变的症状，表现为腹部胀满。

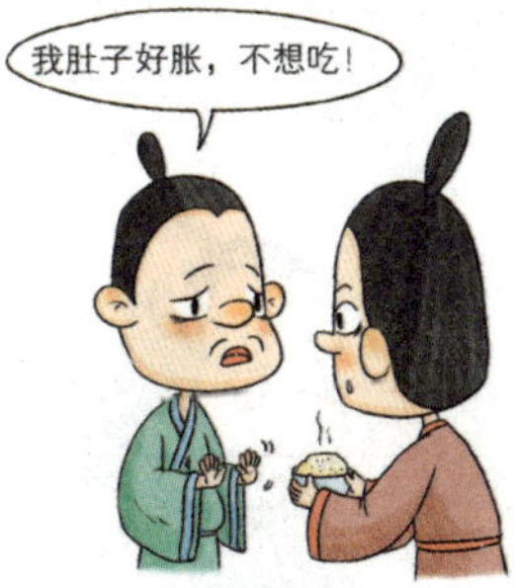

胃部的中间位置会感到疼痛，这种疼痛会影响到两侧肋骨。

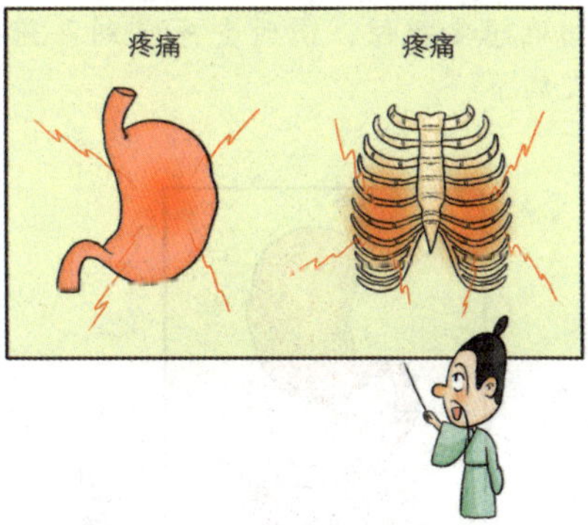

喉咙和胸口像被堵住了一样，吃东西喝水都会变得困难。

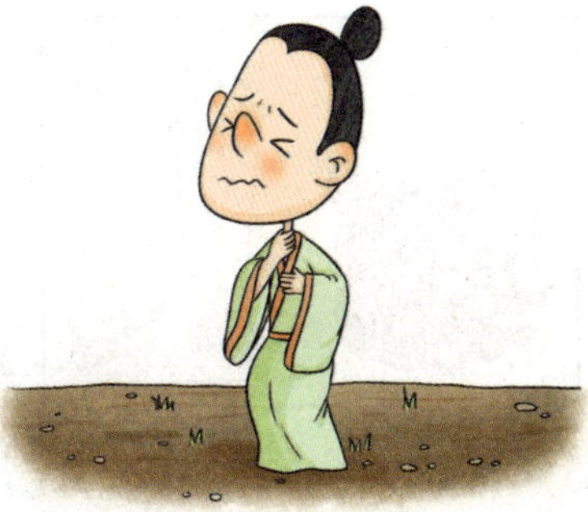

可以尝试针灸足三里穴来治疗。

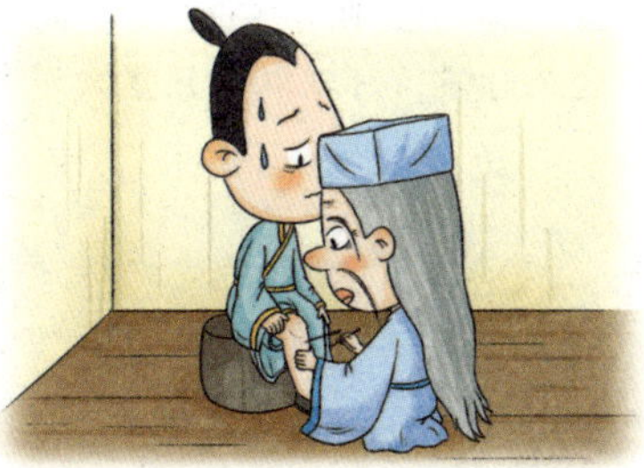

小肠的病变症状

【原文】

小肠病者，小腹痛，腰脊控睾而痛，时窘之后，当耳前热，若寒甚，若独肩上热甚，及手小指次指之间热，若脉陷者，此其候也。手太阳病也，取之巨虚下廉。

小肠病变的症状，表现为小腹疼痛，腰脊牵引睾丸发生疼痛，急切地想要排便，同时会感觉到耳前发热。

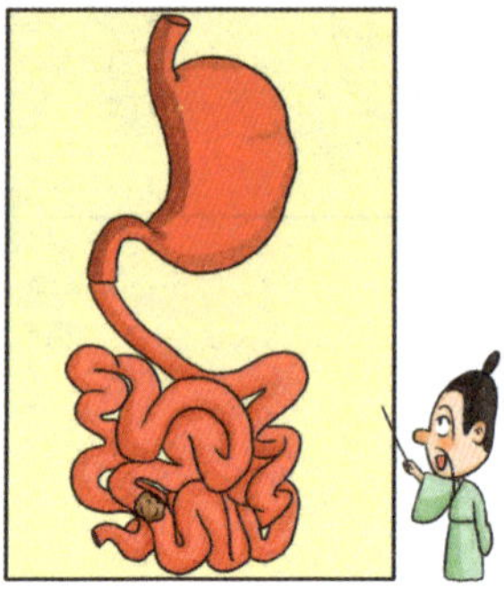

或者身体特别冷，又或者只是肩膀部位异常发热，甚至小指和无名指之间也会发热，或是络脉虚陷不起等现象。

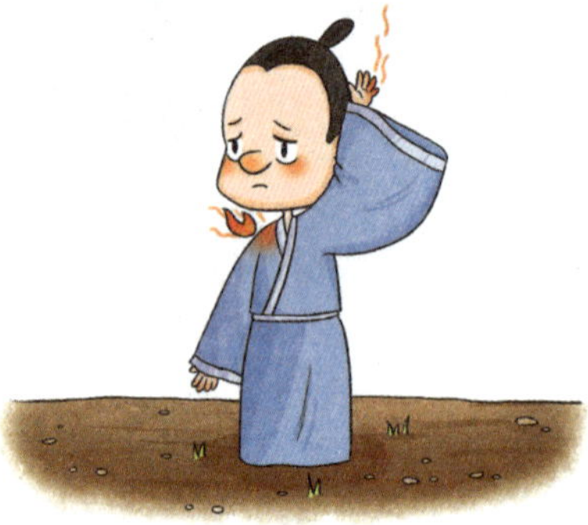

这就是手太阳小肠经病变的症状。这个时候，可以取下巨虚穴进行治疗。

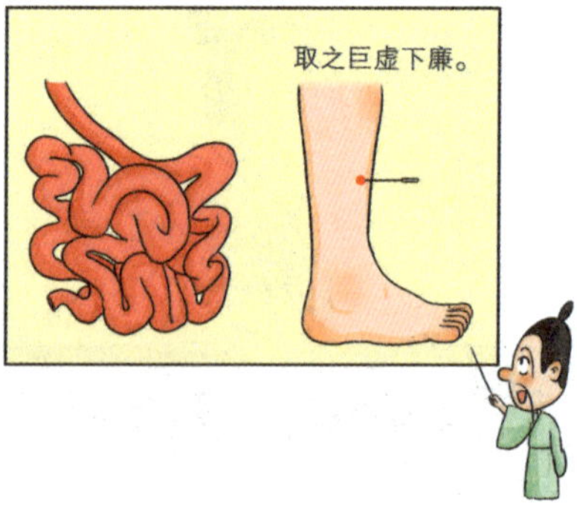

三焦的病变症状

【原文】

三焦病者，腹气满，小腹尤坚，不得小便，窘急，溢则水留，即为胀，候在足太阳之外大络，大络在太阳少阳之间，亦见于脉，取委阳。

三焦病变的症状，表现为整个腹部感到胀满，小腹会胀得特别坚硬。小便不畅，感到非常难受。

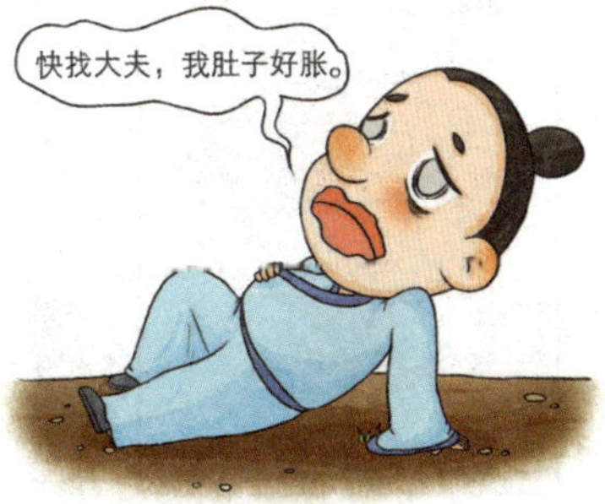
快找大夫，我肚子好胀。

体液无法排出，会导致身体水肿，或者腹部持续胀痛。

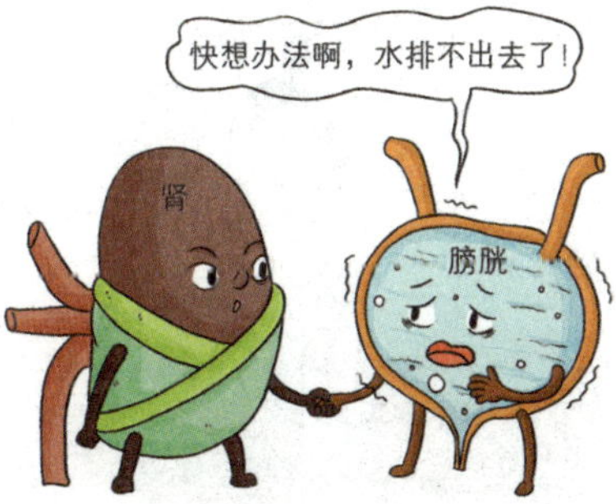
快想办法啊，水排不出去了！
肾
膀胱

三焦疾病的症状会反映在足太阳膀胱经外侧的大络上，这条络脉位于太阳经和少阳经之间。

人体三焦的分割图

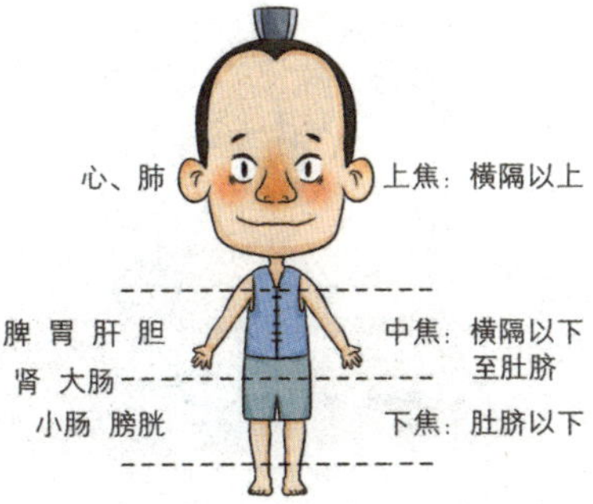

如果三焦出现问题，这条经脉上的脉搏就会出现异常。治疗时，可以选取委阳穴。

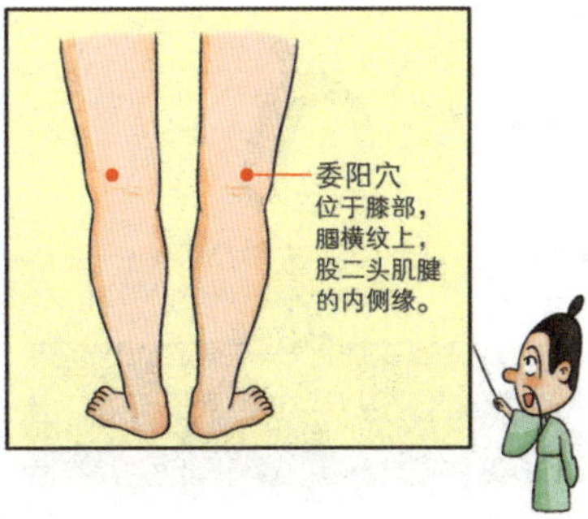

膀胱的病变症状

【原文】

膀胱病者，小腹偏肿而痛，以手按之，即欲小便而不得，肩上热若脉陷，及足小指外廉及胫踝后皆热。若脉陷，取委中央。

膀胱病变的症状，表现为小腹部偏肿且疼痛。

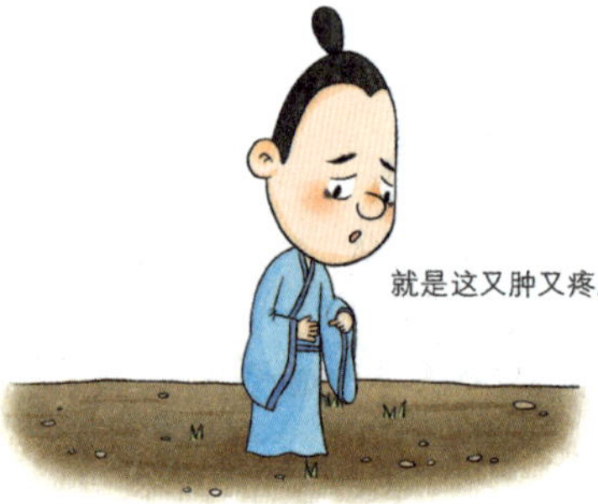
就是这又肿又疼。

用手按揉痛处，会立即产生尿意，又尿不出来。

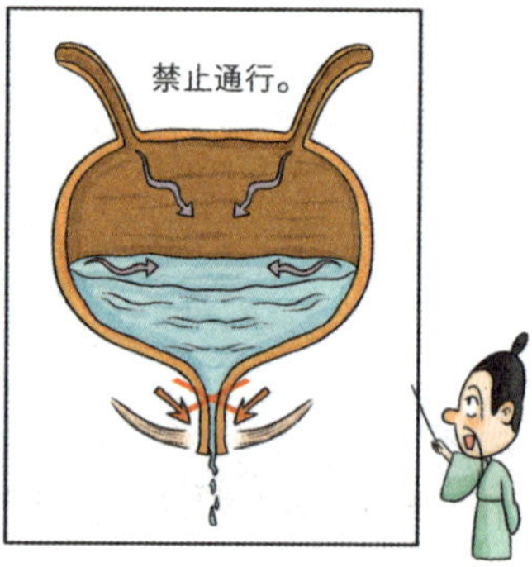

还会出现肩部发热，或是脉陷下不起，以及足小趾的外侧、胫骨与足踝后都发热。

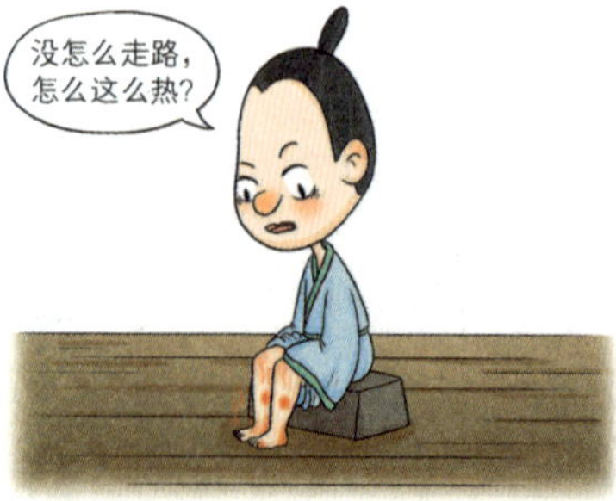
没怎么走路，
怎么这么热？

若经脉陷下不起，治疗时，可以取委中穴。

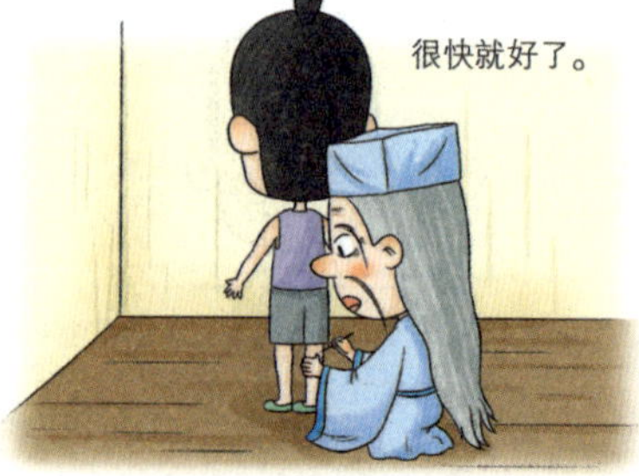
很快就好了。

胆的病变症状

【原文】

胆病者，善太息，口苦，呕宿汁，心下澹澹恐人将捕之，嗌中吩吩然，数唾。在足少阳之本末，亦视其脉之陷下者灸之，其寒热者取阳陵泉。

胆病变的症状，表现为时时叹息，口中发苦，因胆汁上溢而呕出苦水。

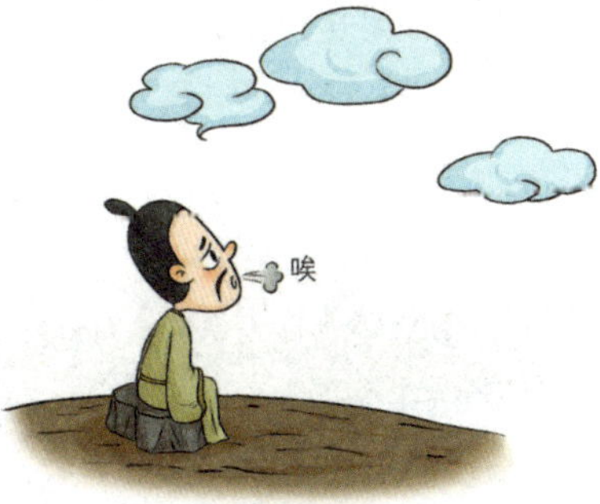

心神不宁，胆怯心跳，就好像害怕有人要逮捕他一样；咽部如有物梗阻，常常咳嗽、吐唾沫。

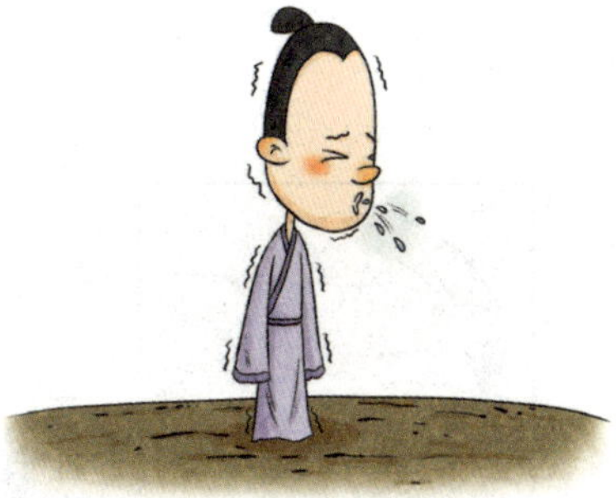

在足少阳经循行通路的起点处或终点处，也可以出现经脉陷下的情况，可以用灸法来进行治疗。

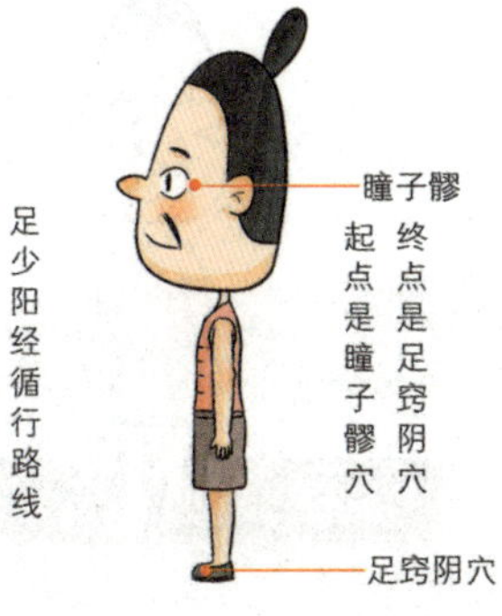

出现寒热往来症状的，应取足少阳胆经的阳陵泉穴来进行治疗。

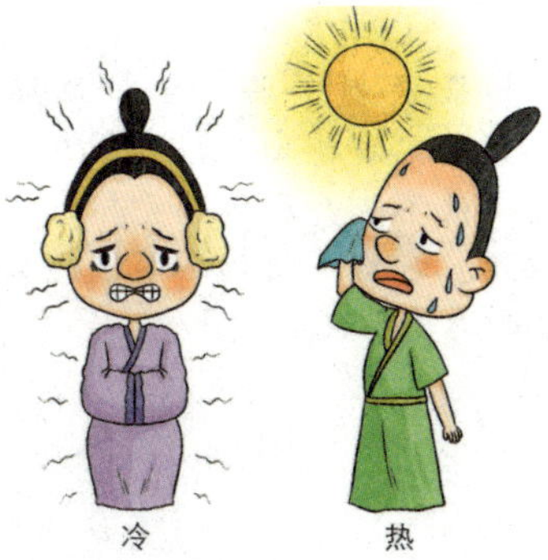

针刺穴位的原则

【原文】

黄帝曰：刺之有道乎？

岐伯答曰：刺此者，必中气穴，无中肉节。中气穴则针游于巷，中肉节即皮肤痛。补泻反则病益笃，中筋则筋缓，邪气不出，与其真相搏，乱而不去，反还内著。用针不审，以顺为逆也。

黄帝问：针刺有一定的规律吗？

岐伯回答说：针刺这些穴位时，一定要刺中气穴，不可刺到肌肉或者骨节。

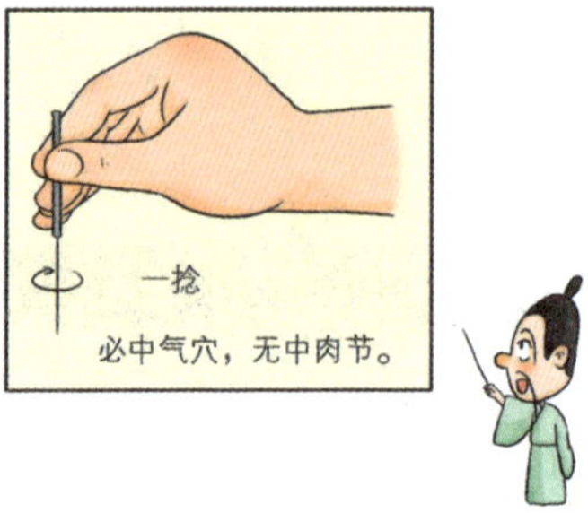

刺中了气穴，针就像在巷道中游走，能使经脉畅通；如果误中肌肉或者骨节，会造成皮肤疼痛。如果补泻手法用反，会加重病情。

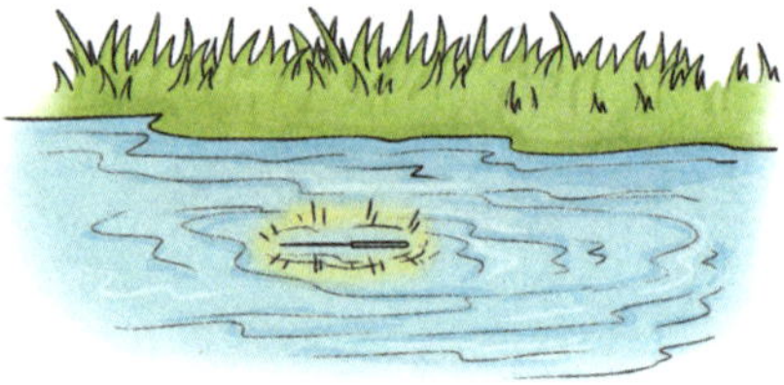

如果误刺中筋，会导致筋弛缓，邪气无法排出，与真气相争，邪气扰乱不去，反而陷于体内，加重病情。这都是用针不审慎，反顺为逆的恶果。

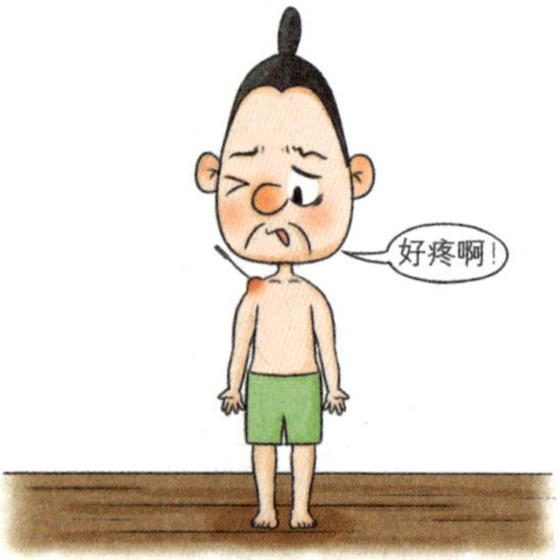

003

内在的精神本质

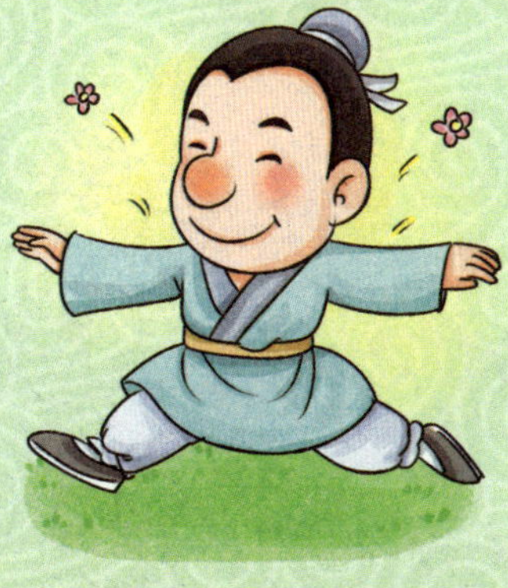

五脏是如何藏精的

【原文】

黄帝问于岐伯曰：凡刺之法，先必本于神。血、脉，营、气、精、神，此五脏之所藏也。何谓德、气、生、精、神、魂、魄、心、意、志、思、智、虑?

黄帝问岐伯：关于针刺的法则，我们首先要关注的是病人的精神状态。

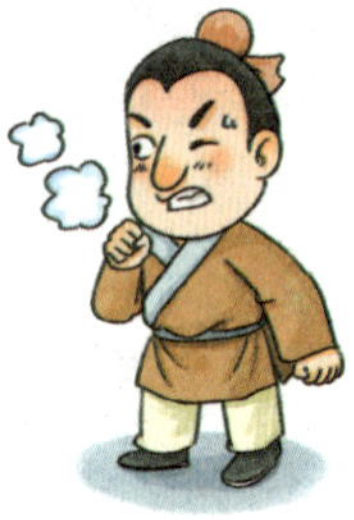

因为血、脉、营、气、精、神，这都是五脏所藏的维持生命活动的物质本源和精神动力。

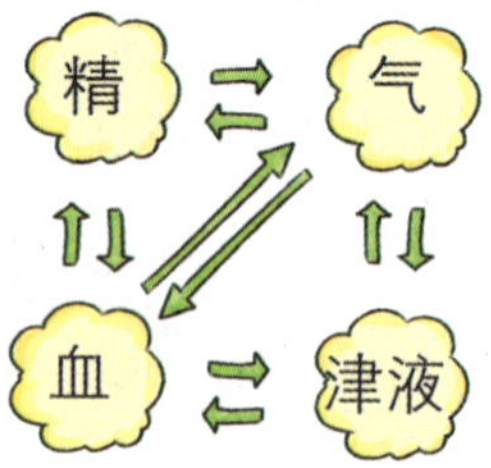

还有，你能否解释一下德、气、生、精、神、魂、魄、心、意、志、思、智、虑这些概念?

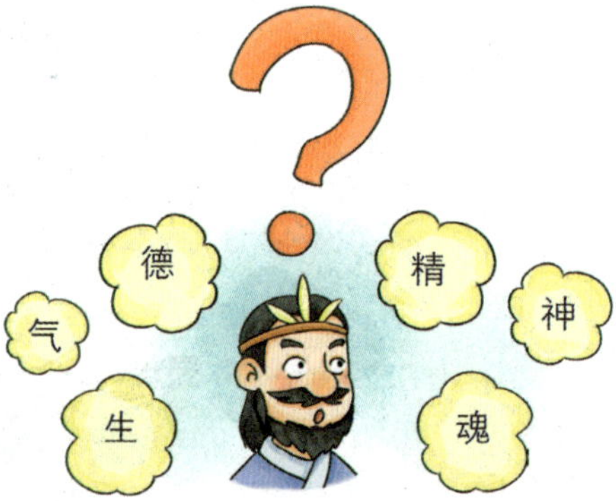

【原文】

岐伯答曰：天之在我者，德也，地之在我者，气也，德流气薄而生者也。故生之来谓之精，两精相搏谓之神，随神往来者谓之魂，并精而出入者谓之魄。

岐伯回答说：天赋予我们的是德，地赋予我们的是气。当天之德与地之气交融，阴阳相结合，生命便得以诞生。

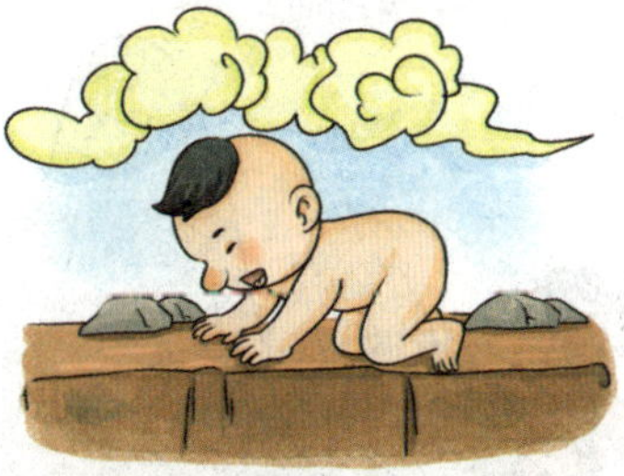

生命的起源，我们称之为“精”；阴阳两精相结合便产生了“神”。

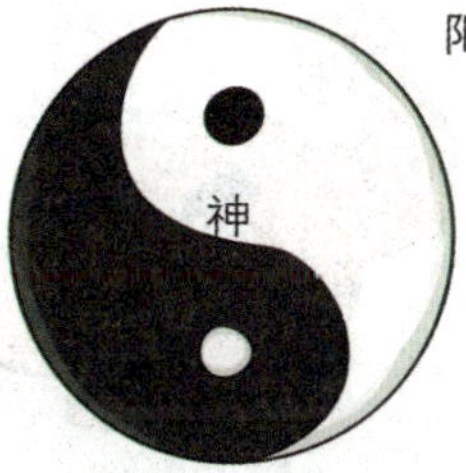

那些随着“神”的活动而出现的意识流动，我们称之为“魂”。

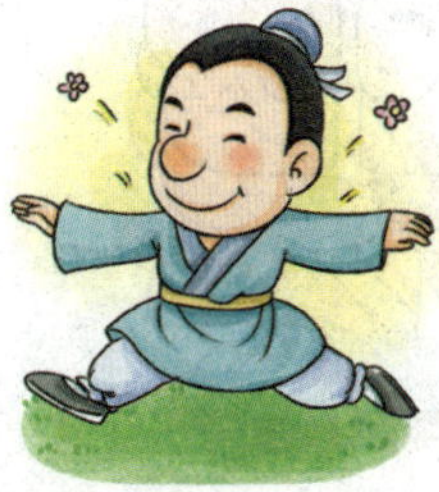

与“精”共同运作而产生的本能反应，我们称之为“魄”。

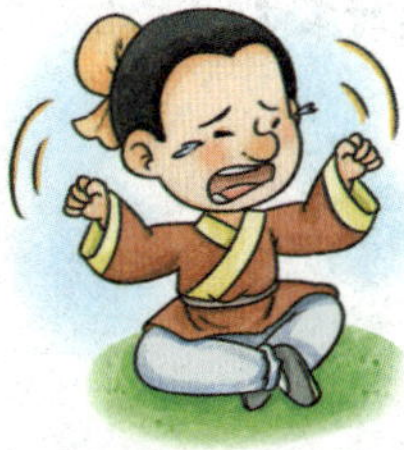

【原文】

所以任物者谓之心，心之所忆谓之意，意之所存谓之志，因志而存变谓之思，因思而远慕谓之虑，因虑而处物谓之智。

负责处理和应对外部事务的，我们称之为“心”；“心”中留下的记忆和印象，我们定义为“意”。

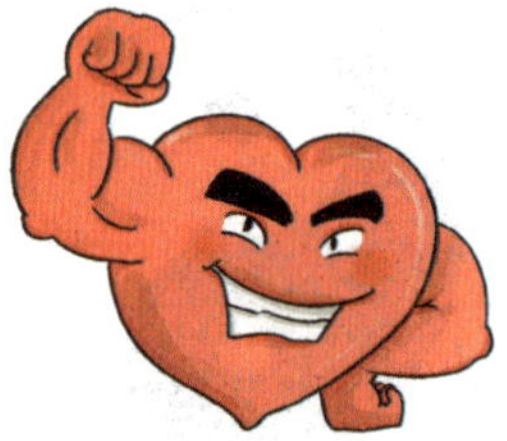
我内心成熟、意志坚定。

而“意”的持久保存并形成的决心，我们称之为“志”；基于“志”去深入探索事物的变化，这就是“思”。

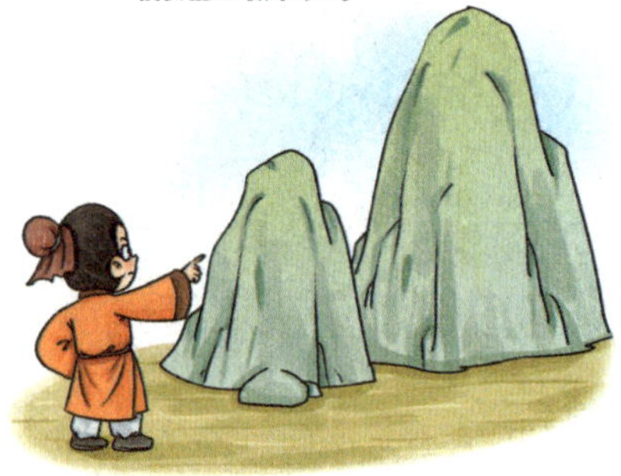
我要登上最高的山。

从“思”出发，对未来进行设想，这就是“虑”；通过“虑”来制定应对事物的策略，这就是“智”。

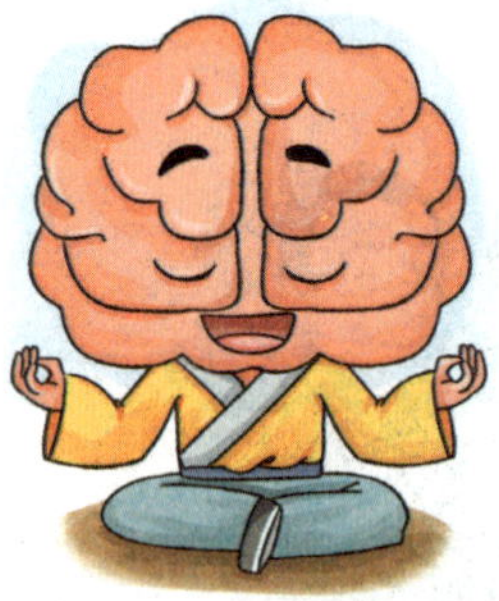
我深思熟虑、足智多谋。

【原文】

故智者之养生也，必顺四时而适寒暑，和喜怒而安居处，节阴阳而调刚柔，如是，则僻邪不至，长生久视。

因此，智慧的人在保养身体时，会注重顺从四时的节令变化，以适应寒暑的气候。

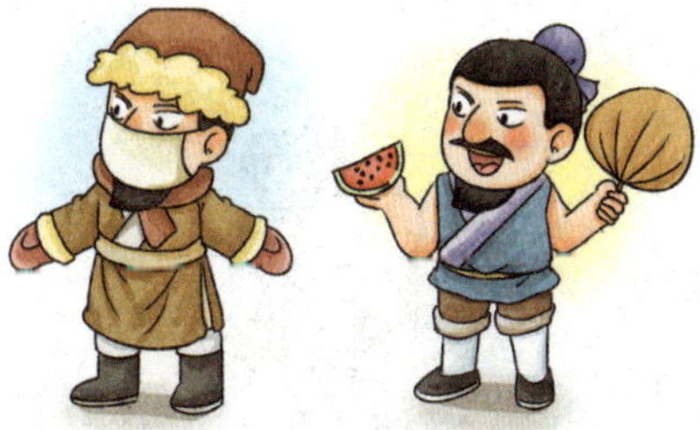

他们会调和自己的情感，避免喜怒过度，同时注重正常的饮食起居，保持规律的生活习惯。

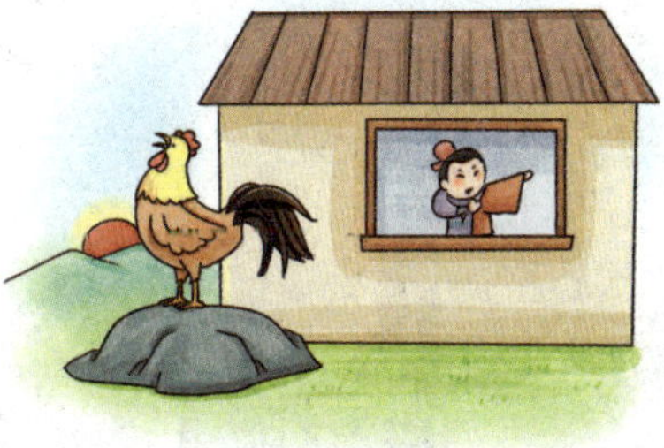

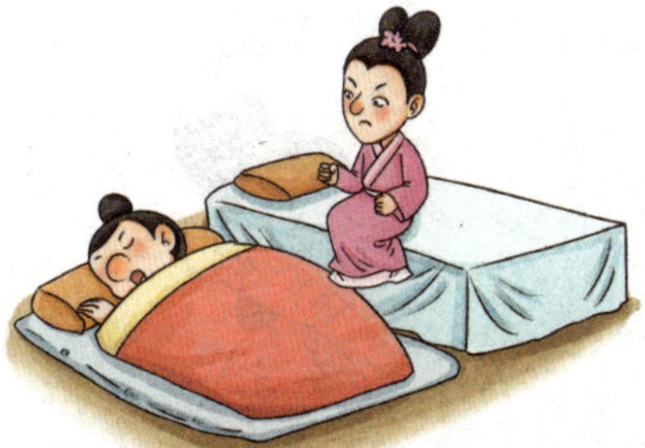

此外，他们还会节制房事，调剂阴阳刚柔。这样，病邪就无法侵袭人体，从而延长寿命而不易衰老。

情绪和五脏的特殊关系

【原文】

是故怵惕思虑者则伤神，神伤则恐惧，流淫而不止。因悲哀动中者，竭绝而失生。喜乐者，神惮散而不藏。愁忧者，气闭塞而不行。盛怒者，迷惑而不治。恐惧者，神荡惮而不收。

过度地恐惧和深思会损伤心神，心神受损会产生持续的恐惧感，导致阴精流失。

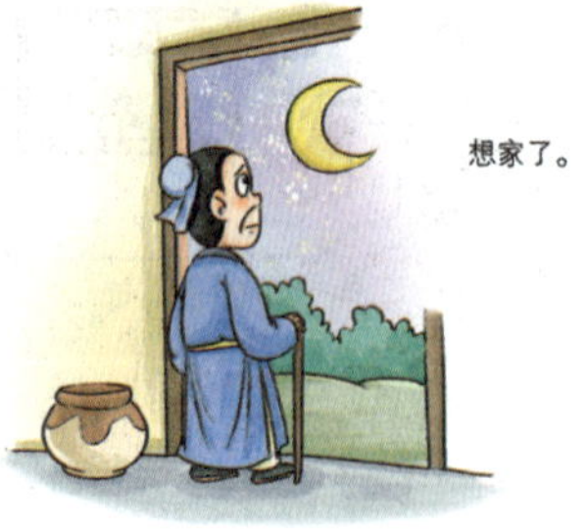

过度地悲哀会伤及内脏，使气机衰竭，甚至危及生命。过度的喜乐会使神气耗散，无法内敛。

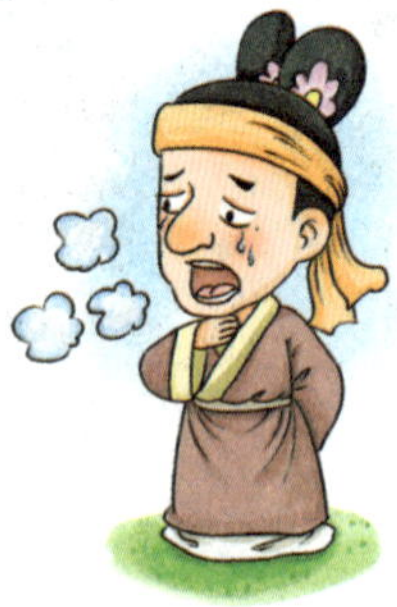

持续地忧愁会导致气机闭塞，血流不畅。盛怒之下可能会导致神志昏迷，行为错乱。

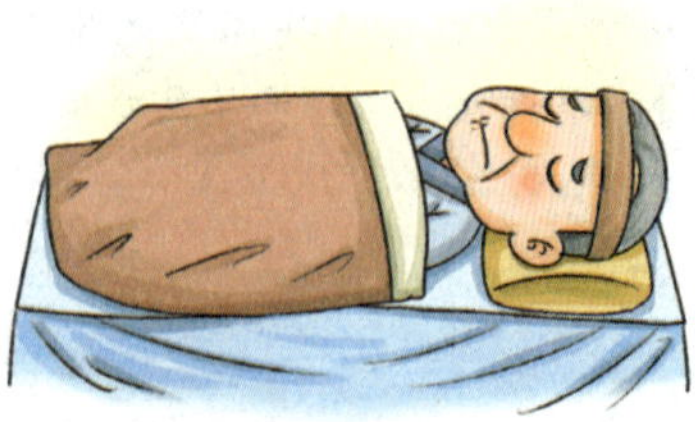

而过度地恐惧则会使精神动荡不安，精气无法收敛。

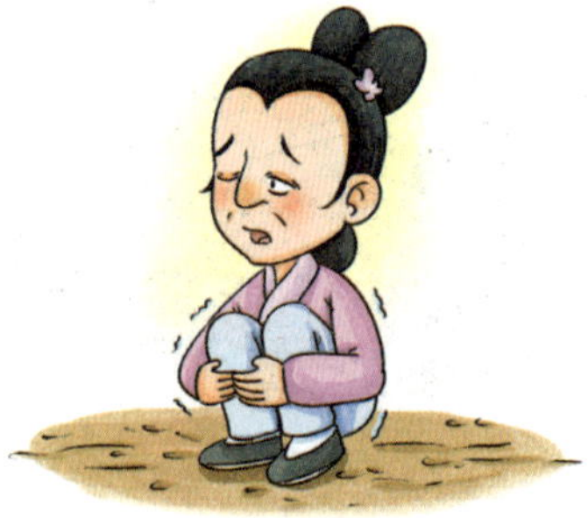

【原文】

心，怵惕思虑则伤神，神伤则恐惧自失，破䐃脱肉，毛悴色夭，死于冬。脾，愁忧不解则伤意，意伤则悗乱，四肢不举，毛悴色夭，死于春。肝，悲哀动中则伤魂，魂伤则狂忘不精，不精则不正，当人阴缩而挛筋，两胁骨不举，毛悴色夭，死于秋。

如果心因过度恐惧和深思而受损，会导致持续的恐惧感和自我控制能力的下降，长此以往，会导致肌肉萎缩，毛发枯槁，面色异常，死在冬季。

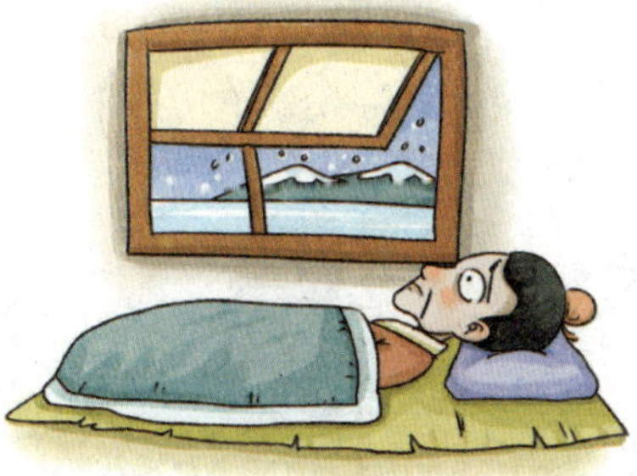

如果脾因持续的忧愁而受损，会伤及意念，导致胸闷烦乱，四肢乏力，毛发枯槁，面色不佳，死在春季。

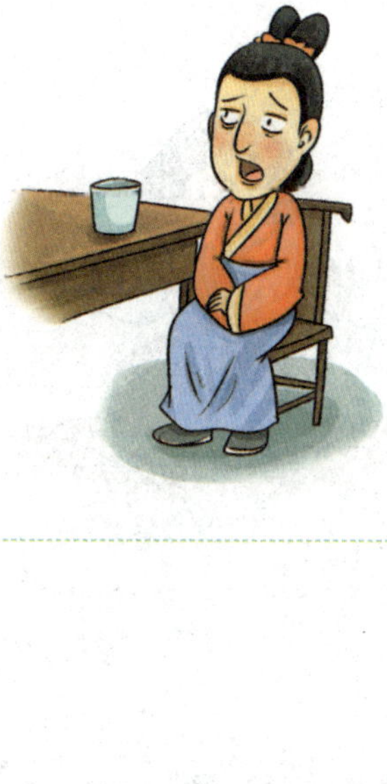

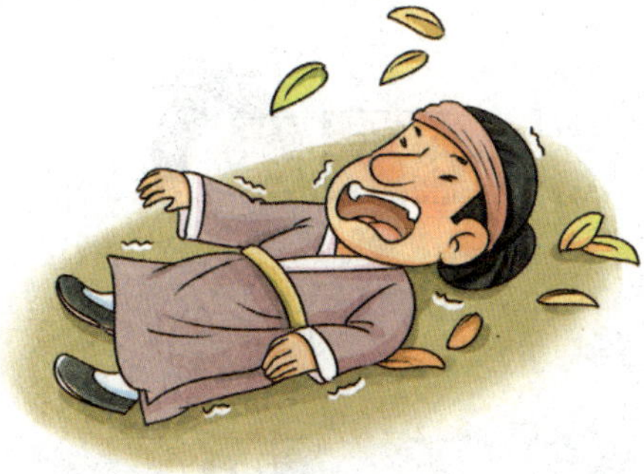

肝因过度悲哀而受损，会伤及魂魄，导致精神紊乱，肝脏的藏血功能失常，使人阴器萎缩，筋脉挛急，毛发枯槁，面色异常，死在秋季。

【原文】

肺喜乐无极则伤魄，魄伤则狂，狂者意不存人，皮革焦，毛悴色夭，死于夏。肾盛怒而不止则伤志，志伤则喜忘其前言，腰脊不可以俯仰屈伸，毛悴色夭，死于季夏。恐惧而不解则伤精，精伤则骨痠痿厥，精时自下。

肺因过度喜乐而受损，会伤及魄，可能导致狂病，表现为思维混乱，不识旧人，皮肤干枯，毛发枯槁，面色不佳，死在夏季。

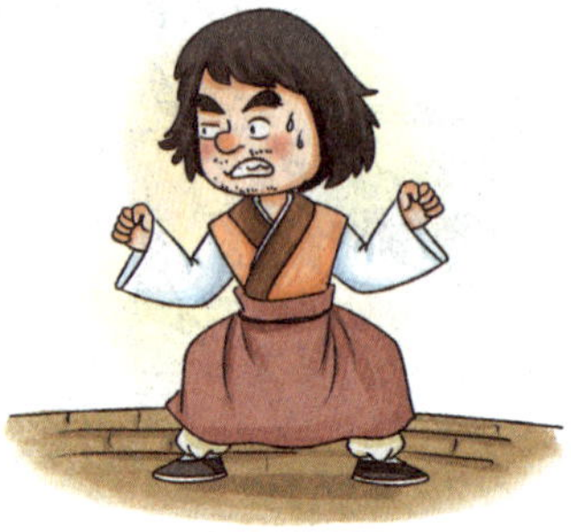

肾因大怒不能遏止而受损，会伤及神志，导致健忘，腰脊活动受限，毛发枯槁，面色异常，死在夏季。

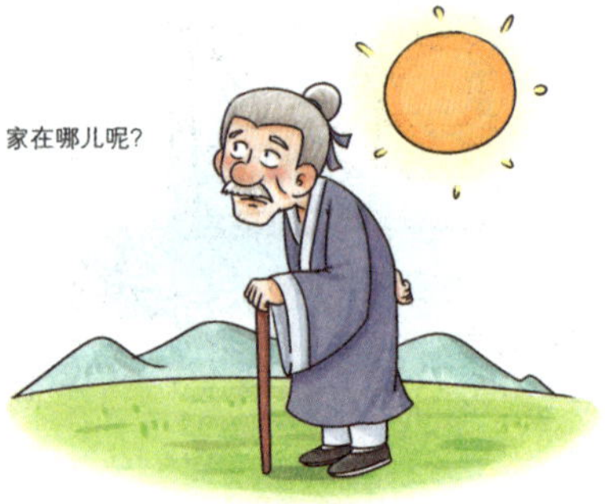

若恐惧持续不解，则会损伤精气，导致骨节酸痛、痿厥以及遗精等症状。

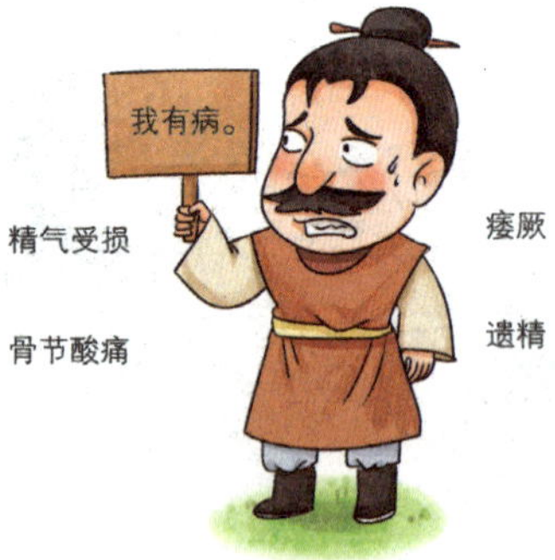

【原文】

是故五脏主藏精者也，不可伤，伤则失守而阴虚，阴虚则无气，无气则死矣。是故用针者，察观病人之态，以知精神魂魄之存亡，得失之意，五者以伤，针不可以治之也。

五脏是主藏精气的，不可受损。

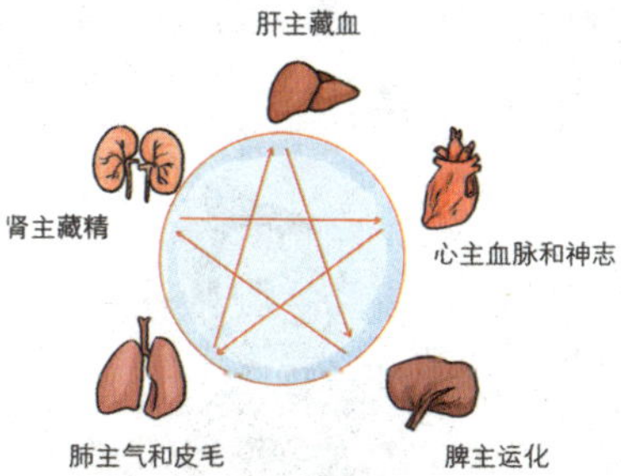

一旦受损，精气就会失守，形成阴虚，阴虚则阳气无以化生，生命将受到威胁。

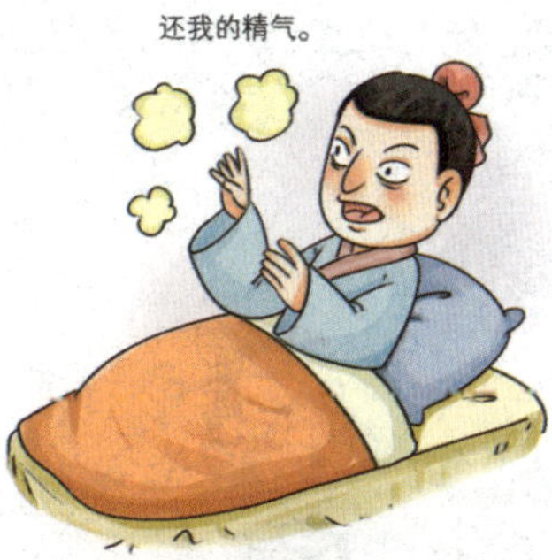
还我的精气。

因此，运用针刺治疗病人，必须观察病人的形态，以了解他们的精神状态。

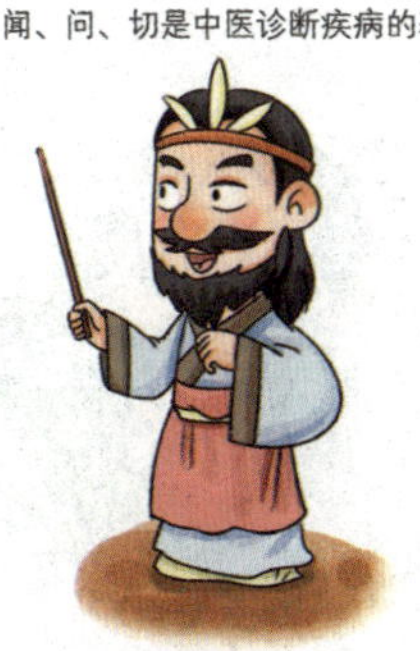
望、闻、问、切是中医诊断疾病的基础方法。

如果五脏精气已经受损，那么针刺治疗将难以奏效。

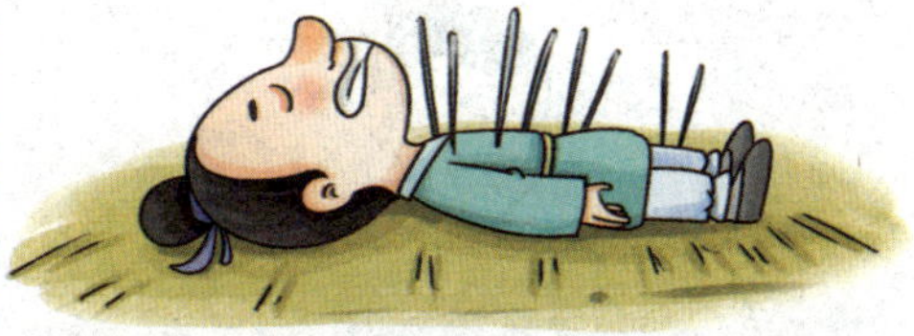

五脏精气损伤可能出现的症状

【原文】

肝藏血，血舍魂。肝气虚则恐，实则怒。脾藏营，营舍意。脾气虚则四肢不用，五脏不安，实则腹胀，经溲不利。心藏脉，脉舍神。心气虚则悲，实则笑不休。

肝脏负责贮藏血液，而魂则寓居于血液中。当肝气虚时，人会感到恐惧；肝气过盛，则容易发怒。

肝好。

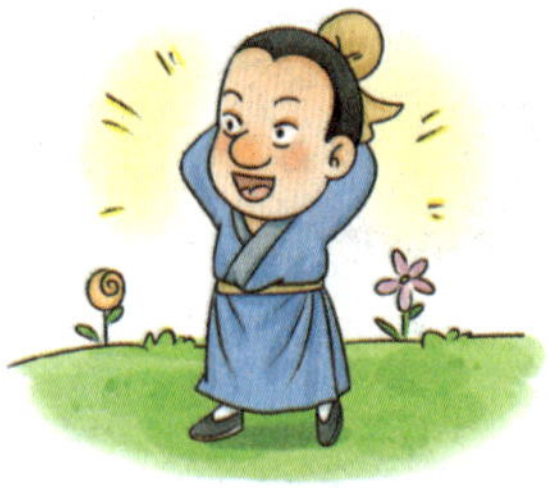

脾脏负责贮藏营气，意念依附于营气之中。脾气虚弱时，会导致四肢活动不灵便，五脏功能失调。

脾虚。

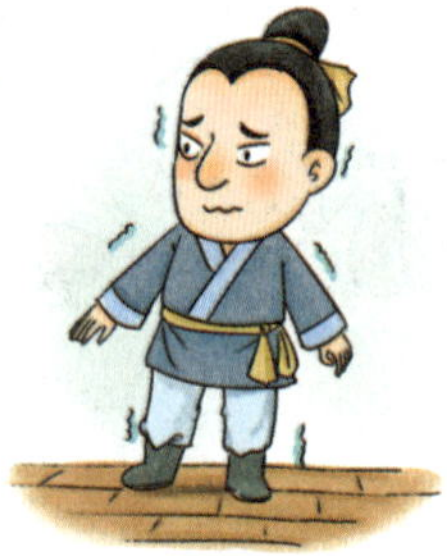

脾气过盛，又会引起腹部胀满，影响大小便的通畅。

脾盛。

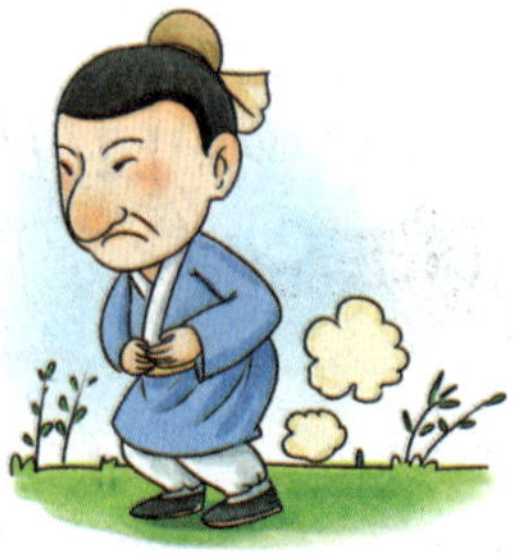

心脏主宰血脉，神寄存于血脉之中。心气虚时，人会感到悲伤；心气过盛，则会大笑不止。

心气盛。

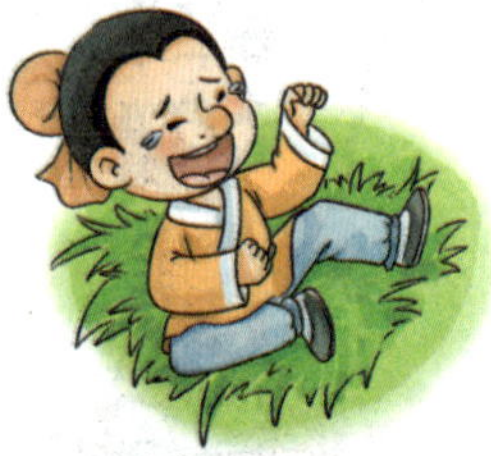

【原文】

肺藏气，气舍魄。肺气虚，则鼻塞不利，少气；实则喘喝，胸盈仰息。肾藏精，精舍志，肾气虚则厥，实则胀，五脏不安。必审五脏之病形，以知其气之虚实，谨而调之也。

肺脏主气，魄寓居在肺气中。肺气虚时，会出现鼻塞、呼吸不畅、气短等症状；肺气过盛，又会引起喘息声粗、胸部胀满，甚至需要仰头呼吸。

肺气虚。

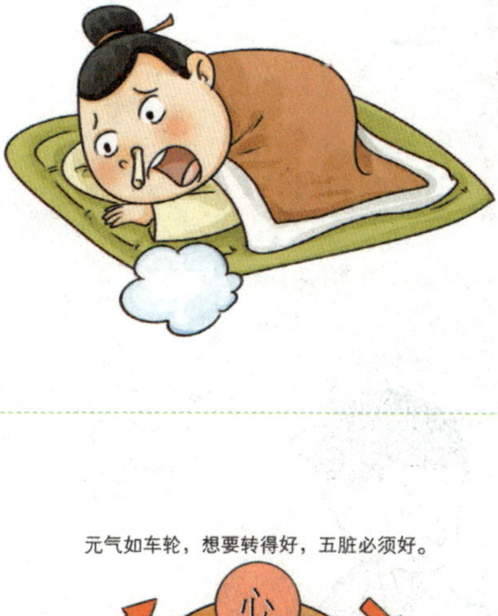

肾脏贮藏精气，人的意志依附于精气。肾气虚时，会出现手足厥冷；肾气过盛，又会引起腹胀，并使五脏不安。

肾虚。

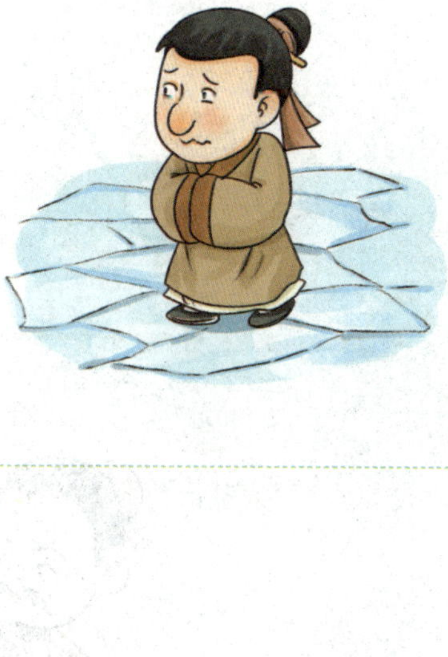

元气如车轮，想要转得好，五脏必须好。

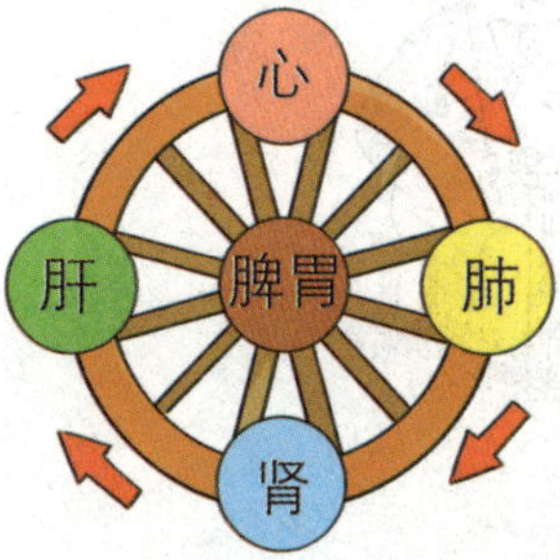

因此，在治疗疾病时，必须仔细观察五脏的病症，以准确判断元气的虚实，从而进行谨慎的调理。

004

脉诊与针刺

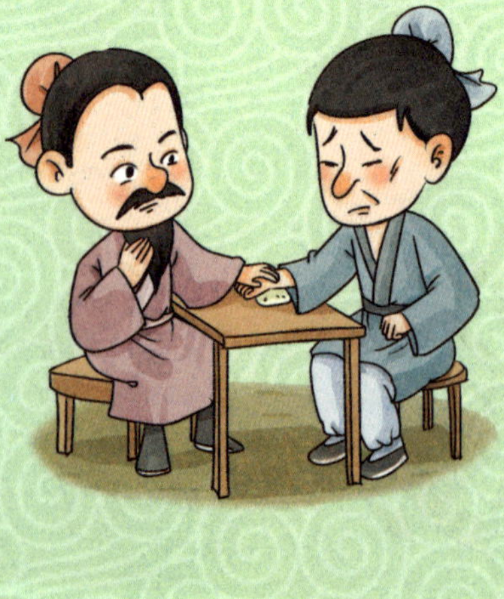

阴阳调和，健康之道

【原文】

凡刺之道，毕于《终始》。明知终始，五脏为纪，阴阳定矣。阴者主脏，阳者主腑。阳受气于四末，阴受气于五脏。故泻者迎之，补者随之。知迎知随，气可令和。

针刺的全部学问，都涵盖在《终始》这一篇章里。

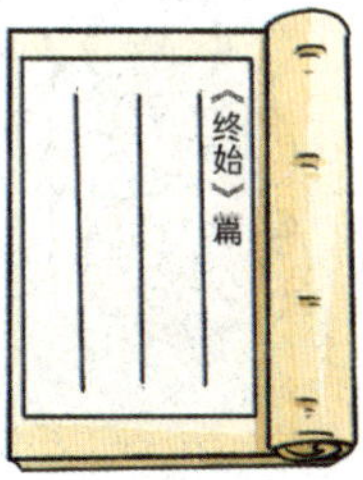

若要真正掌握针刺之道，必须以五脏为基准去理解“终始”的真谛，这样才能明确阴阳的关系。

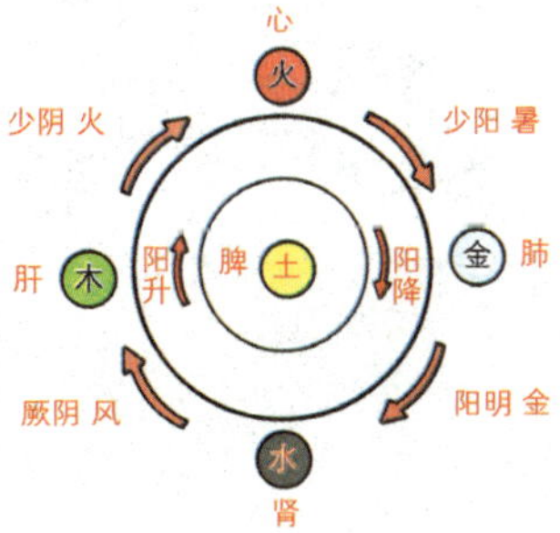

阴经与五脏相通，阳经与六腑相通。阳经承接四肢的脉气，阴经承接五脏的脉气。

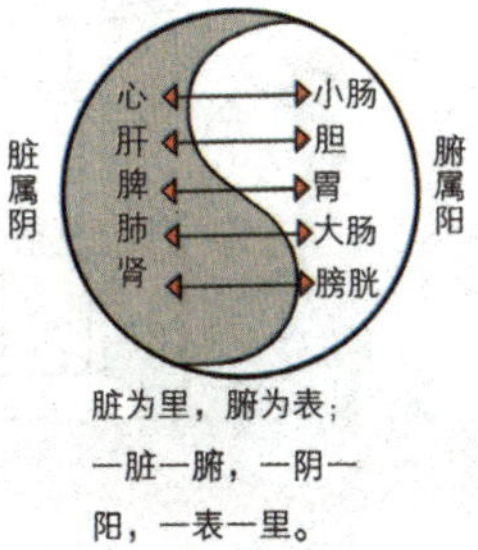

所以泻法是迎经气而泻之，补法是随其经气而补之。只有掌握了迎随补泻的技巧，才能使经气调和。

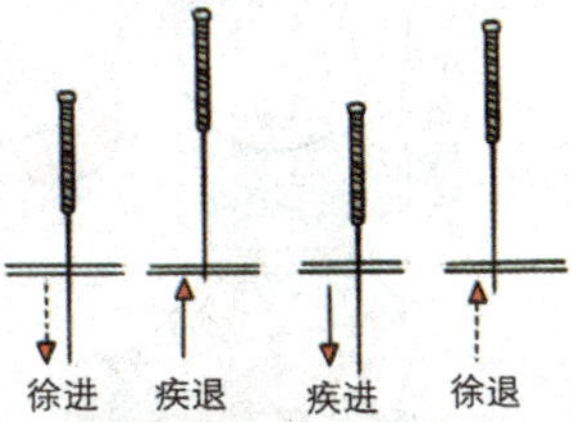

【原文】

和气之方，必通阴阳。五脏为阴，六腑为阳。传之后世，以血为盟。敬之者昌，慢之者亡。无道行私，必得夭殃。

调和经气的关键，在于深刻理解和运用阴阳的原理。

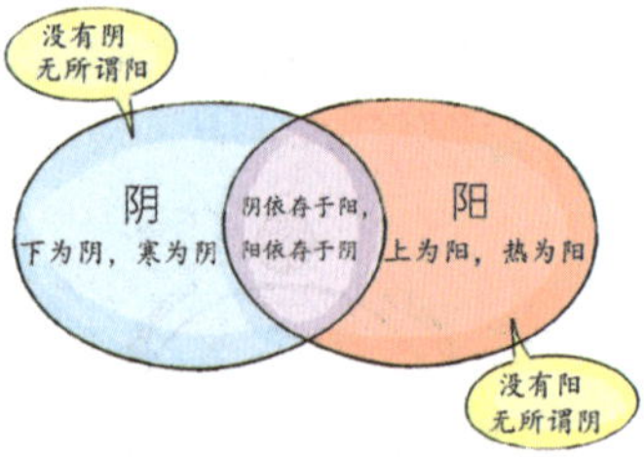

五脏属阴，六腑属阳。要将针刺的学问流传于后世，必须怀有“以血为盟”的坚定决心和责任感。

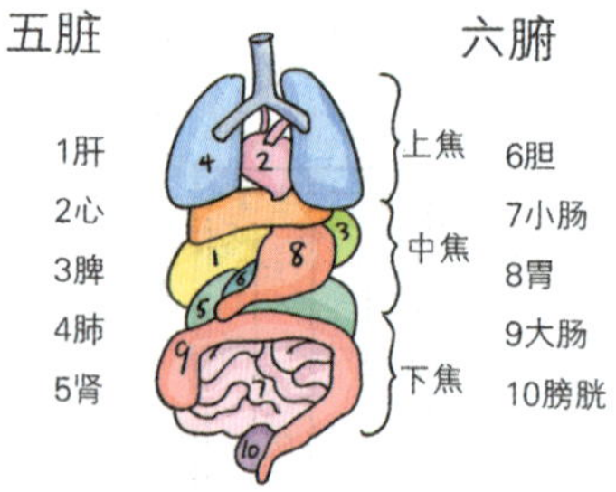

只有真正敬重这门学问，它才能得以发扬光大；若轻视它，则可能使其逐渐消亡。

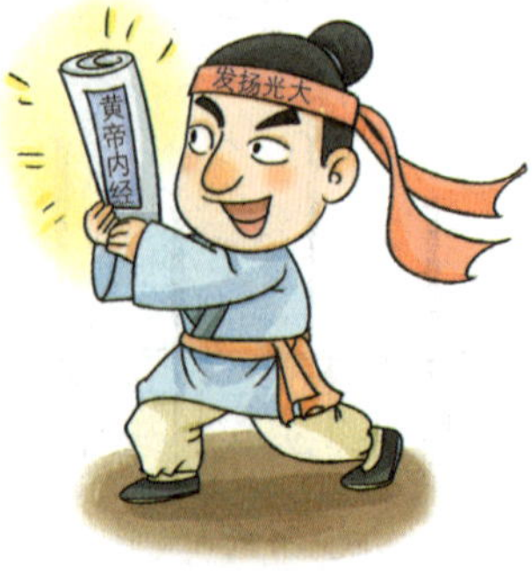

若医者不懂医术却胡乱行医，必将给患者带来灾难。

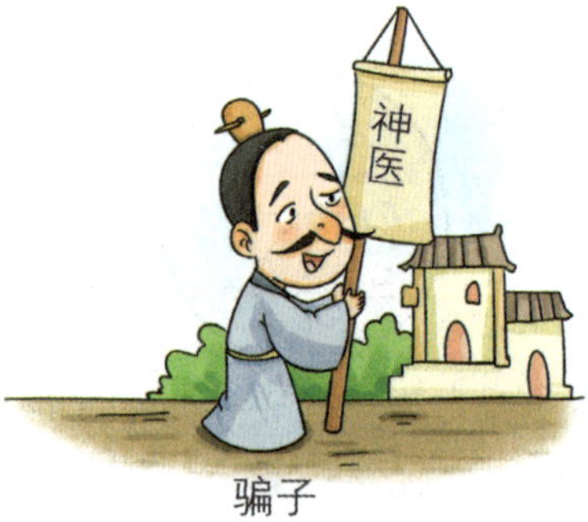

脉诊的方法

【原文】

谨奉天道，请言终始。终始者，经脉为纪。持其脉口人迎，以知阴阳有余不足，平与不平。天道毕矣。

在谨慎地遵循自然界阴阳变化规律的前提下，让我详细谈谈针刺的终始意义。

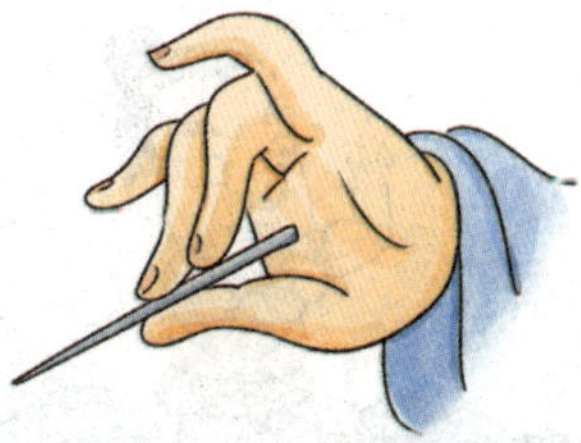

所谓终始，是以十二经脉作为纲领，通过诊察脉口和人迎的脉象，来了解人体阴阳的虚实，脉象的强弱以及平衡与否。

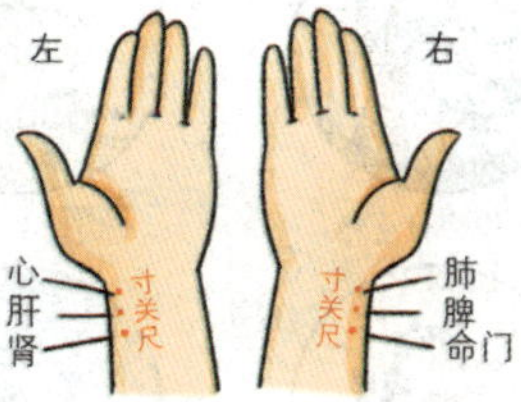

这样，阴阳变化规律就基本掌握了。

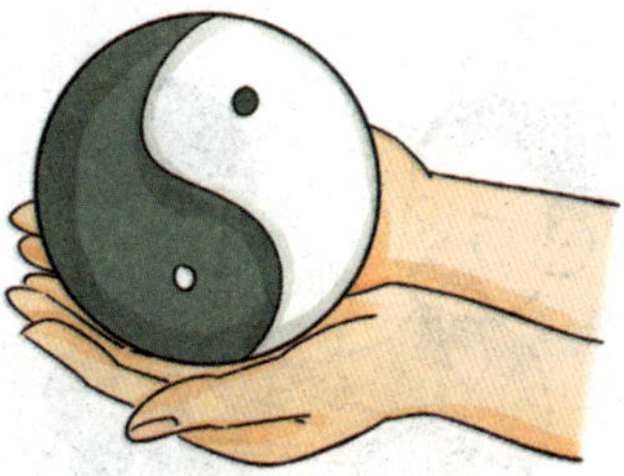

【原文】

不病者，脉口人迎应四时也，上下相应而俱往来也，六经之脉不结动也，本末之寒温之相守司也，形肉血气必相称也。是谓平人。少气者，脉口人迎俱少而不称尺寸也。

健康无病的人，他们的脉口和人迎的脉象是与四季变化相适应的；脉气也上下相应，往来不息；六经的脉搏无结涩和不足的现象。

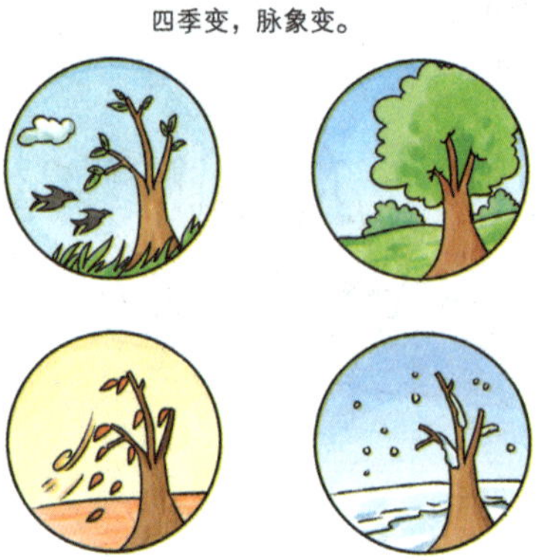

人体的内脏和肢体，在寒温变化上能够相互协调平衡；形体、肌肉和血气也能保持协调一致。这就是健康无病的人。

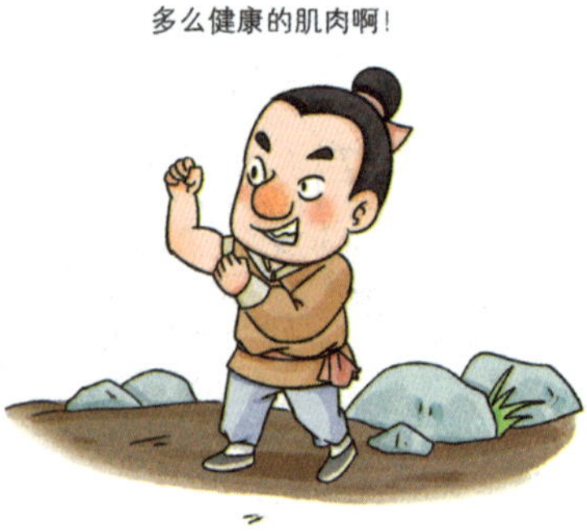

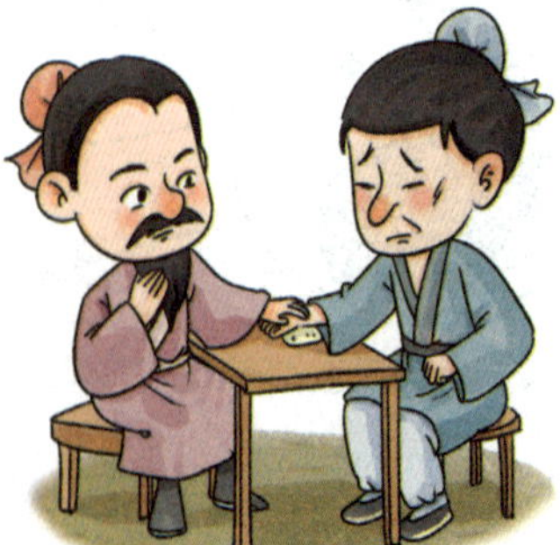

气虚的人，脉口、人迎的脉象会显得细弱，尺肤和脉象不协调。

【原文】

如是者，则阴阳俱不足。补阳则阴竭，泻阴则阳脱。如是者，可将以甘药，不可饮以至剂。如是者弗灸。不已者，因而泻之，则五脏气坏矣。

这样的情况，就是阴阳都不足的表现。此时补阳就会导致阴气衰竭，泻阴又会导致阳气亡脱。

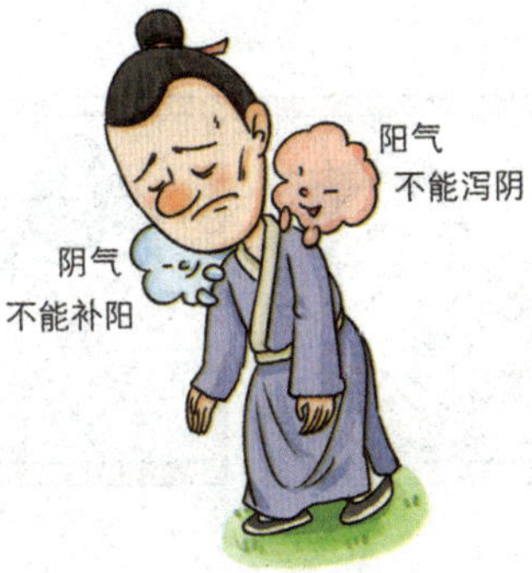

这样的病人，只能使用甘味药物进行调补，而不能给予过于猛烈的药物。这样的病证也不宜采用灸法治疗。

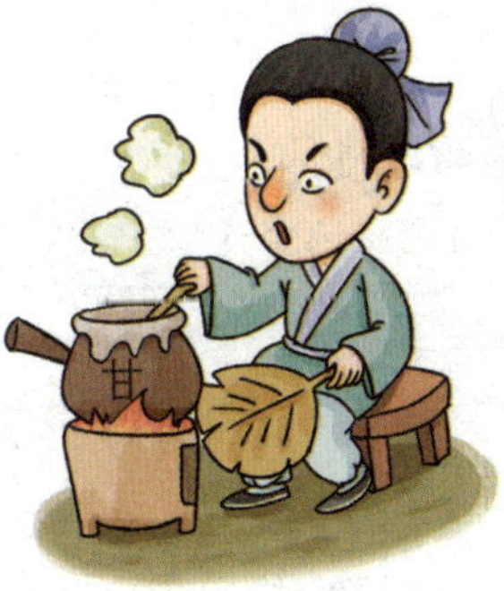

如果因为病未痊愈而贸然使用泻法，就可能会损伤五脏的真气，导致病情恶化。

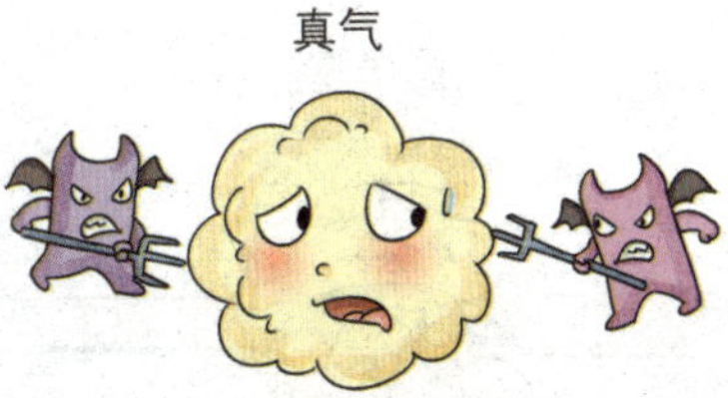

如何根据脉象进行补泻操作

【原文】

凡刺之道，气调而止。补阴泻阳，音气益彰，耳目聪明。反此者，血气不行。所谓气至而有效者，泻则益虚。

针刺的治疗原则，是要达到阴阳之气的调和，然后停针。

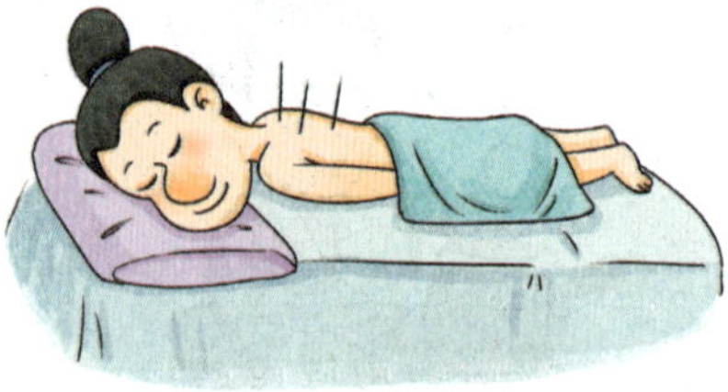

通过补阴泻阳的手法，可以使人的声音更加清朗，耳目更加聪明。

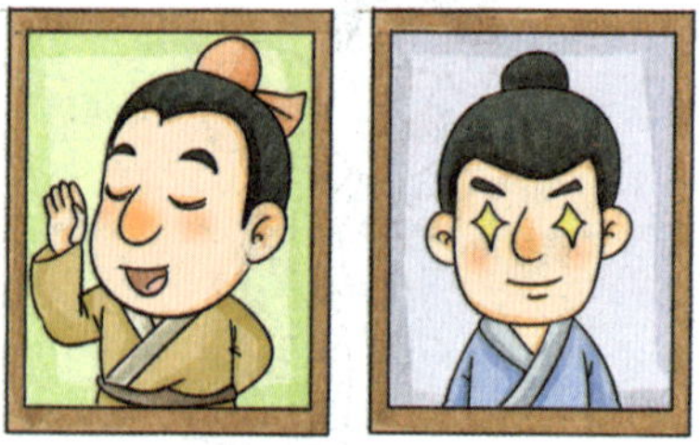

如果违背这一原则，血气就无法正常运行。

气血堵塞。

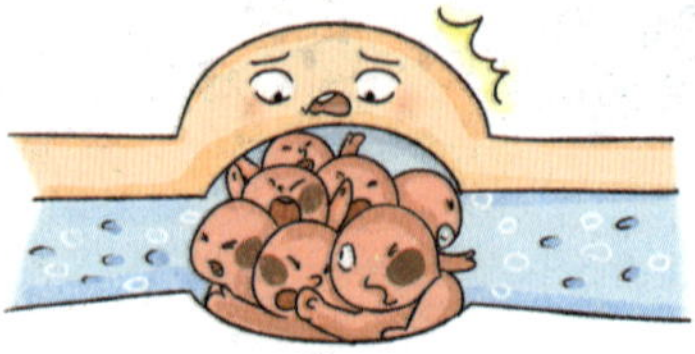

所谓的“气至而有效”，是指在实证时采用泻法，会使病气更虚。

病气。

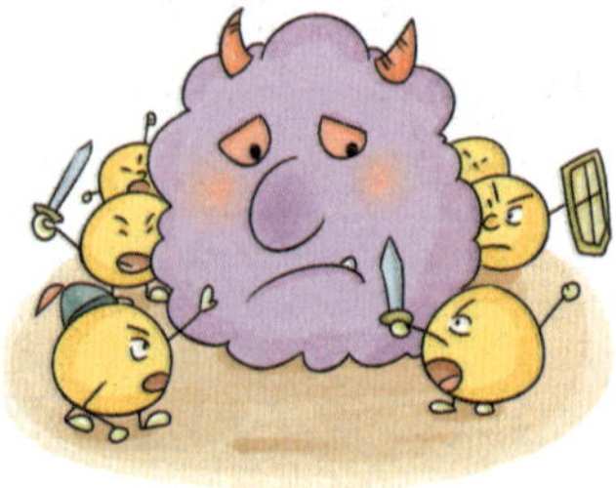

【原文】

虚者，脉大如其故而不坚也。坚如其故者，适虽言快，病未去也。补则益实。实者，脉大如其故而益坚也。夫如其故而不坚者，适虽言快，病未去也。

这种虚的状态表现为脉象虽然大但并不坚实。

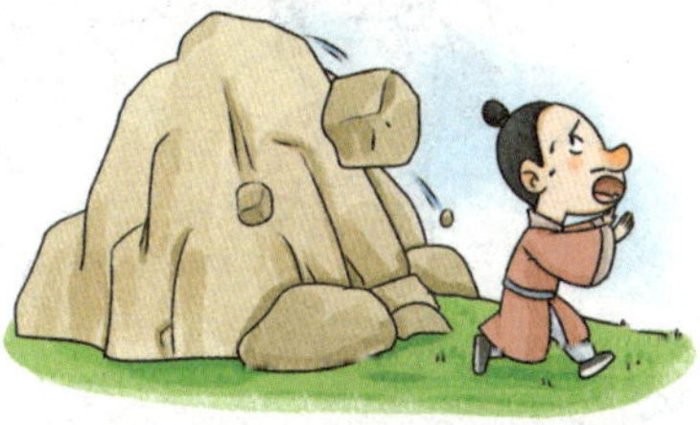
大山也不牢靠。

如果脉象仍然坚实，即使病人暂时感到舒适，但病情并未真正好转。

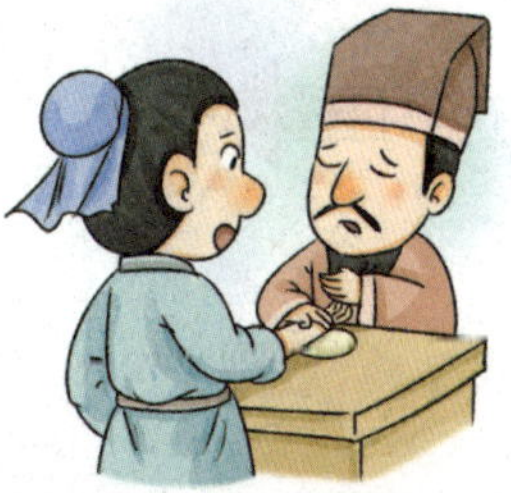
脉也有假象。

在虚证时采用补法，会使正气更实。这种实的状态表现为脉象在原有的基础上变得更加坚实。

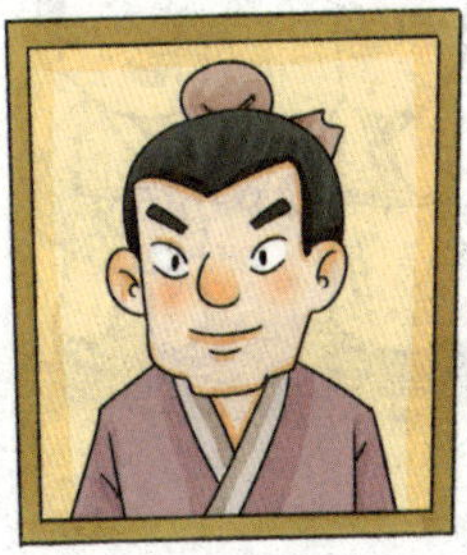
虚证用补法，还你满身正气。

如果脉象虽大但并不坚实，那么即使病人暂时感到舒适，病情也并未真正好转。

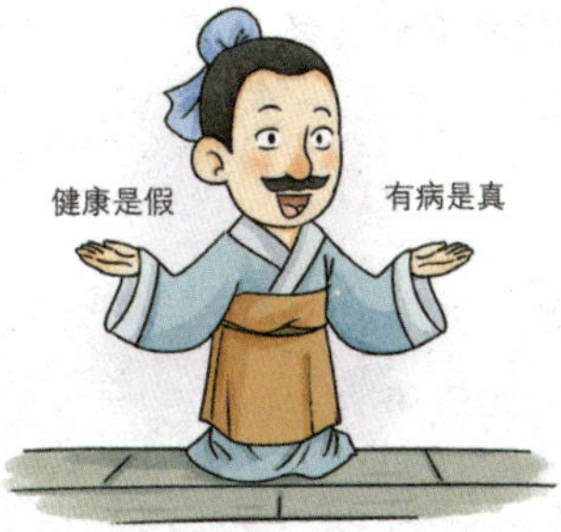
健康是假
有病是真

【原文】

故补则实，泻则虚。痛虽不随针，病必衰去。必先通十二经脉之所生病，而后可得传于终始矣。

因此，正确地运用补法可以使正气充实，泻法可以使病气虚弱。

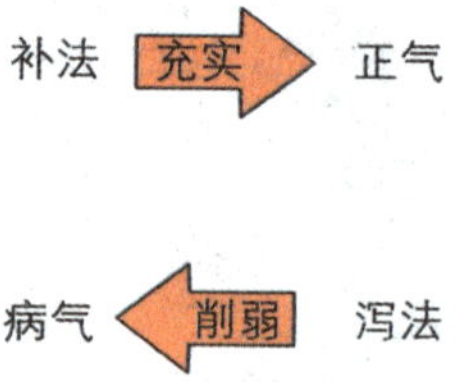

即使病痛不会立即随着针刺消失，但病情一定会逐渐减轻。

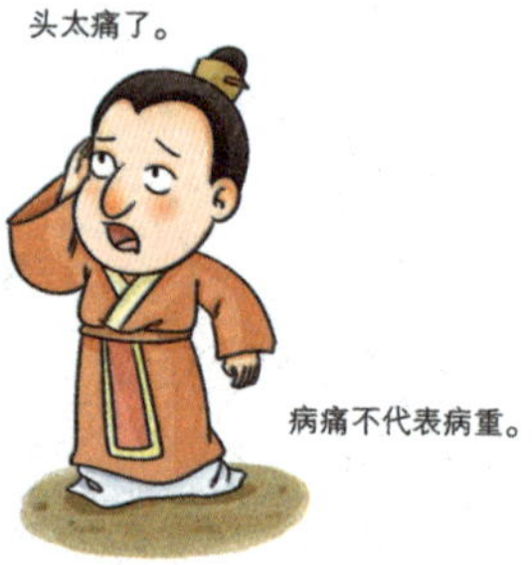

在实施针刺之前，必须先了解十二经脉与各种疾病的关系，这样才能做到有始有终。

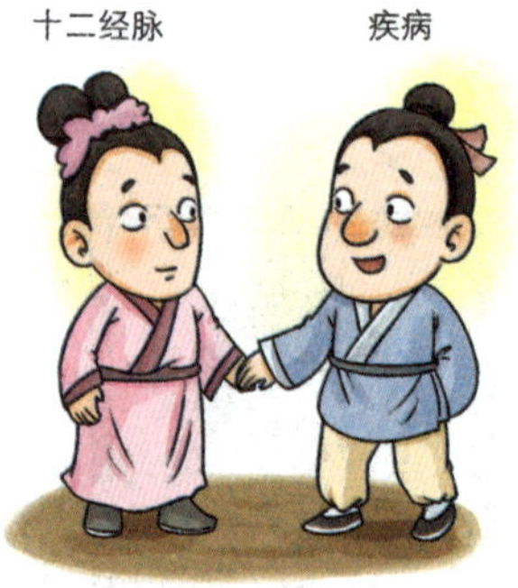

【原文】

凡刺之属，三刺至谷气。邪僻妄合，阴阳易居。逆顺相反，沉浮异处。四时不得，稽留淫泆，须针而去。故一刺则阳邪出，再刺则阴邪出，三刺则谷气至，谷气至而止。

阴阳失衡，气血运行被打乱，脉象的沉浮也会异常。

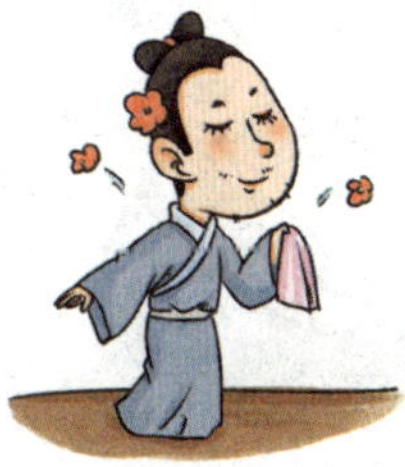

如果人体的脉象不能与四季的变化相符合，就表明气血可能会滞留或妄行，这时就需要通过针刺来调理。

春	弦脉	五脏属肝	五行属木	脉气濡润柔弱，软虚而滑，正直而长。
夏	钩脉	五脏属心	五行属火	脉气来时充盛，去时衰微，犹如钩。
秋	浮脉	五脏属肺	五行属金	脉气来时，轻虚而浮，来急去散。
冬	石脉	五脏属肾	五行属水	脉气来时沉而有力。

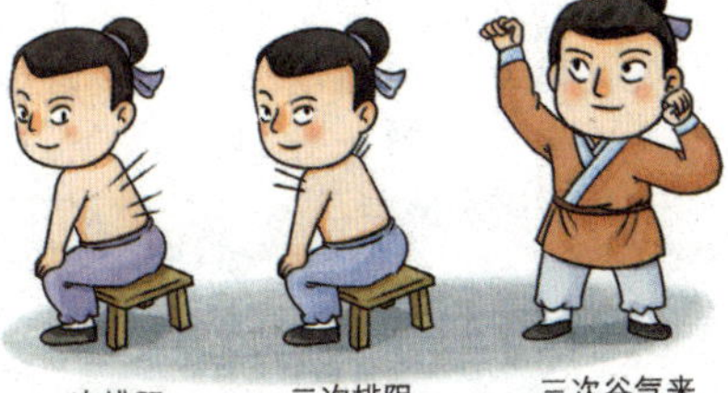

第一次针刺可以帮助排出体表的阳邪；第二次针刺则有助于排出体内的阴邪；第三次针刺时，谷气会随之而来，此时应当停止针刺。

【原文】

所谓谷气至者，已补而实，已泻而虚，故以知谷气至也。邪气独去者，阴与阳未能调，而病知愈也。故曰：补则实，泻则虚。痛虽不随针，病必衰去矣。

所说的“谷气至”，是指在采用补法后，患者会感到正气充实；在采用泻法后，患者会感到病邪被削弱。

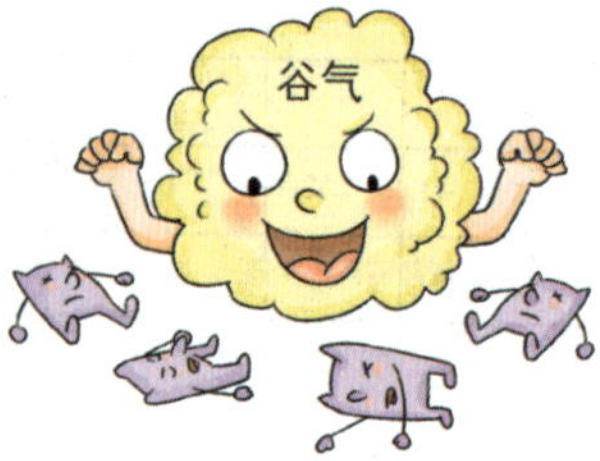

从这些表现就知道谷气已至。起初，只是邪气被排出，阴阳尚未完全调和，病情就开始好转了。

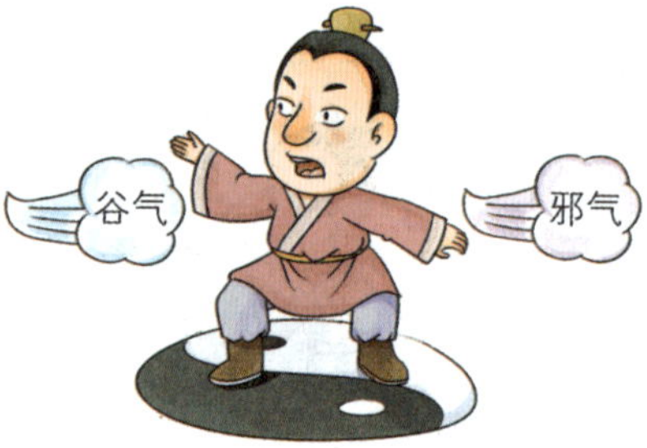

所以说补法能够使正气变得充实，泻法则能够削弱病邪。即使病痛不会立刻随着针刺消失，但病情一定会逐渐减轻。

【原文】

三脉动于足大趾之间，必审其实虚。虚而泻之，是谓重虚。重虚，病益甚。凡刺此者，以指按之。脉动而实且疾者则泻之，虚而徐者则补之。

足阳明经、足厥阴经、足少阴经这三条经脉的动脉都分布于足大趾之间，在针刺治疗时，必须仔细审察病情是属于虚证还是实证。

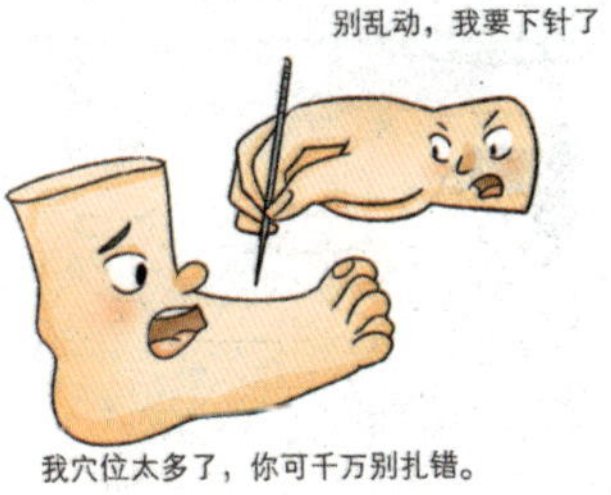

如果对虚证误用了泻法，就会导致身体更加虚弱，这种情况被称为“重虚”，病情会因此加重。

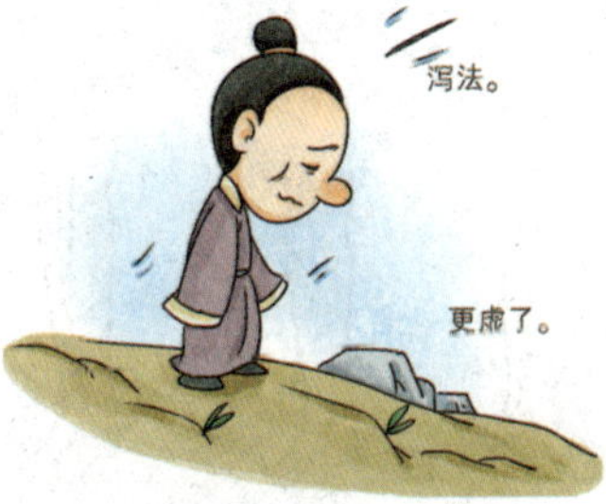

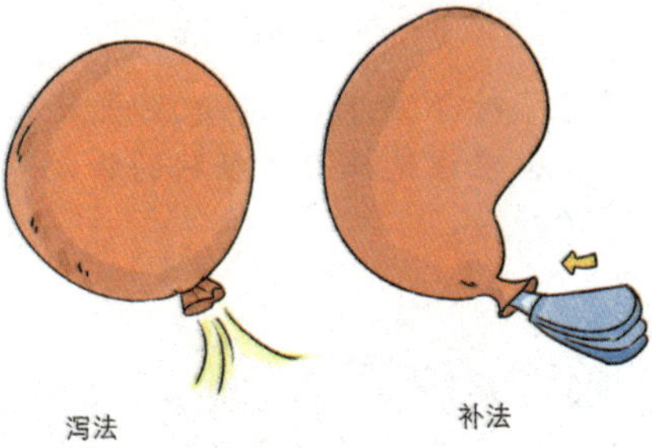

在针刺治疗这些病证时，医生通常会先用手指诊脉以进行诊断。如果脉搏实而快，就采用泻法；如果脉搏虚而缓，就采用补法。

【原文】

其动也，阳明在上，厥阴在中，少阴在下。膺腧中膺，背腧中背。肩膊虚者，取之上。

至于动脉的具体位置，足阳明经在足背上方，足厥阴经在足内侧，足少阴经在足底。

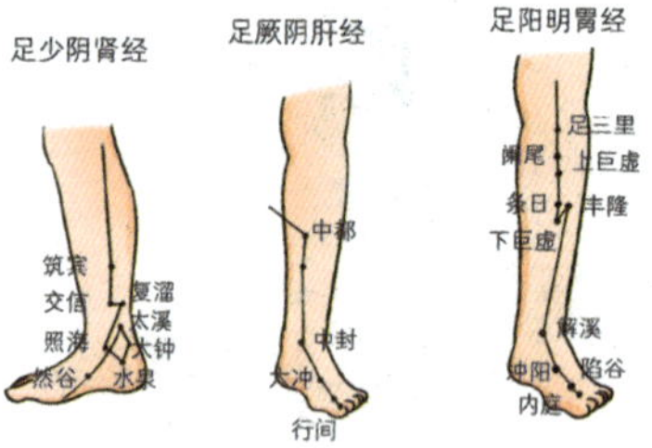

在胸部取穴时必须准确刺中胸部，在背部取穴时必须准确刺中背部。

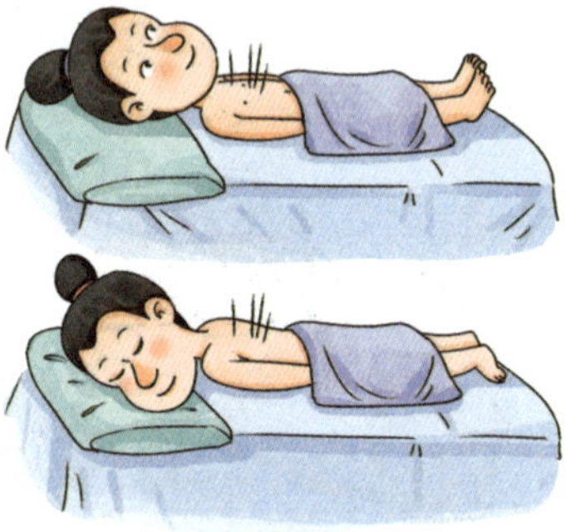

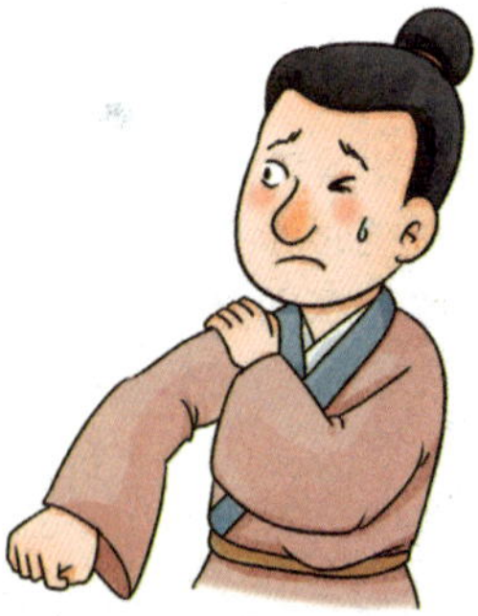

对于肩膀出现酸胀麻木等虚证，应该选择上肢经脉的腧穴进行治疗。

【原文】

重舌，刺舌柱以铍针也。手屈而不伸者，其病在筋；伸而不屈者，其病在骨。在骨守骨，在筋守筋。

对于重舌的患者，应使用铍针刺破舌下的筋，即“舌柱”，使其出血。

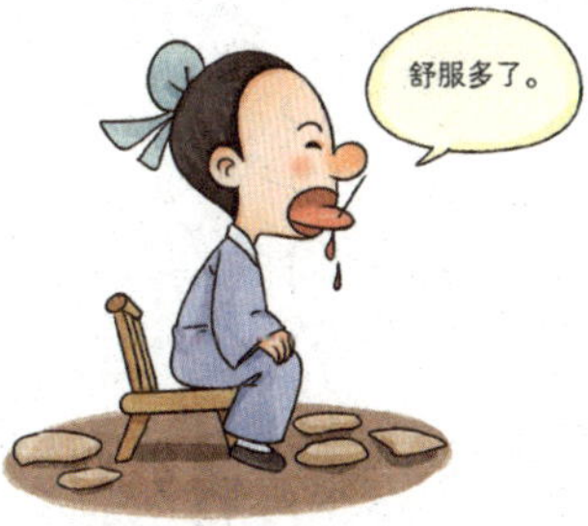

如果手指弯曲无法伸直，说明病在筋上；如果手指伸直后无法弯曲，说明病在骨上。

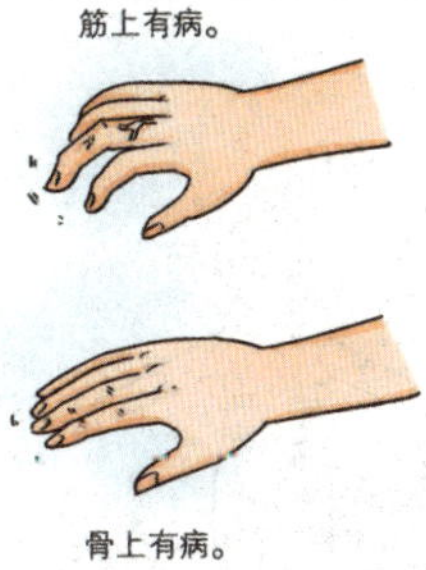

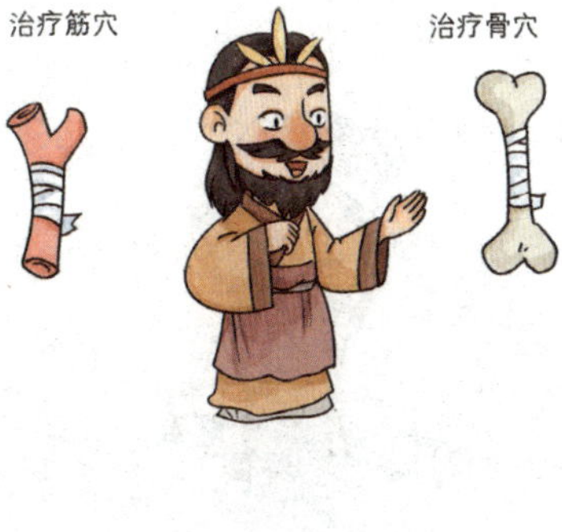

对于病在骨的情况，应取治疗骨的穴位进行治疗；对于病在筋的情况，应取治疗筋的穴位进行治疗。

经络取穴与四季针刺法则

【原文】

故曰：从腰以上者，手太阴阳明皆主之；从腰以下者，足太阴阳明皆主之。病在上者下取之，病在下者高取之，病在头者取之足，病在腰者取之腘。

腰以上的病，都属于手太阴肺经和手阳明大肠经的主治范围。

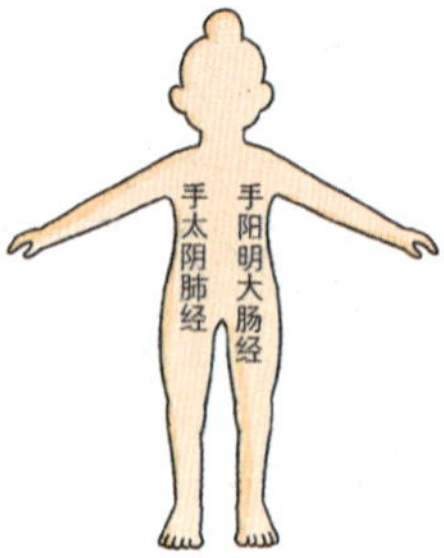

腰以下的病，都属于足太阴脾经和足阳明胃经的主治范围。

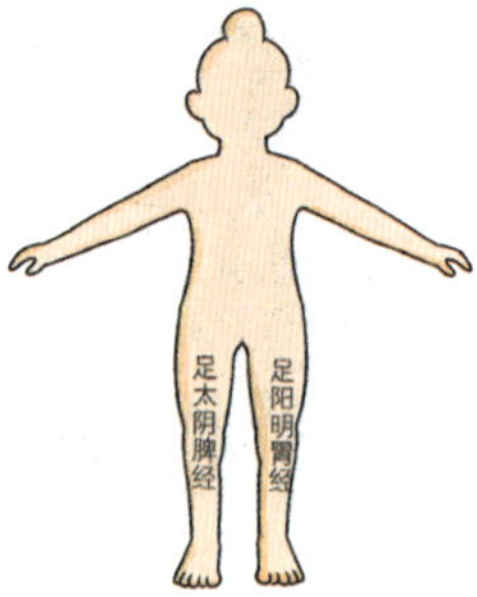

疾病发生在上部，可以选择下部的穴位；疾病发生在下部的，可以选择上部的穴位。

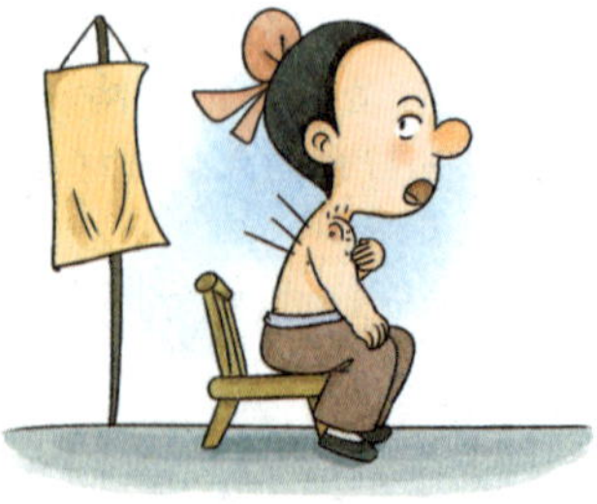

疾病发生在头部的，可以选择足部的穴位；疾病发生在腰部的，可以选择腘部的穴位。

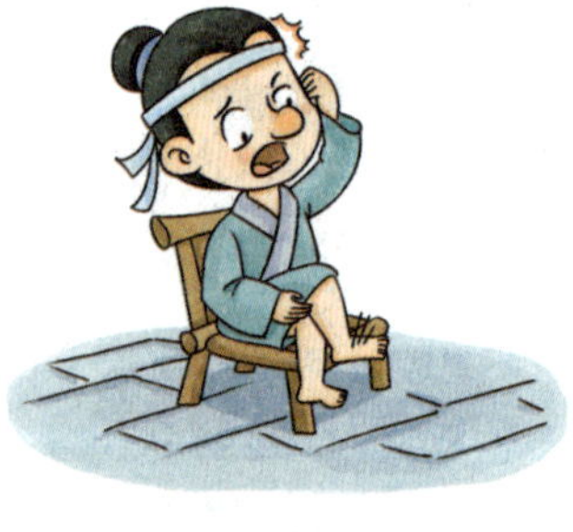

【原文】

病生于头者，头重；生于手者，臂重；生于足者，足重。

疾病起源于头部，会感到头部沉重。

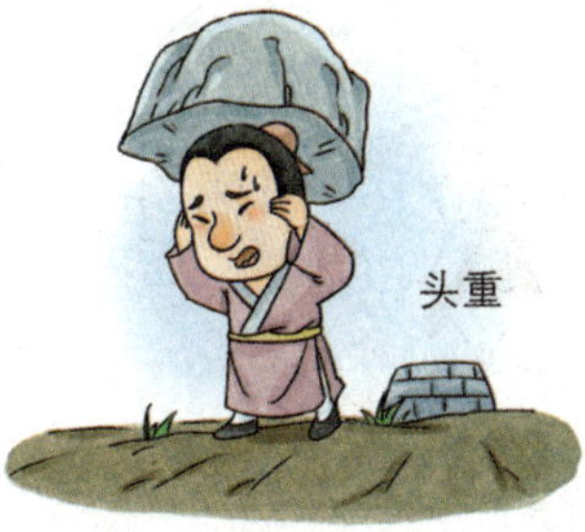

疾病起源于手部，会感到手臂沉重。

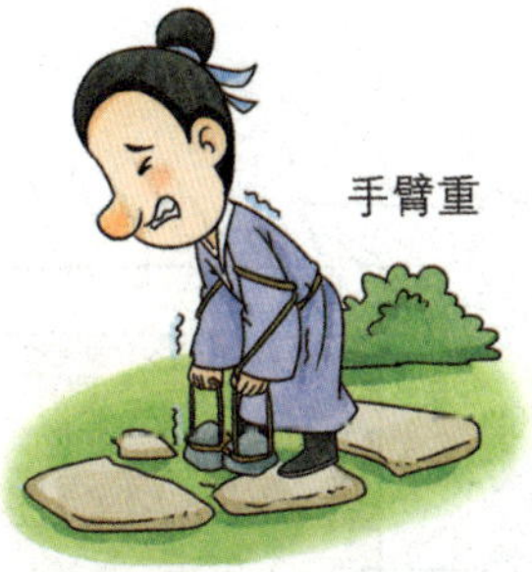

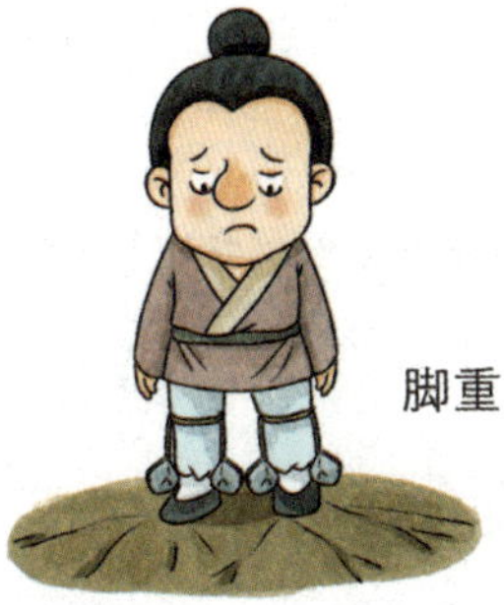

疾病起源于足部，会感到足部沉重。

【原文】

春，气在毛；夏，气在皮肤；秋，气在分肉；冬，气在筋骨。刺此病者，各以其时为齐。故刺肥人者，以秋冬之齐；刺瘦人者，以春夏之齐。

春季，邪气侵袭人体的皮毛；夏季，邪气侵袭人的皮肤；秋季，邪气侵袭人的肌肉；冬季，邪气侵袭人的筋骨。

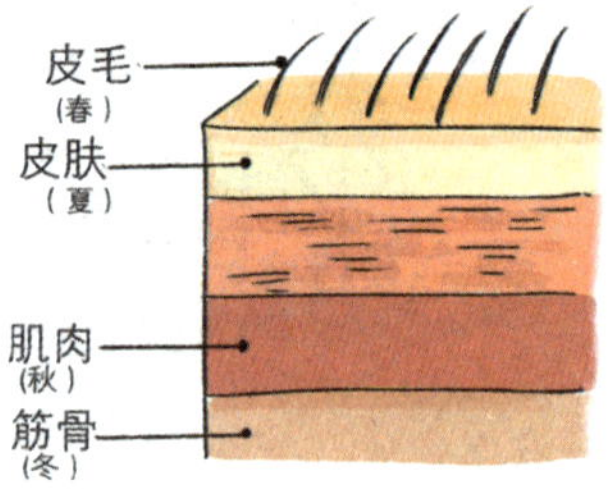

治疗与时令相关的疾病时，针刺的深度和方法应根据季节而变化。

季节不同，针刺的深度也不同。

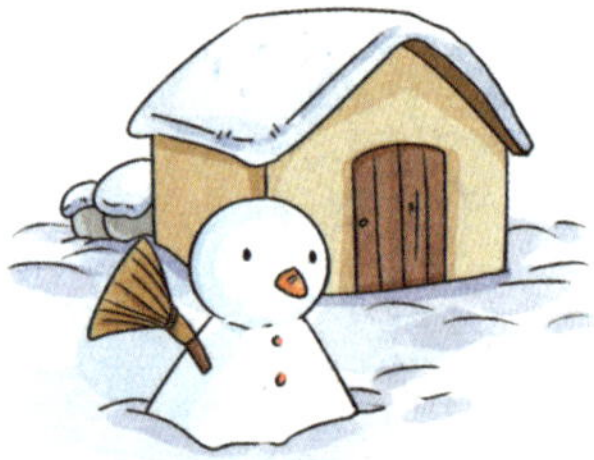

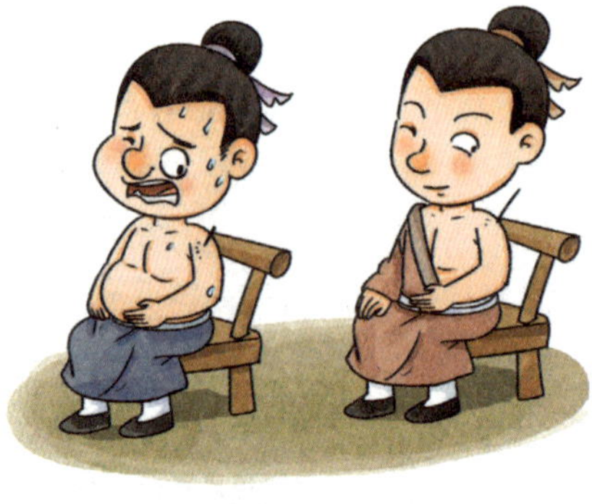

对于体形肥胖的患者，应采用秋冬季节的深刺法。对于体形消瘦的患者，应采用春夏季节的浅刺法。

【原文】

病痛者，阴也。痛而以手按之不得者，阴也，深刺之。病在上者，阳也；病在下者，阴也。痒者，阳也，浅刺之。

疾病症状为疼痛时，多是因为阴证，若按压疼痛部位不能缓解，也属于阴证，应深刺。

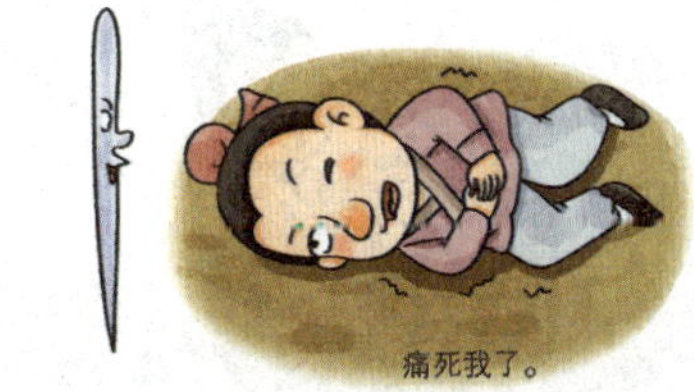
让我深深地刺你一下。
痛死我了。

病位在上部的属阳证，病位在下部的属阴证。

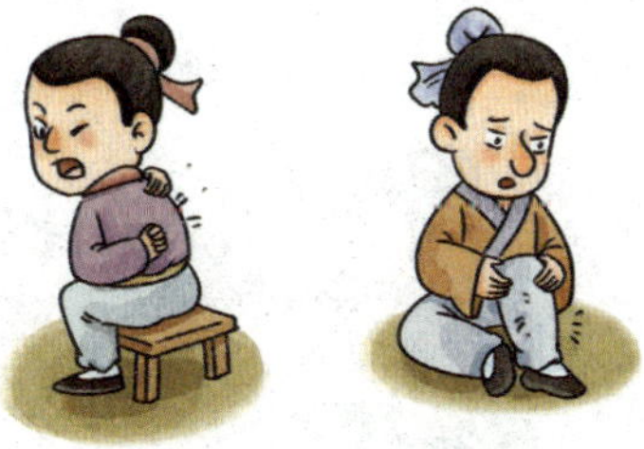
阳证
阴证

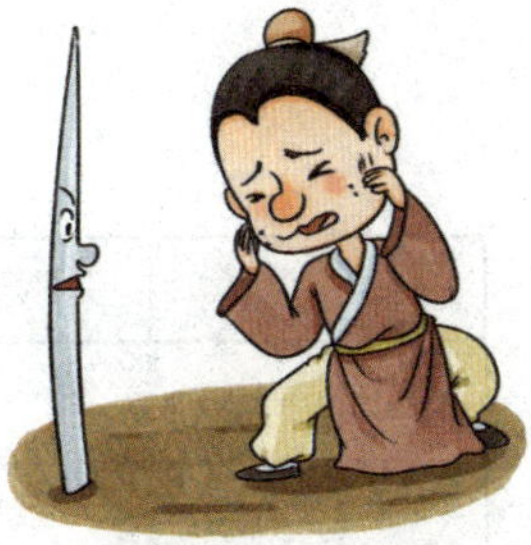
让我轻轻地刺你一下。

疾病症状为瘙痒，说明病邪在皮肤，属阳证，应浅刺。

阴阳经调理与久病针刺技巧

【原文】

病先起阴者，先治其阴而后治其阳；病先起阳者，先治其阳而后治其阴。刺热厥者，留针反为寒；刺寒厥者，留针反为热。刺热厥者，二阴一阳；刺寒厥者，二阳一阴。

疾病先发生在阴经，应该先治疗阴经，然后再治疗阳经。

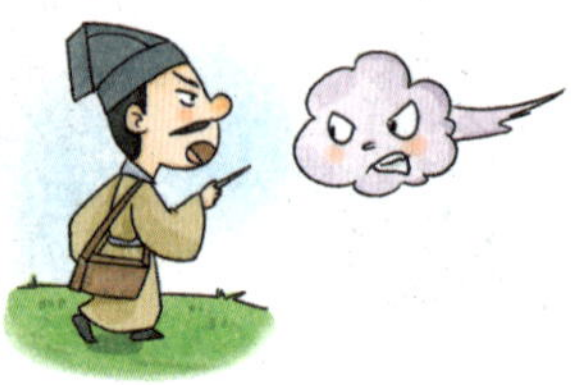
病在阴经，先治阴再治阳。

疾病先发生在阳经，应该先治疗阳经，然后再治疗阴经。

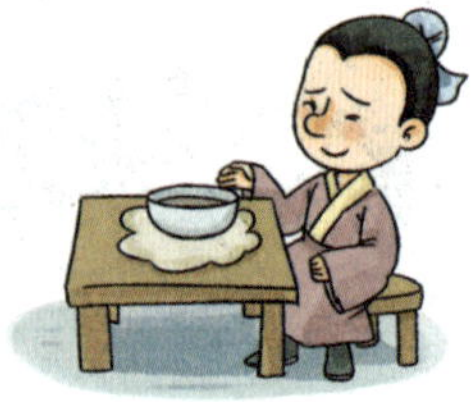
病在阳经，先治阳再治阴；

针刺治疗热厥时，留针可以使热证转为寒证；治疗寒厥时，留针可以使寒证转为热证。

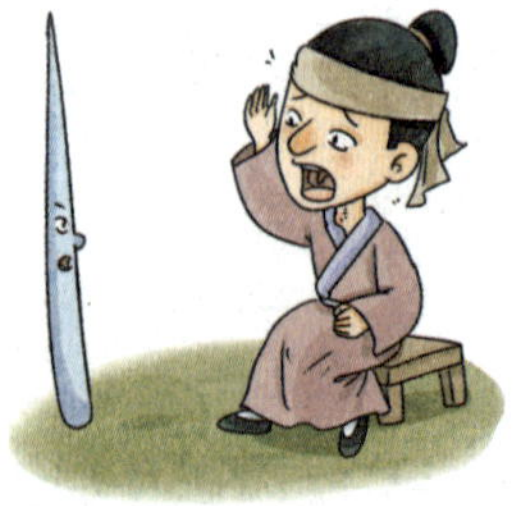
我要多扎你一会儿。

治疗热厥时，应针刺阴经两次，阳经一次；治疗寒厥时，应针刺阳经两次，阴经一次。

	热厥	寒厥
阳经	一次	两次
阴经	两次	一次

【原文】

凡刺之法，必察其形气。形肉未脱，少气而脉又躁，躁疾者，必为缪刺之。散气可收，聚气可布。深居静处，占神往来；闭户塞牖，魂魄不散。专意一神，精气之分，毋闻人声，以收其精，必一其神，令志在针。

针刺的基本法则，要仔细观察病人的形体和气色。形体并未消瘦，但却出现气短且脉象躁动急速的情况，就必须采用缪刺法进行治疗。

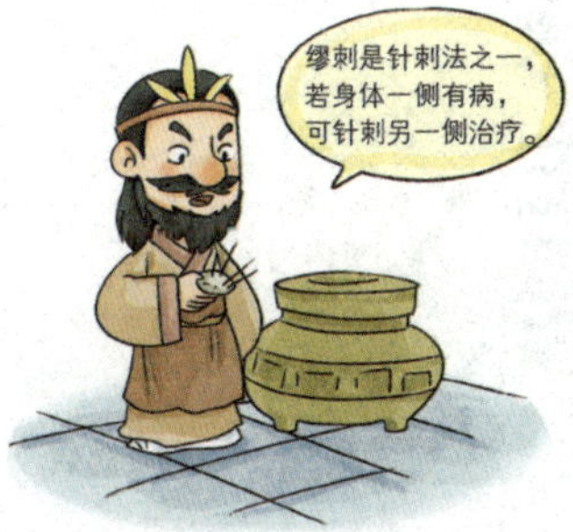
缪刺是针刺法之一，
若身体一侧有病，
可针刺另一侧治疗。

在施针时，医者应如同身处静谧之地，聚精会神，如同关闭门窗一般，将心神凝聚，不使之外散。

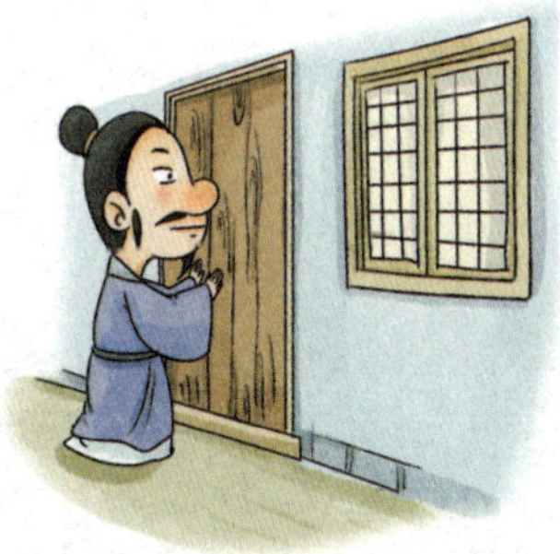

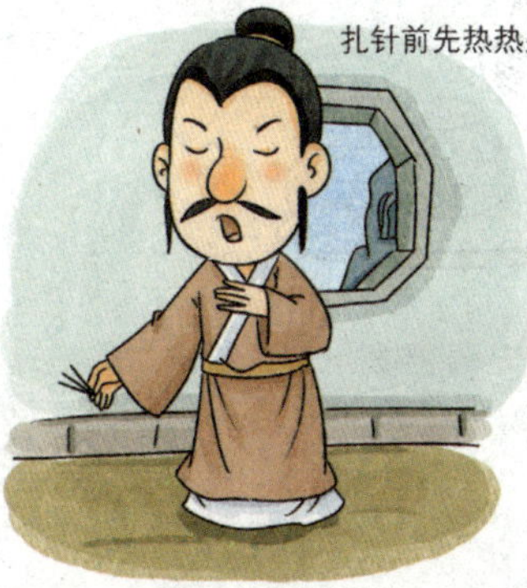
扎针前先热热身。

要专心致志，精神高度集中，心无旁骛，甚至听不到外界的声音，以此来聚敛精神，将全部心神集中在针刺治疗上。

005

人体·主要经脉的介绍

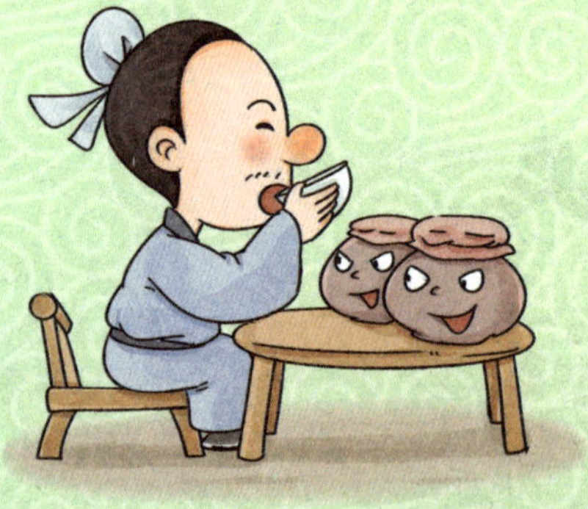

经脉对人体健康的重要性

【原文】

雷公问于黄帝曰：《禁服》之言，凡刺之理，经脉为始。营其所行，制其度量。内次五脏，外别六腑。愿尽闻其道。

黄帝曰：人始生，先成精，精成而脑髓生。骨为干，脉为营，筋为刚，肉为墙；皮肤坚而毛发长。谷入于胃，脉道以通，血气乃行。

雷公向黄帝问道：《禁服》这本书中说，针刺的原理是以经脉为起点。

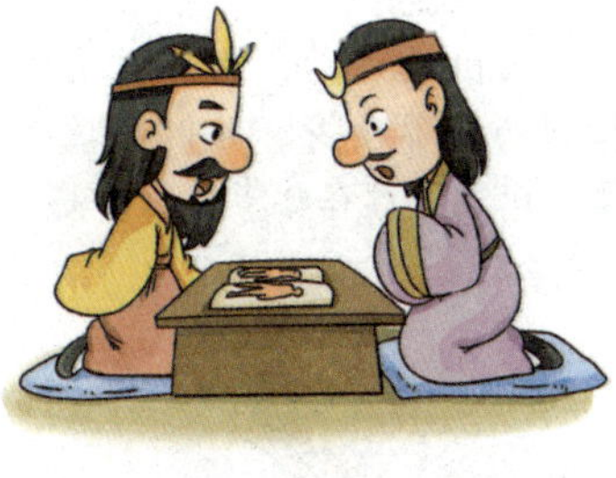

我们应该怎样研究经脉的循行，确定它的长度，向内联系五脏，向外联络六腑呢？我希望详尽地听听其中的道理。

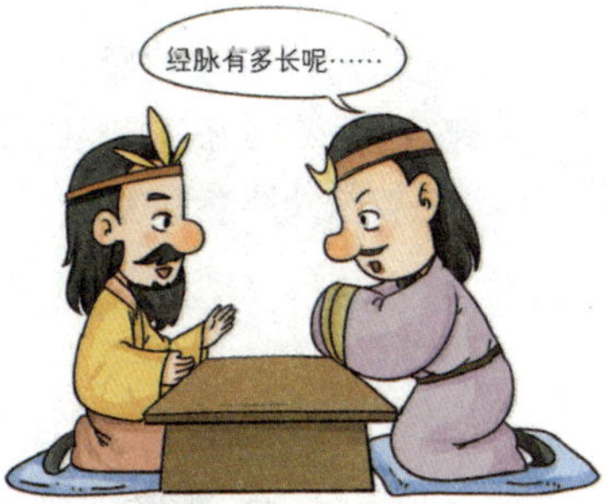

黄帝说：人最初形成时，首先形成的是精，精发育成熟后就产生了脑髓。

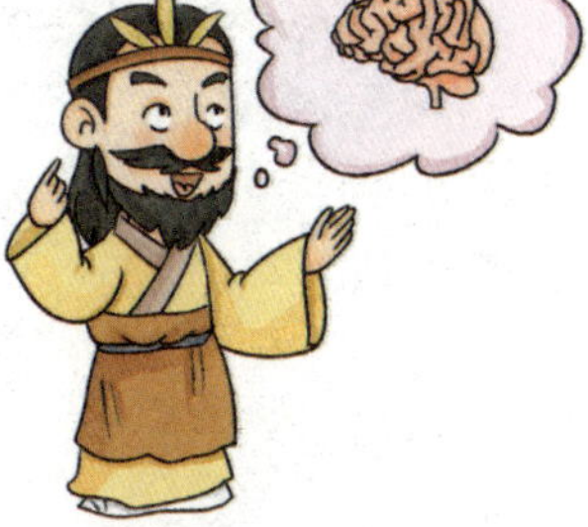

以骨骼作为支柱，以经脉作为气血运行的通道。

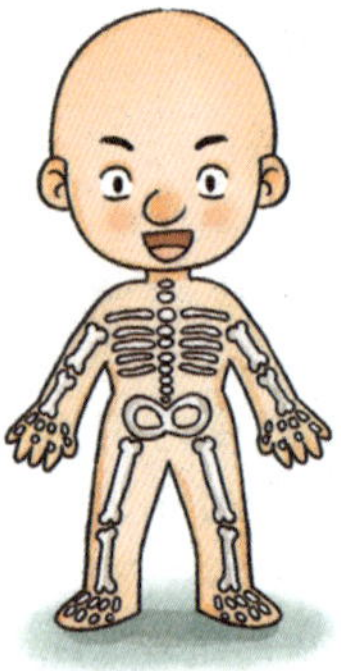

以筋的刚劲来约束骨骼，肌肉像墙一样护卫着机体内脏。

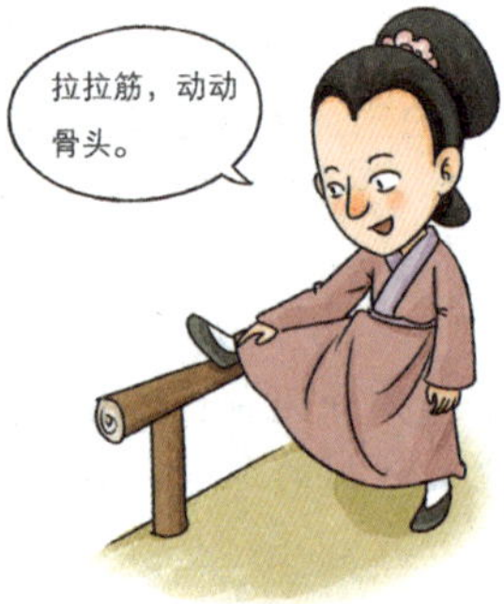

直到皮肤变得坚韧，毛发生长，这样人的形体就长成了。

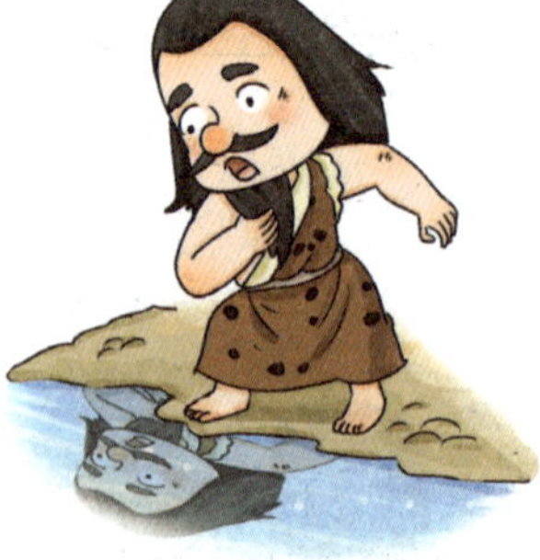

人出生以后，五谷入胃，化生精微而营养全身，此时脉道内外贯通，血气便可在脉中运行不息。

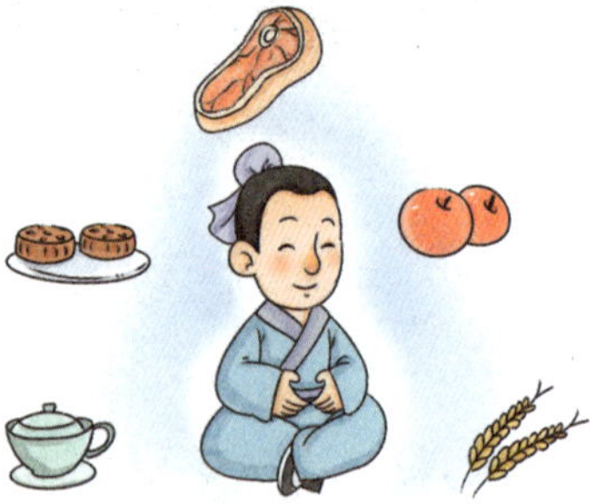

经脉系统的结构和功能

【原文】

经脉十二者，伏行分肉之间，深而不见；其常见者，足太阴过于外踝之上，无所隐故也。诸脉之浮而常见者，皆络脉也。

手足阴阳十二经脉，大都隐伏在人体内部并运行于肌肉之间，它们所处的位置都较深，所以不能在体表看到。

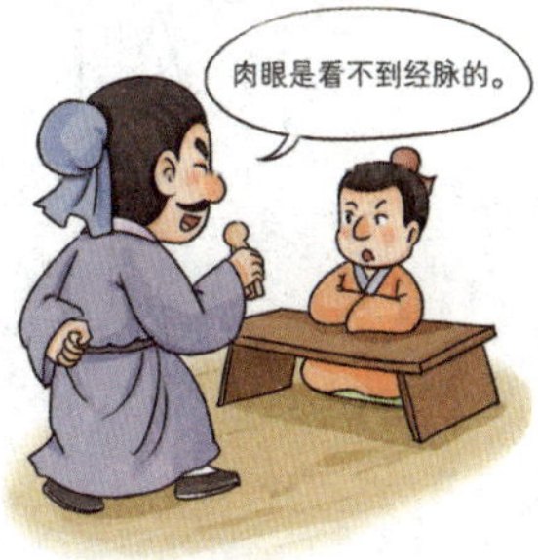

用肉眼可以看见的，只有手太阴肺经之脉经过于手外踝骨之上的那一部分。

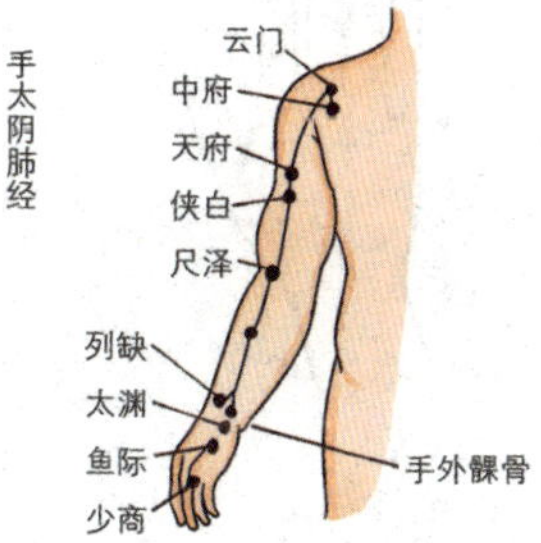

这是因为该处的皮肤较薄，经脉无法隐匿。因此，大多数浮现在浅表而平常可以看见的，都是络脉。

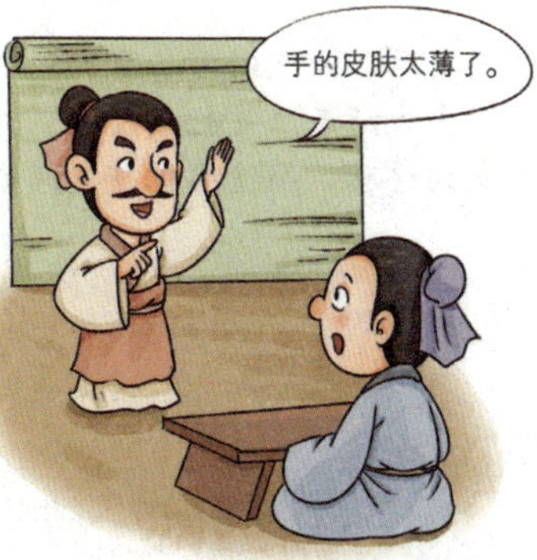

【原文】

六经络，手阳明少阳之大络，起于五指间，上合肘中。饮酒者，卫气先行皮肤，先充络脉，络脉先盛。

在手足阴阳六经的络脉之中，最明显突出而易于诊察的就是手阳明大肠经，和手少阳三焦经这两条经脉的大络。

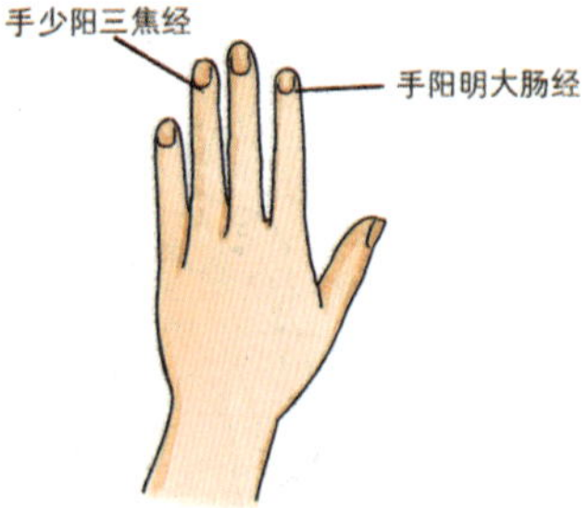

它们分别起于手部五指之间，由此再向上会合于肘窝之中。

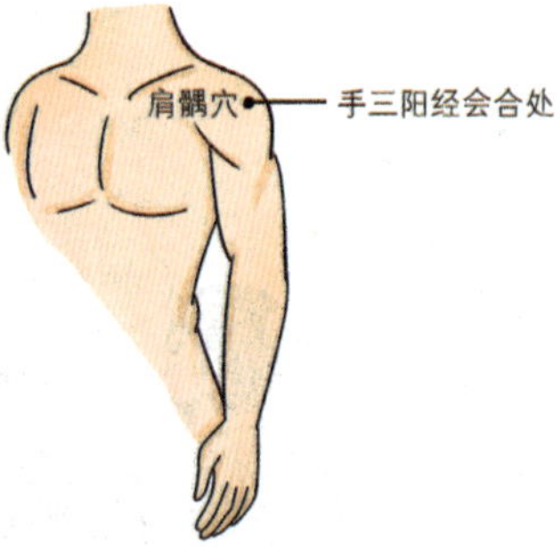

饮酒之后，酒气因为具有剽疾滑利之性，会先随着卫气行于皮肤，充溢于浅表的络脉，而使络脉首先满盛起来。

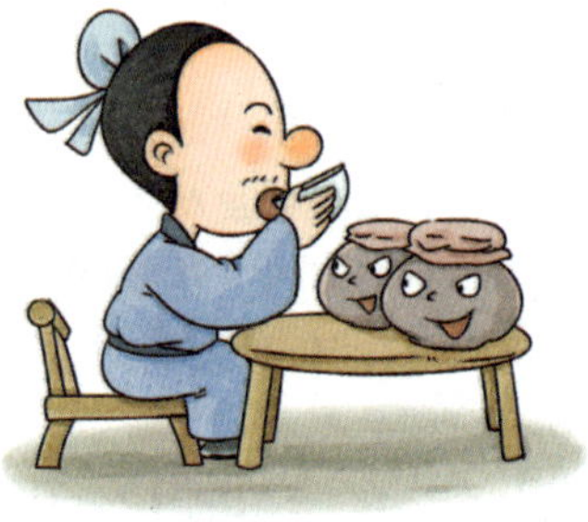

【原文】

故卫气已平，营气乃满，而经脉大盛。脉之卒然动者，皆邪气居之，留于本末；不动则热，不坚则陷且空，不与众同。

如果在外的卫气已经充溢有余，就会使在内的营气也随之满盛，进而就会使经脉中的血气也大大地充盛起来。

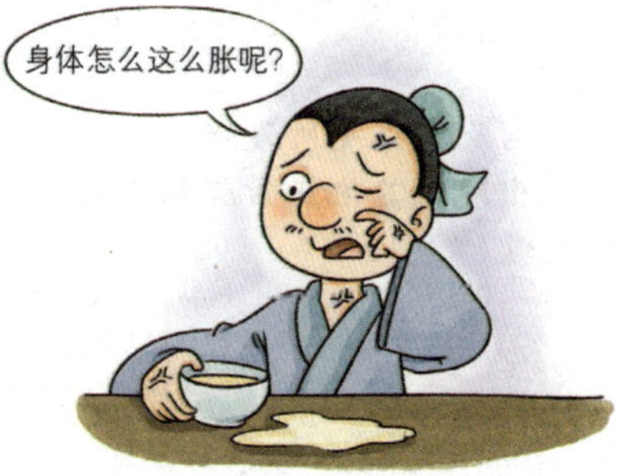

如果没有饮酒，人体的经脉突然充盛起来，发生异常的变动，就说明有邪气侵袭于内，并停留在了经脉自本至末的循行通路上。

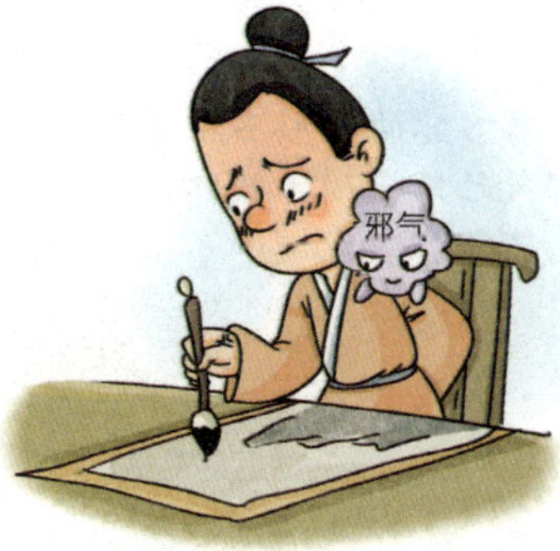

外邪侵袭人体，都是先入络后入经，所以如果经脉没有出现异常的变动。

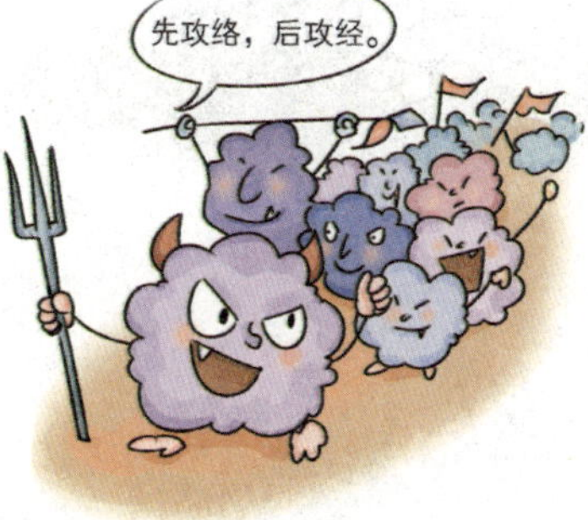

就说明外邪尚在浮浅的络脉，此时的邪气不能走窜，就会郁而发热，从而使脉形变得坚实。

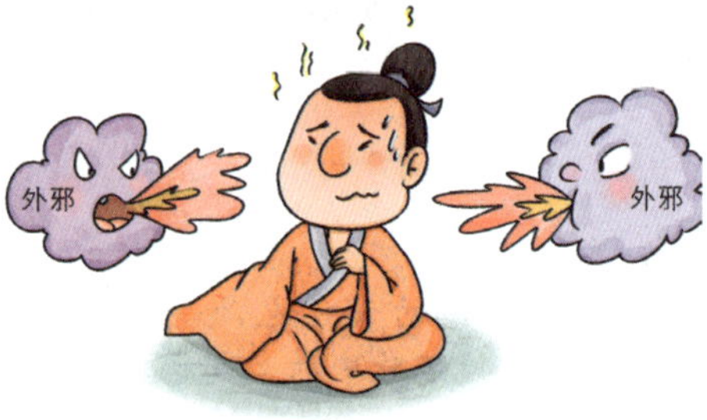
外邪
外邪

如果络脉的脉形不显坚实，就说明邪气已经深陷于经脉，并使络脉之气空虚衰竭了。

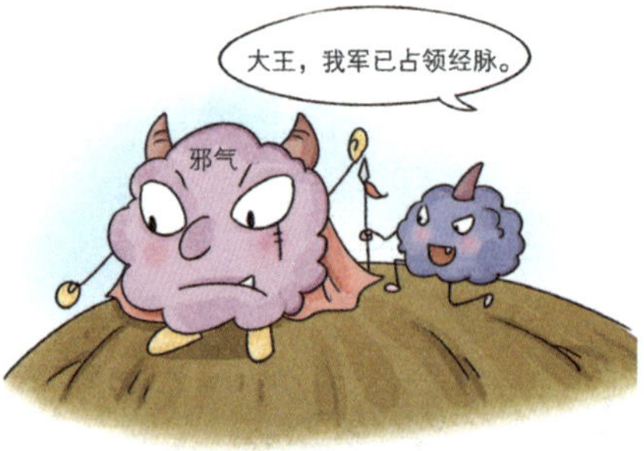
大王，我军已占领经脉。
邪气

凡是被邪气所侵袭了的经脉，都会出现与其他正常经脉不同的异常表现。

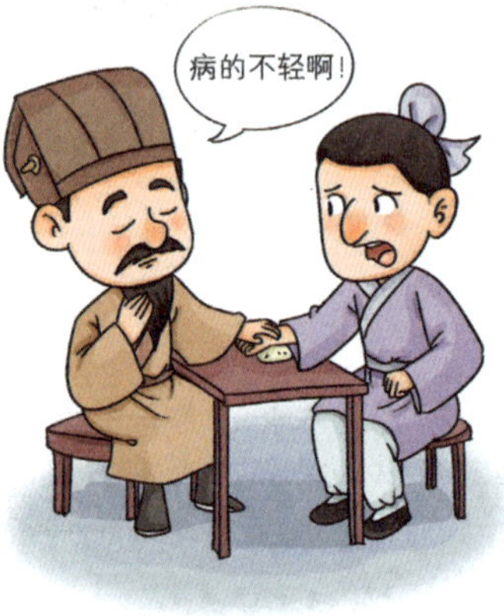
病的不轻啊！

经脉与脉络不同

【原文】

雷公曰：何以知经脉之与络脉异也？

黄帝曰：经脉者常不可见也，其虚实也，以气口知之，脉之见者，皆络脉也。

雷公问：怎样才能知道是经脉还是络脉之中发生了病变呢？

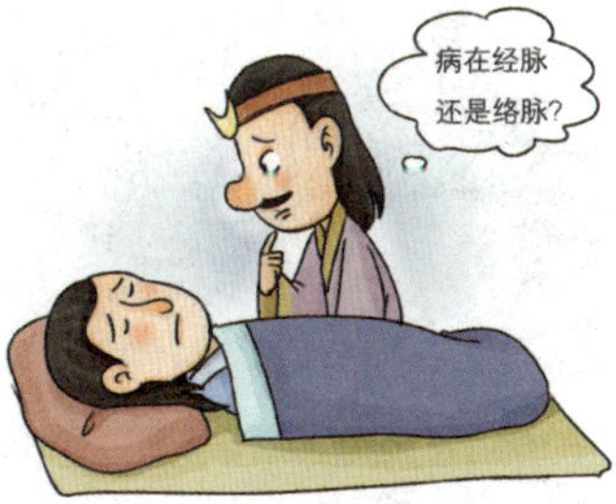

黄帝说：经脉潜伏在人体内部，就算它发生了病变，通常在体表也是看不到的。

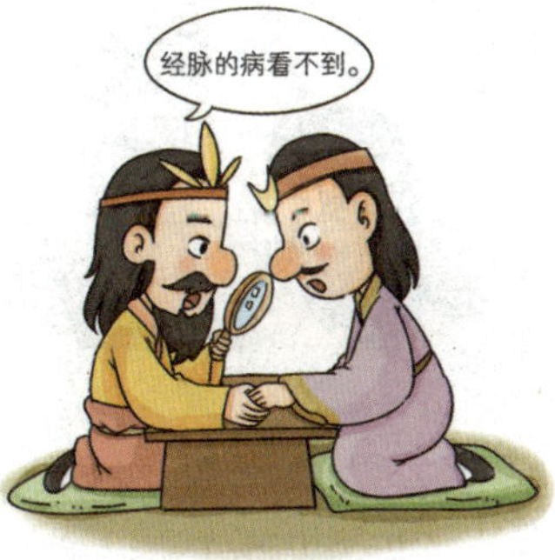

其虚实的变化情况只能从气口部位的脉象变化来测知。

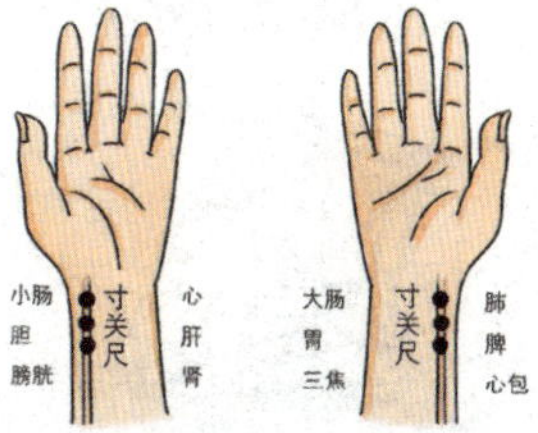

而在体表可以看到的那些经络的病变，其实都是络脉的病变。

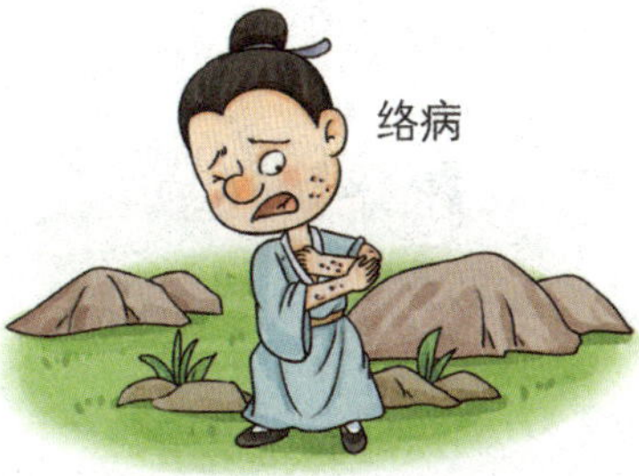

【原文】

雷公曰：细子无以明其然也。

黄帝曰：诸络脉皆不能经大节之间，必行绝道而出，入复合于皮中，其会皆见于外。故诸刺络脉者，必刺其结上。甚血者虽无结，急取之以泻其邪而出其血，留之发为痹也。凡诊络脉，脉色青则寒且痛，赤则有热。

雷公说：我还是不明白其中的道理。

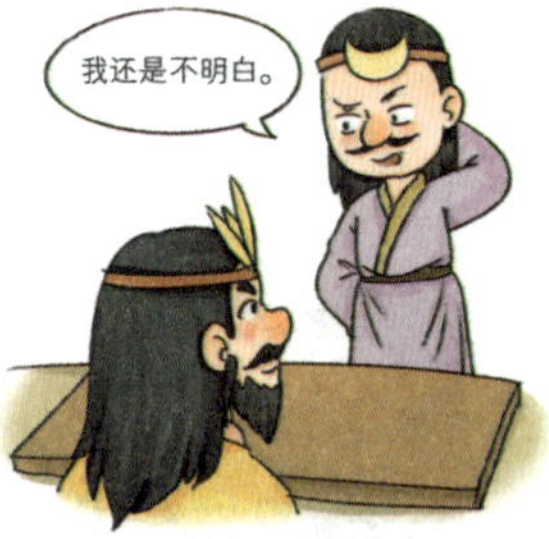

黄帝说：任何络脉都不能通过大关节所在的部位，因此在走行到大关节的部位时，就会经过经脉所不到的地方。

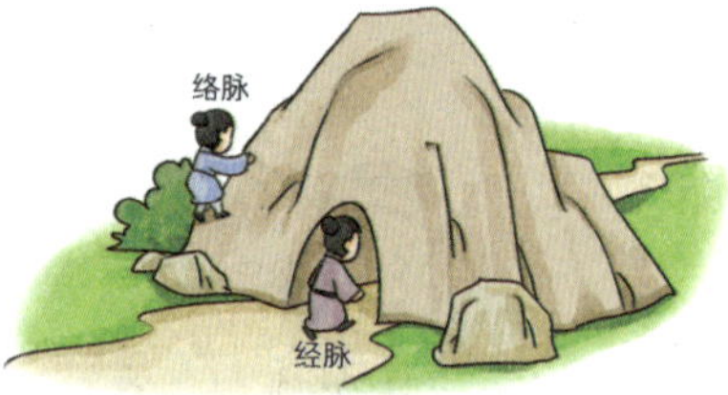

出于皮表，越过大关节后，再入里而与经脉会合于皮中，此外，它们相合的部位还都会在皮表部显现出来。

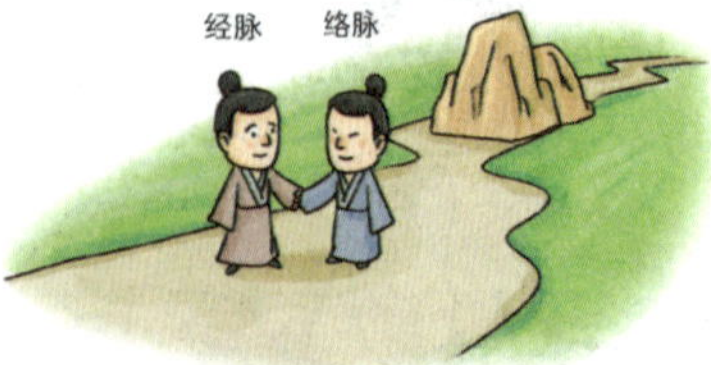

因此，凡是针刺络脉的病变，都必须刺中其有瘀血结聚的地方，才能取得良好的疗效。

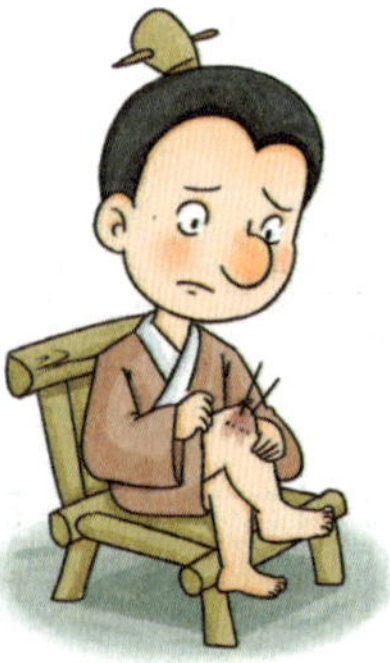

而对于血气郁积的病证，虽然它还没有出现瘀血结聚的现象，但也应该尽快采用刺络的方法去进行治疗。

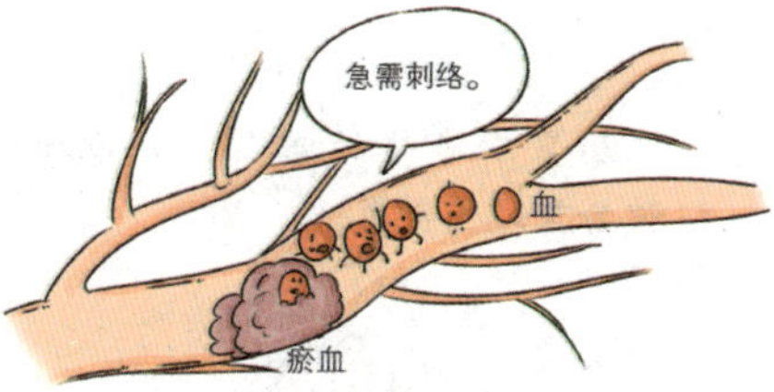

以泻除其病邪而放出其恶血，如果把恶血留在体内，就会导致血络凝滞、闭塞不通的痹证。

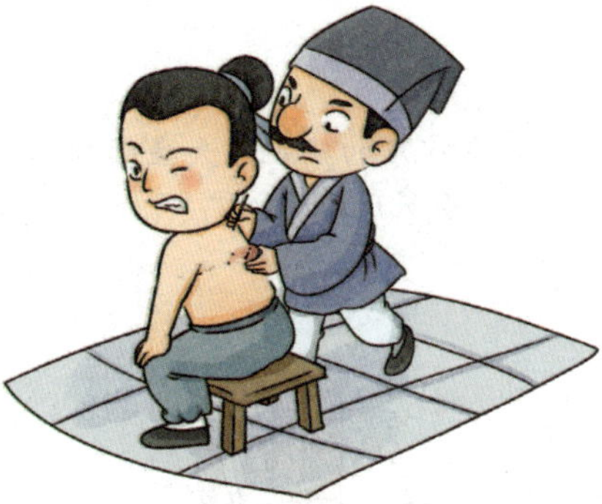

在诊察络脉病变的时候，如果络脉所在的部位呈现青色，就表明属于寒邪凝滞于内，气血不通而痛的病证。

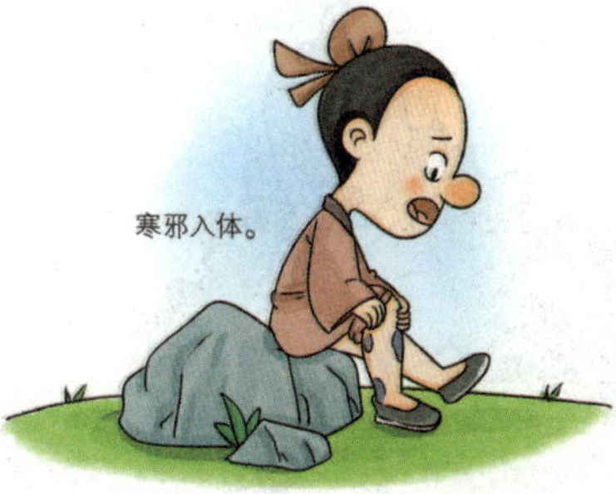

如果络脉所在的部位呈现红色，就表明属于体内有热的病证。

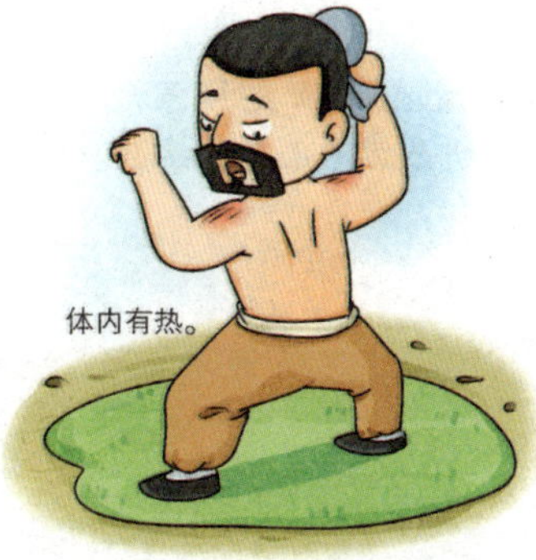

【原文】

胃中寒，手鱼之络多青矣；胃中有热，鱼际络赤。其暴黑者，留久痹也；其有赤有黑有青者，寒热气也；其青短者，少气也。凡刺寒热者皆多血络。必间日而一取之，血尽而止，乃调其虚实。其小而短者，少气，甚者，泻之则闷，闷甚则仆，不得言。

胃中有寒的病人，大鱼际的络脉大多都会呈现出青色。

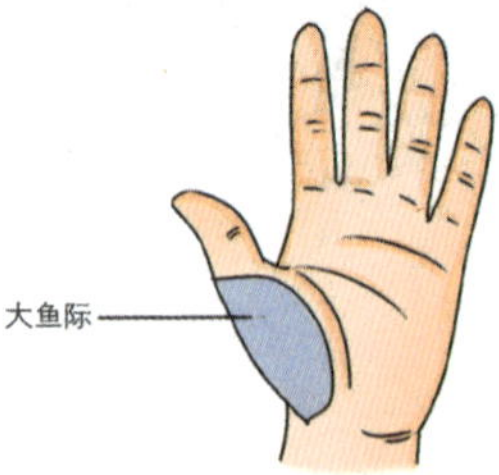

胃寒

而胃中有热的病人，大鱼际的络脉会呈现出红色。

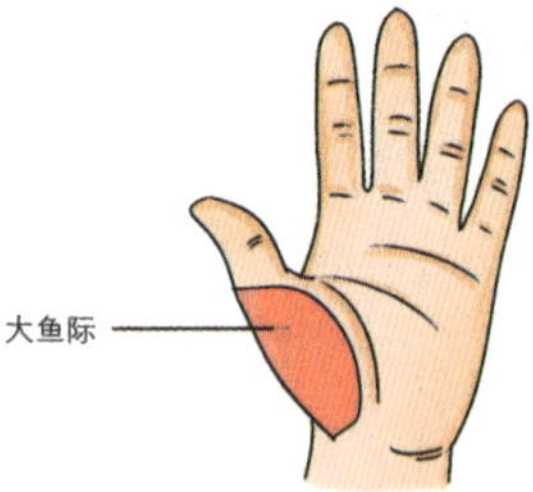

胃热

络脉所在部位突然呈现出黑色，就说明是留滞已久的痹病。

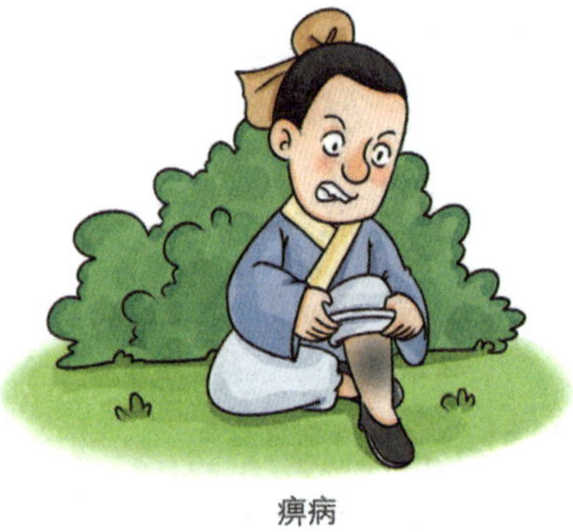
痹病

络脉所在部位的颜色时而发红，时而发黑，又时而发青，就说明是寒热相兼的病证。

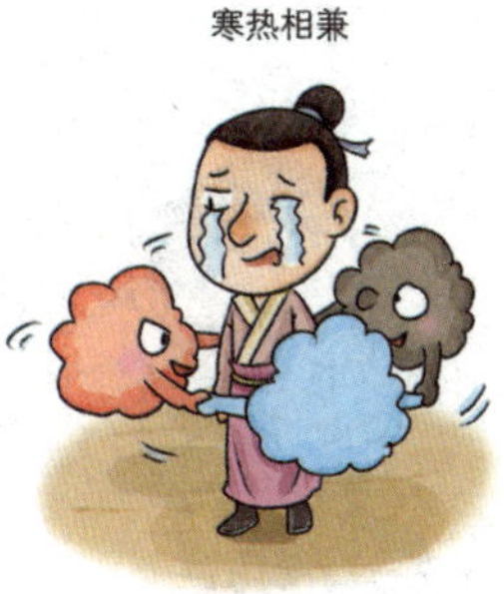

颜色发青且脉络短小，则是元气衰少的征象。

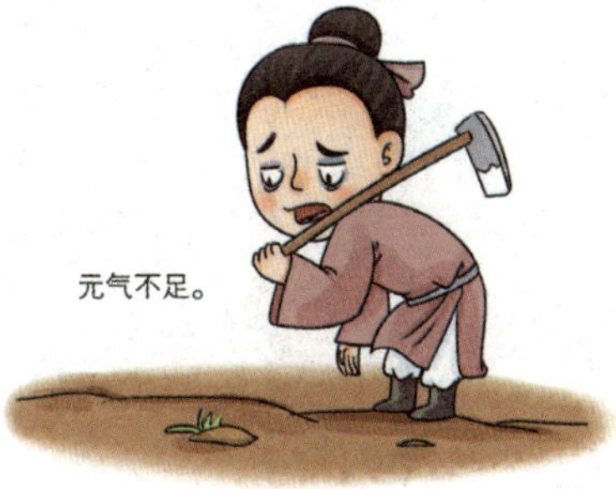

一般在针刺邪在浅表，以致寒热并作的病证时，因为病邪尚未深入于经，应该多刺浅表的血络。

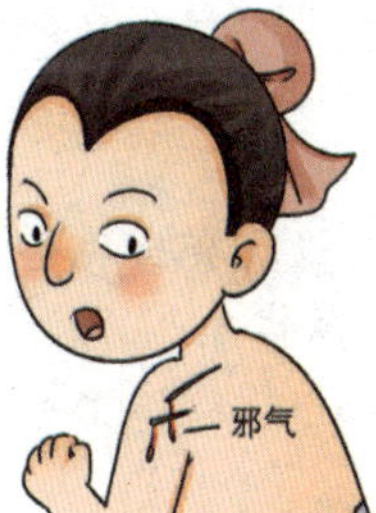

同时，还必须隔日一刺，直到把恶血完全泻尽才能停止，然后再根据病证的虚实来进行调治。

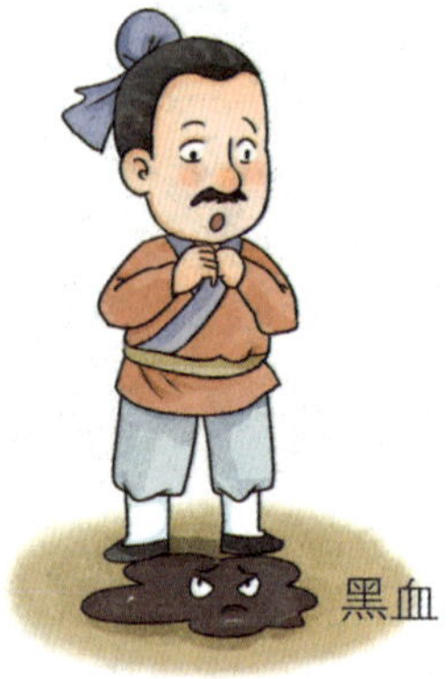

络脉色青且脉形短小的，是属于元气衰少的病证，如果对元气衰少很严重的病人使用了泻法，就会使其感到心胸烦闷。

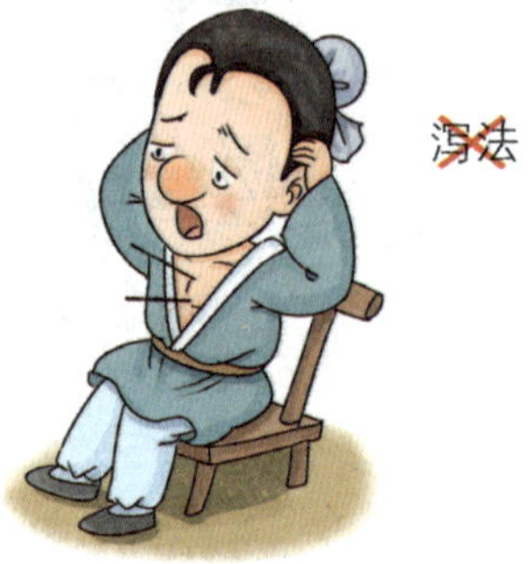

烦闷至极就会出现昏厥倒地、不能言语等症状。

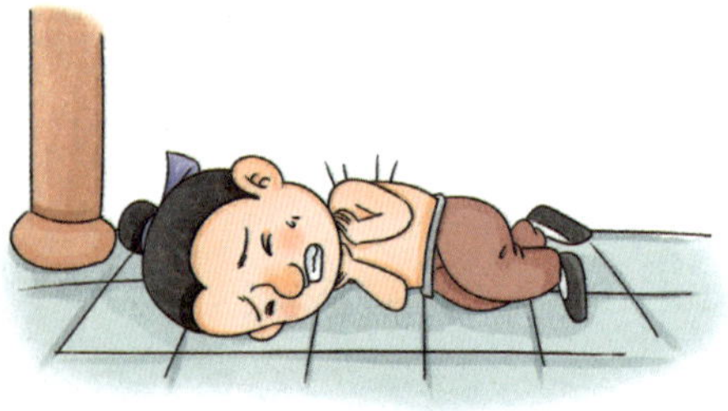

006

营气、卫气的生成与会合

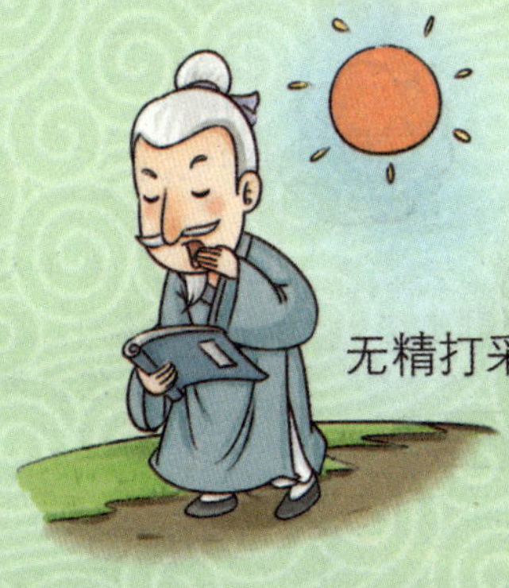

营卫之气的产生、运行及作用

【原文】

黄帝问于岐伯曰：人焉受气？阴阳焉会？何气为营？何气为卫？营安从生？卫于焉会？老壮不同气，阴阳异位，愿闻其会。

黄帝向岐伯问道：人体的精气来自何处？阴阳之气是怎样交会的？

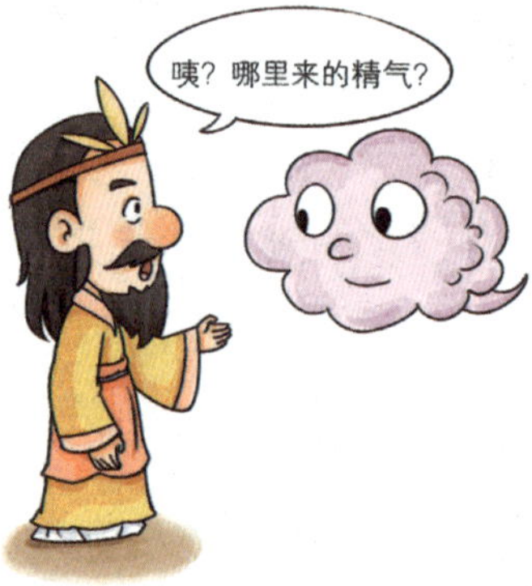

什么气叫“营”？什么气叫“卫”？“营”和“卫”是怎样生成的？二者又是怎样相会的？

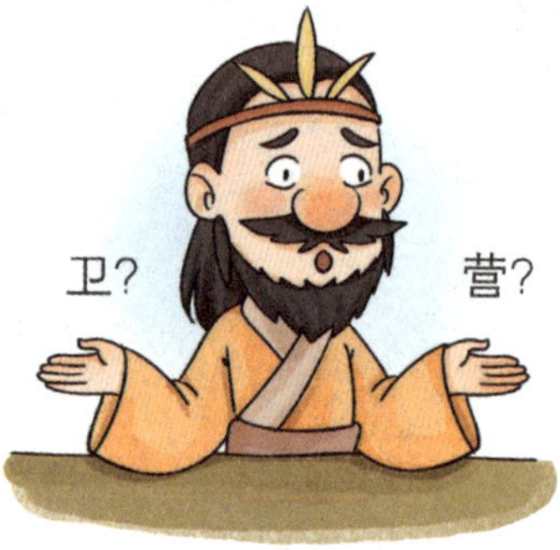

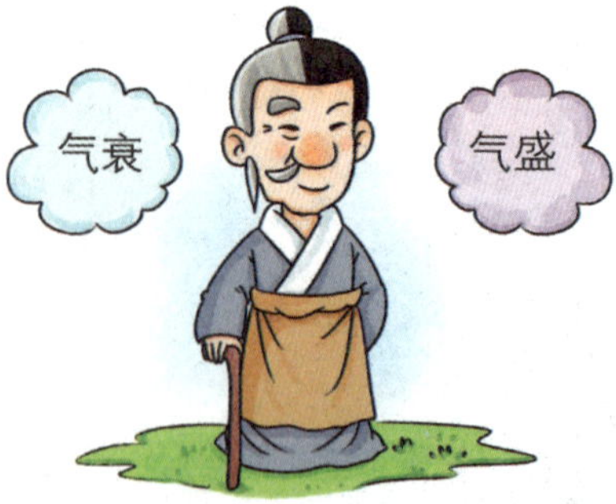

老年人与壮年人营、卫二气的盛衰不同，昼夜运行的部位也不同，我想听您讲讲它们交会的道理。

【原文】

岐伯答曰：人受气于谷。谷入于胃，以传与肺，五脏六腑，皆以受气。其清者为营，浊者为卫。营在脉中，卫在脉外。营周不休，五十而复大会。阴阳相贯，如环无端。卫气行于阴二十五度，行于阳二十五度，分为昼夜。

岐伯回答说：人体的精气，来源于饮食五谷。

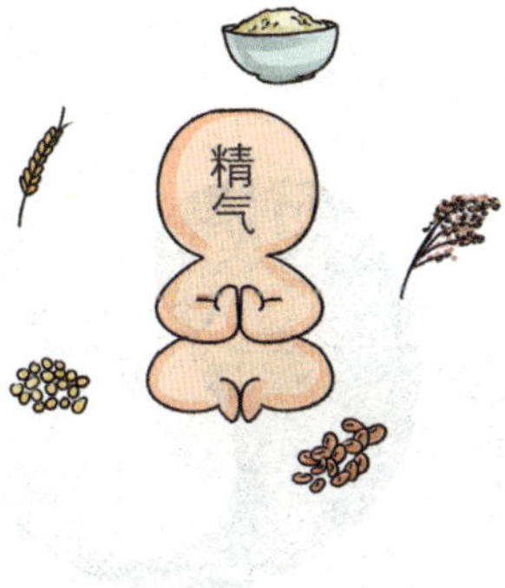

饮食入胃，经过消化，再经脾吸收其精微之气，然后向上注入肺，从而使得五脏六腑都能得到精微之气的供养。

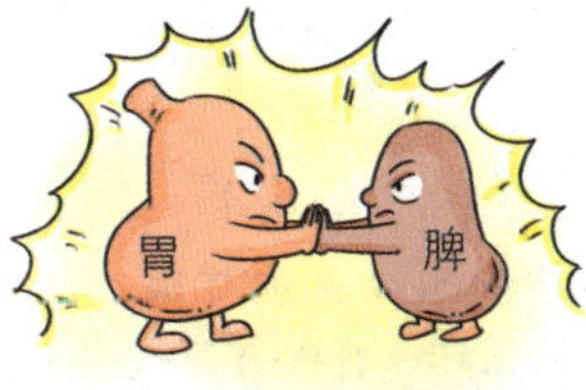

这些精气中，精粹清纯的部分叫作“营”，剽悍滑利的部分叫作“卫”。

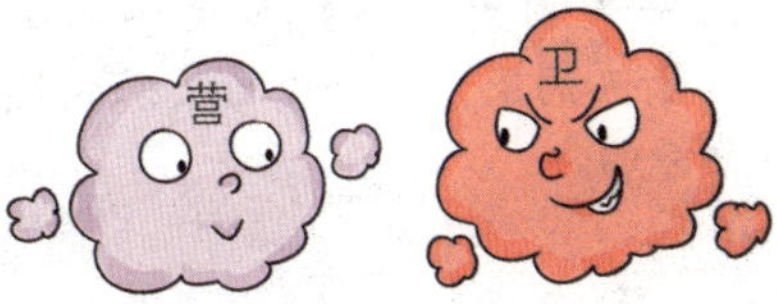

营气运行于经脉之内，卫气运行于经脉之外。

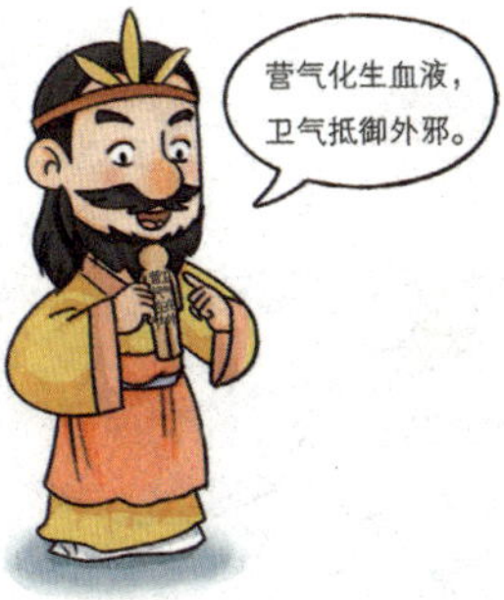

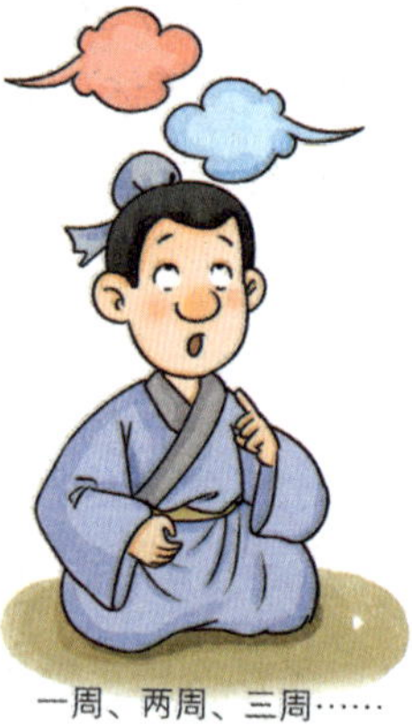

营、卫二气在人体内周身运行不止，各自运行五十周次后在手太阴交会一次。

阴分和阳分互相贯通，终而复始，就像圆环一样没有开始终止。

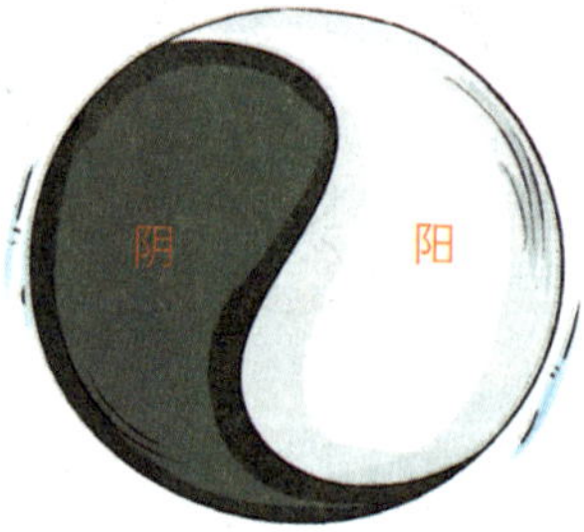

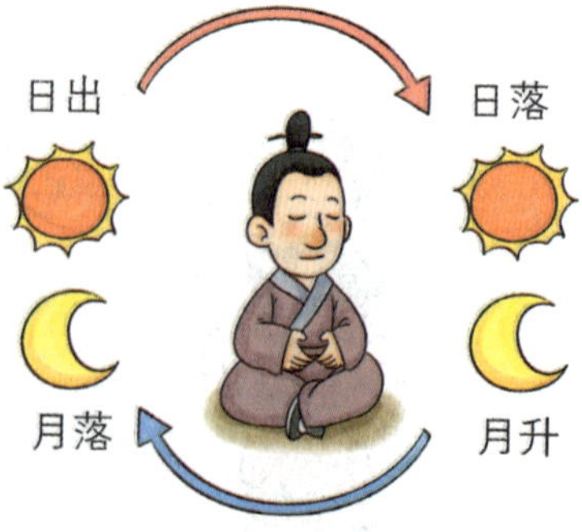

卫气夜间在人体内的阴经运行二十五周次，白天在阳经也运行二十五周次，这是以白天和黑夜来划分的。

【原文】

故曰：日中而阳陇为重阳，夜半而阴陇为重阴。故太阴主内，太阳主外。各行二十五度，分为昼夜。

因此，卫气行于阳经，当中午阳气隆盛时，称为“重阳”，到半夜阴气隆盛时，称为“重阴”。

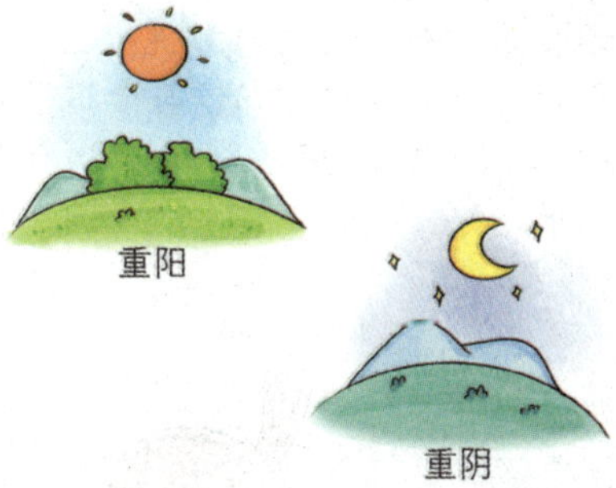

太阴主管人体内部，太阳主管人体外表。

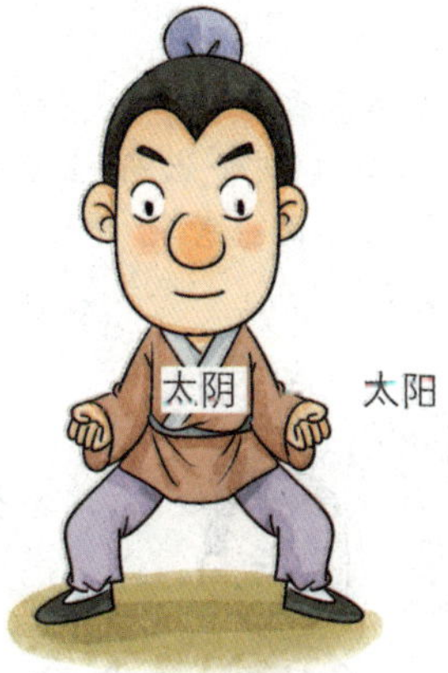

营卫在其中各运行二十五周次，都是以昼夜来划分的。

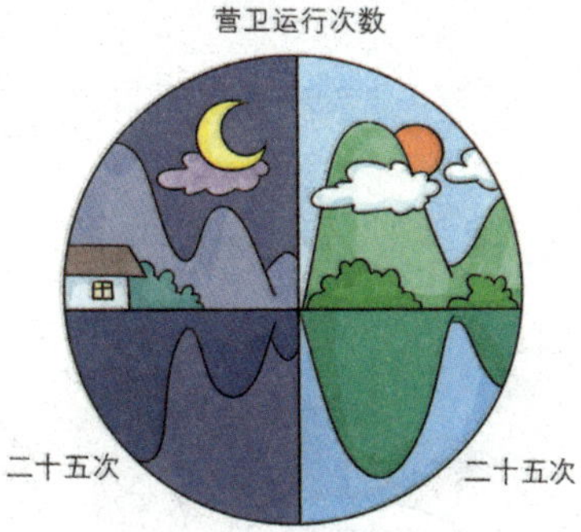

三焦的位置与功能

【原文】

黄帝曰：愿闻营卫之所行，皆何道从来？

岐伯答曰：营出于中焦，卫出于下焦。

黄帝曰：愿闻三焦之所出。

岐伯答曰：上焦出于胃上口，并咽以上，贯膈而布胸中，走腋，循太阴之分而行，还至阳明，上至舌，下足阳明。

黄帝问：我想问一下，营气与卫气的运行是从什么部位发出来的？岐伯回答说：营气出于中焦，卫气出于下焦。

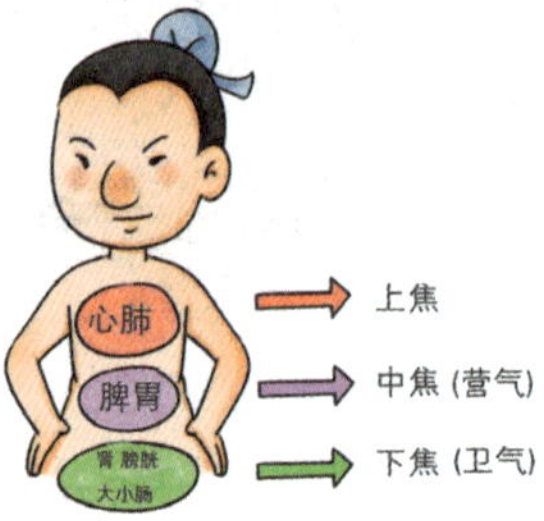

黄帝说：我想听一下三焦之气的发出部位。岐伯回答说：上焦之气出自胃的上口贲门，与食道并行向上至咽喉，贯穿膈膜而分布于胸中。

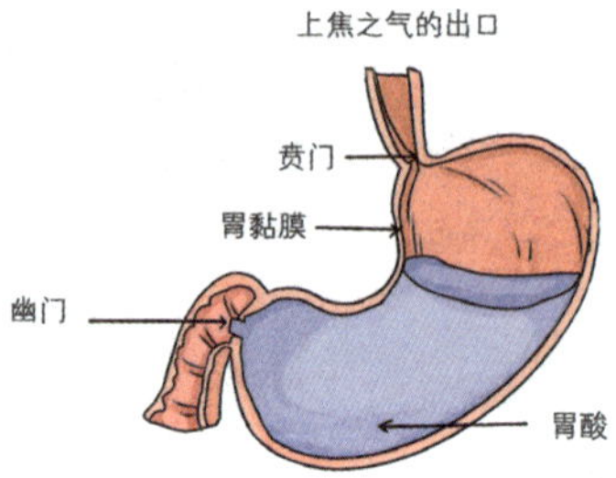

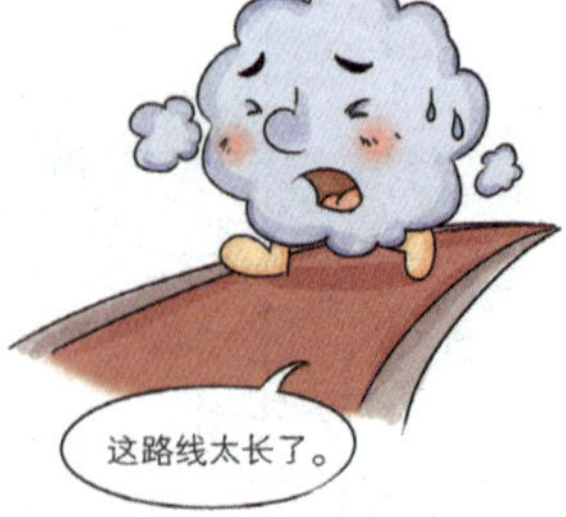

再横向走至腋下，沿着手太阴经的路线循行，返回到手阳明经，向上到舌，向下会合于足阳明经，沿着足阳明经走行。

【原文】

黄帝曰：人有热，饮食下胃，其气未定，汗则出，或出于面，或出于背，或出于身半，其不循卫气之道何也？

岐伯曰：此外伤于风，内开腠理，毛蒸理泄，卫气走之，固不得循其道。此气慓悍滑疾，见开而出，故不得循其道，故命曰漏泄。

黄帝问：人在有内热时，饮食刚刚入胃，还没有化成精微之气的时候，就已经出汗，有出于面部的，有出于背部的，有出于半身的，这是为什么呢？

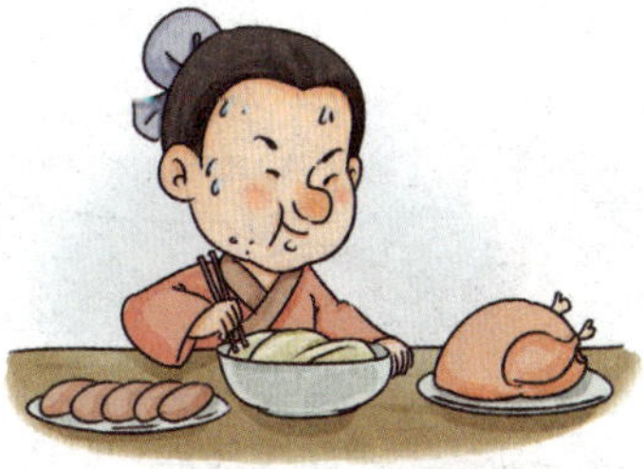

岐伯说：这是由于外表受了风邪的侵袭，以致腠理舒张开疏，皮毛为风热所蒸，腠理疏泄，卫气运行到体表疏松的部位，就不能沿着常规路线而运行了。

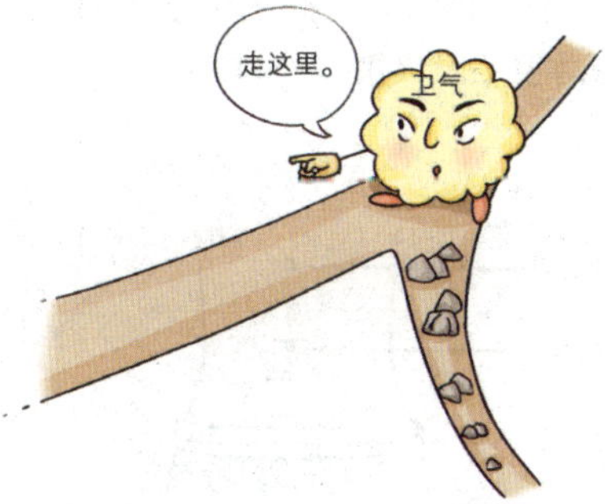

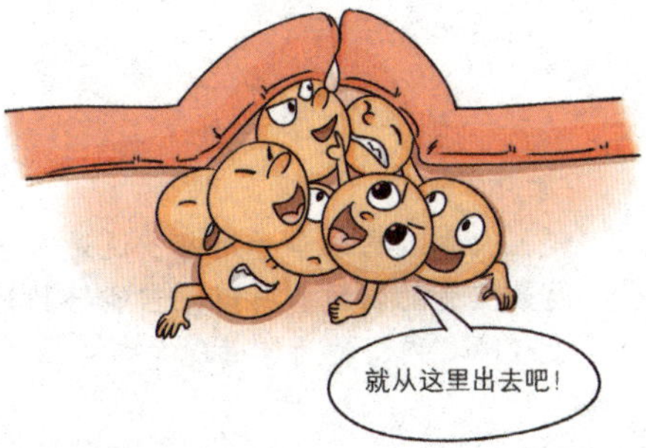

卫气的本性是剽悍滑疾的，见到何处疏张开来，就会从何处流泄出来，所以不一定按照卫气循行的正常路线而出，这种出汗过多的情况，名叫“漏泄”。

热饮食后为什么出汗

【原文】

黄帝曰：愿闻中焦之所出。

岐伯答曰：中焦亦并胃中，出上焦之后。此所受气者，泌糟粕，蒸津液，化其精微，上注于肺脉，乃化而为血。以奉生身，莫贵于此。故独得行于经隧，命曰营气。

黄帝说：我想再听您讲讲中焦的出处。岐伯回答说：中焦之气也是发自于胃，在上焦之气发出部位的下方，也就是胃的中脘部。

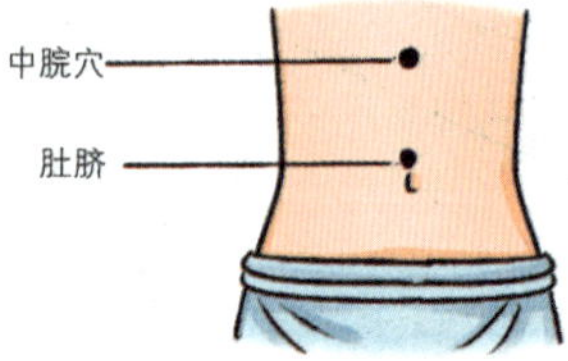

中脘穴在胃的中部，是治胃的重要穴位。

这个部位的功能是吸收精气，通过排泌糟粕、蒸腾津液，而化生精微，然后向上注于肺脉，再化为血液。

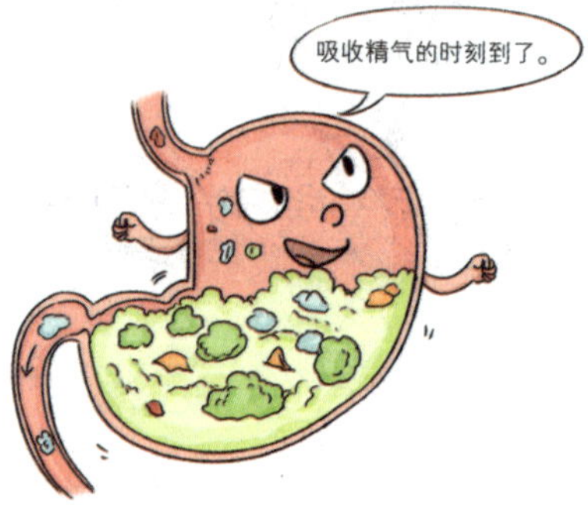

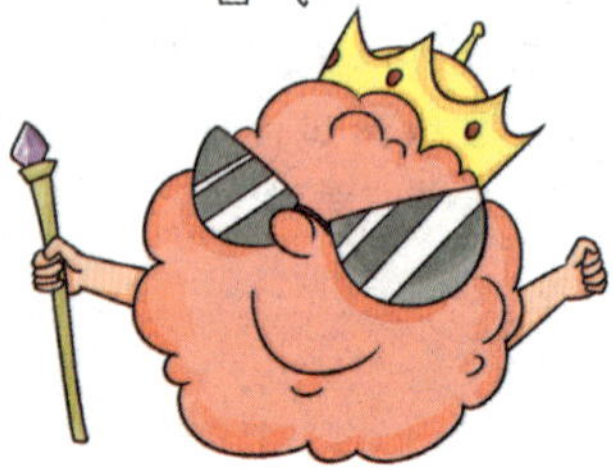

人体以它来奉养周身，这是人体内最宝贵的物质。所以，它能够独行于经脉之内，称为“营气”。

【原文】

黄帝曰：夫血之与气，异名同类，何谓也？

岐伯答曰：营卫者，精气也；血者，神气也。故夺血者无汗，夺汗者无血。

黄帝问：血与气，名称虽然不同但事实上是同类的物质，这是什么道理呢？

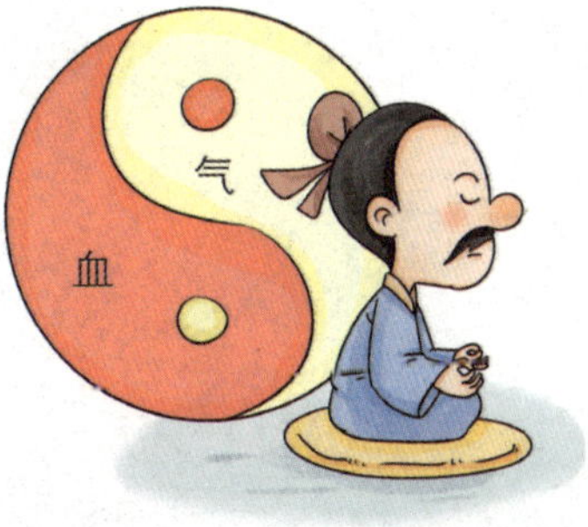

岐伯回答说：营和卫，都属于水谷化成的精气；而血是精气所化生的最宝贵的物质，因此称作“神气”。

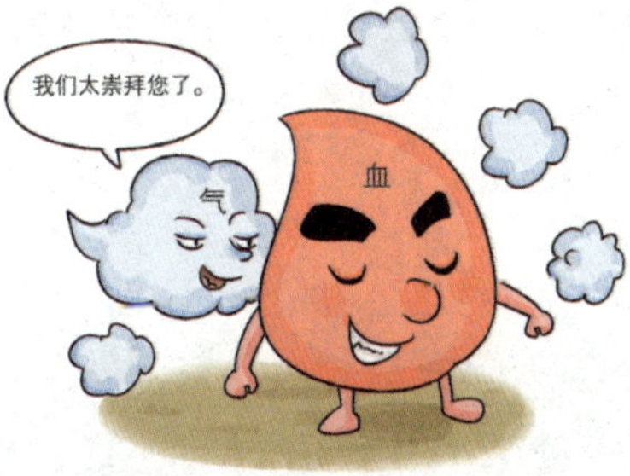

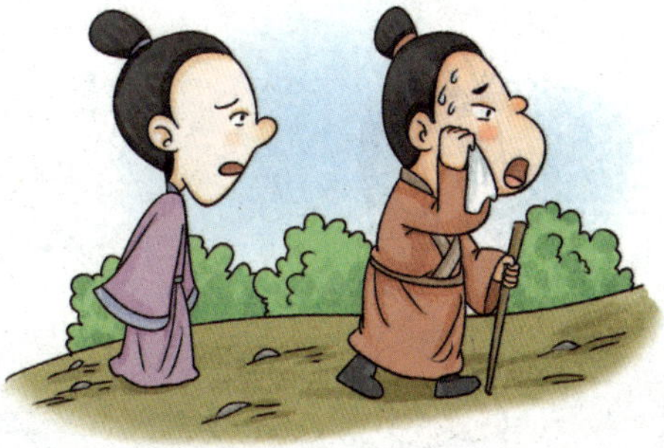

凡失血过多的人，其汗也少，就不能再采用发汗的治疗方法了；出汗过多的人，其血也少，就不能使用放血的治疗方法了。

007

『顺』为最高的原则

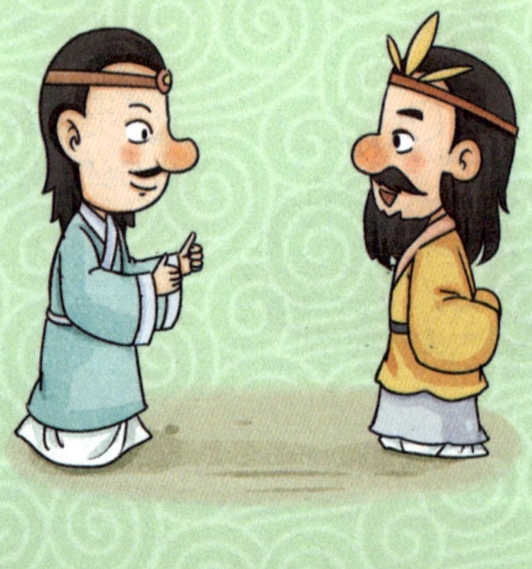

顺应之道的意义和做法

【原文】

黄帝曰：余闻先师，有所心藏，弗著于方。余愿闻而藏之，则而行之。上以治民，下以治身，使百姓无病。上下和亲，德泽下流。子孙无忧，传于后世。无有终时，可得闻乎？

黄帝说：我听说先师有许多宝贵的心得，但没有在著作中记载下来。

心得呢?

我希望听听这些心得并牢记于心，以作为准则执行，从大的方面讲，可以用来治理天下百姓。

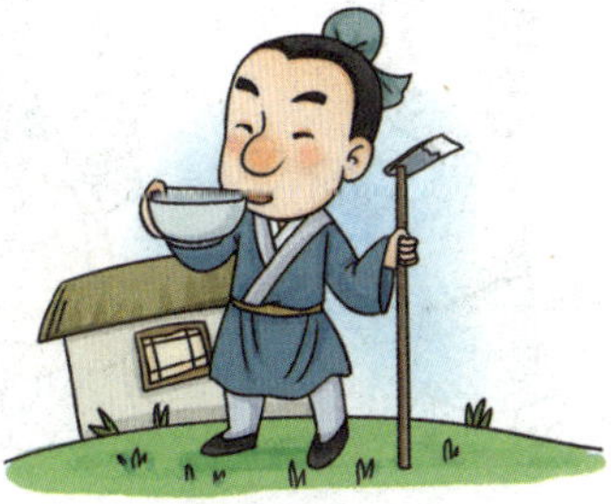

从小的方面讲，可以保养自己的身体，使百姓不为疾病所困。上下和睦亲善，恩德教泽向下流传。

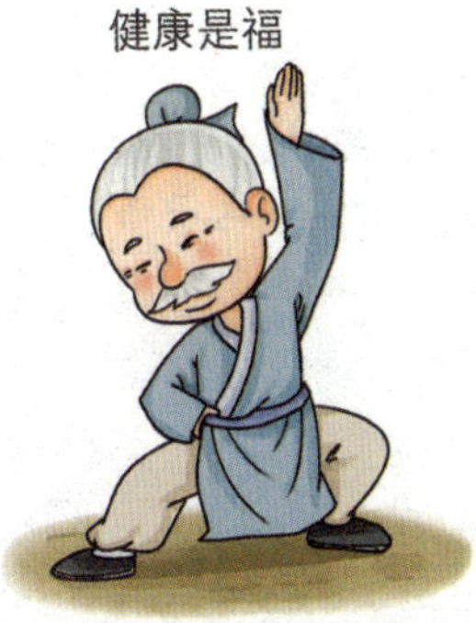
健康是福

让子子孙孙不为疾病所忧虑，并让这些经验传于后世，永远没有终止。所有这些，您可以为我讲述吗？

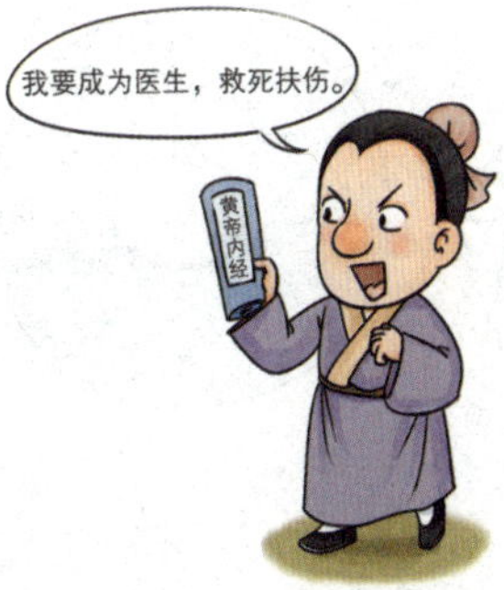
我要成为医生，救死扶伤。
黄帝内经

【原文】

岐伯曰：远乎哉问也。夫治民与自治，治彼与治此，治小与治大，治国与治家，未有逆而能治之也，夫惟顺而已矣。顺者，非独阴阳脉，论气之逆顺也，百姓人民皆欲顺其志也。

岐伯说：您问得真深远啊！不论治民还是治身，治彼还是治此，治小还是治大，治国还是治家。

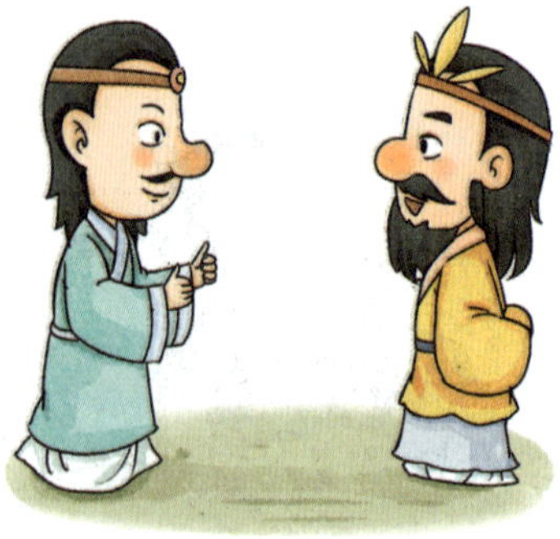

从来没有用逆行倒施的方法能治理好的，只有顺应自然规律才行得通。

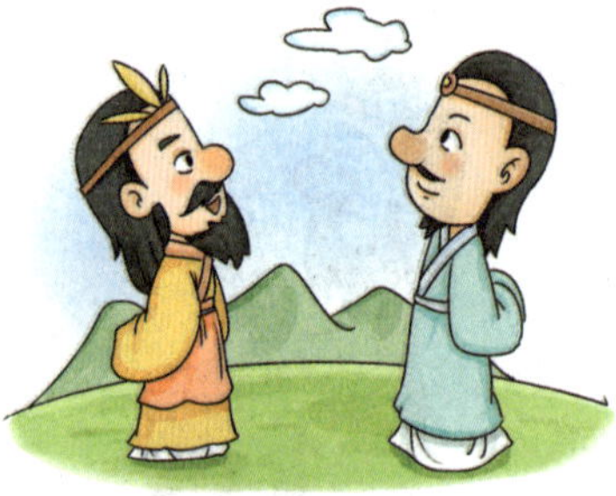

顺应天道

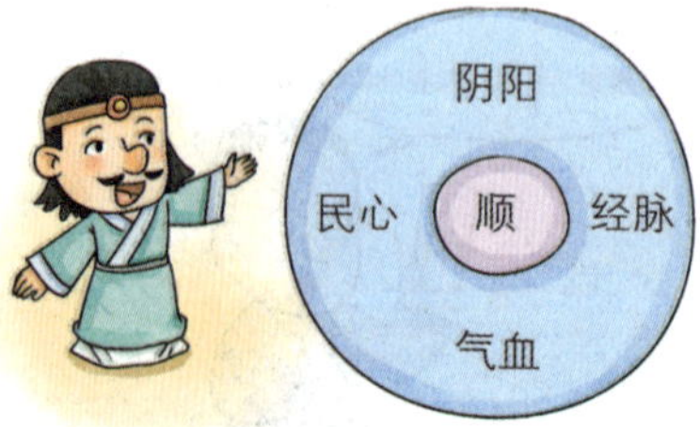

所谓“顺”，不仅仅是指医学上阴阳、经脉、气血的逆顺，还包括对待百姓时，也要顺应他们的民心意愿。

【原文】

黄帝曰：顺之奈何？

岐伯曰：入国问俗，入家问讳，上堂问礼，临病人问所便。

黄帝问：怎样才能做到顺呢？岐伯说：到达一个国家之后，先要问明白当地的风俗习惯。

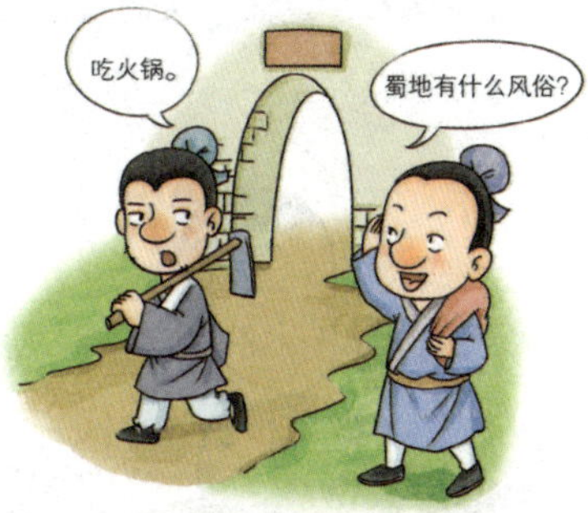
吃火锅。
蜀地有什么风俗？

进入人家时，先要问清楚他家有什么样的忌讳。

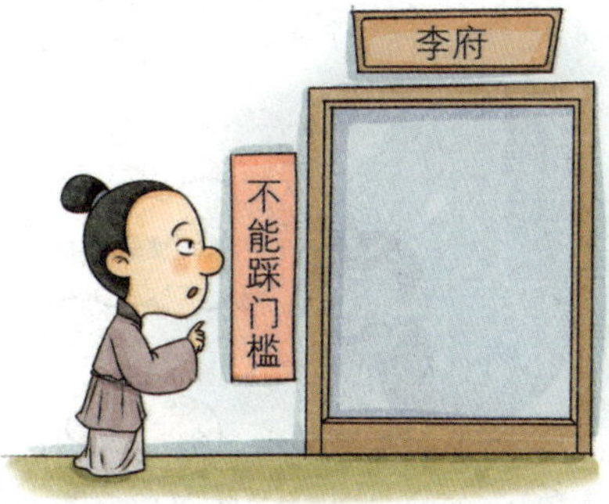
李府
不能踩门槛

进入客房内室时，更要问明人家的礼节。

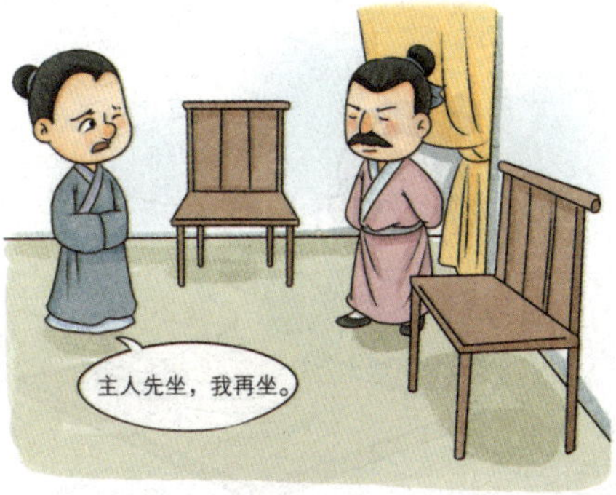
主人先坐，我再坐。

医生临证施治时，也要询问病人怎样才觉得舒适。

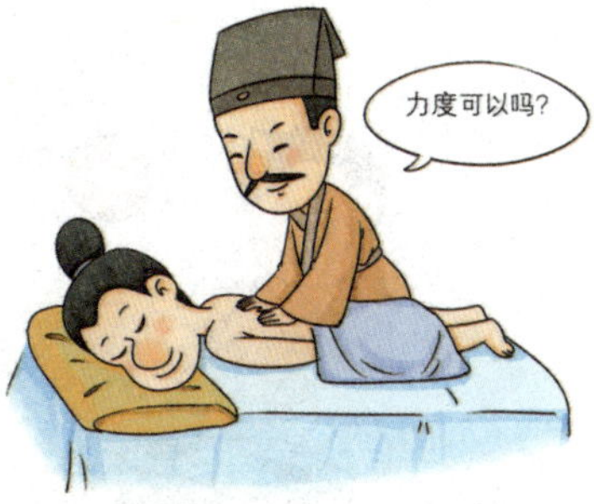

【原文】

黄帝曰：便病人奈何？

岐伯曰：夫中热消瘅则便寒，寒中之属则便热。胃中热则消谷，令人悬心，善饥。脐以上皮热，肠中热，则出黄如糜。脐以下皮寒，肠中寒，则肠鸣飧泄。胃中寒，肠中热，则胀而且泄。胃中热，肠中寒，则疾饥，小腹痛胀。

黄帝问：要想使病人觉得舒适，应当怎样做呢？

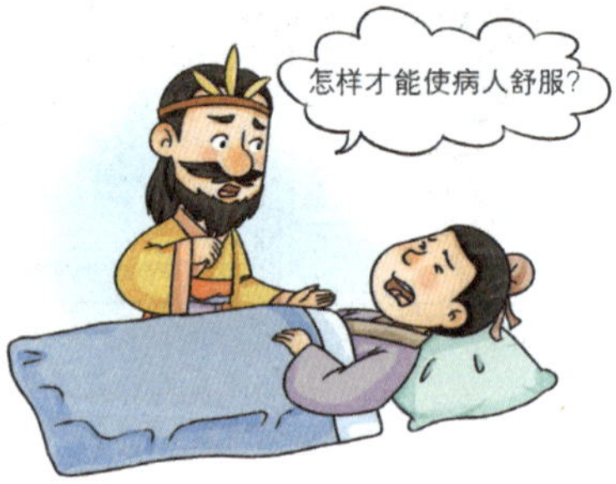
怎样才能使病人舒服？

岐伯说：由于内热而导致多食易饥的消渴病人，适宜于寒的治法。

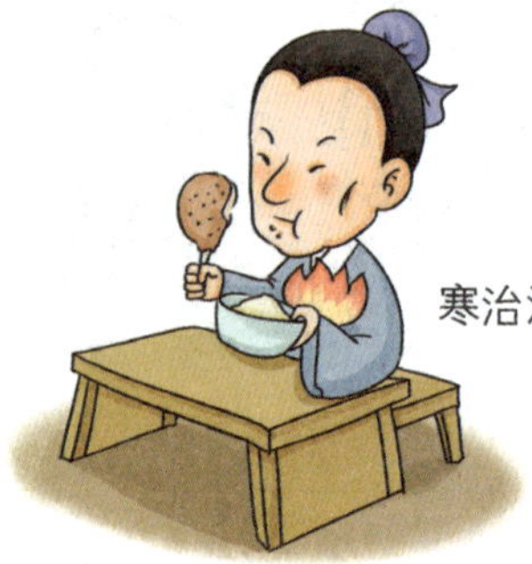
寒治法

属于寒邪内侵一类的病证，就适宜于热的治法。

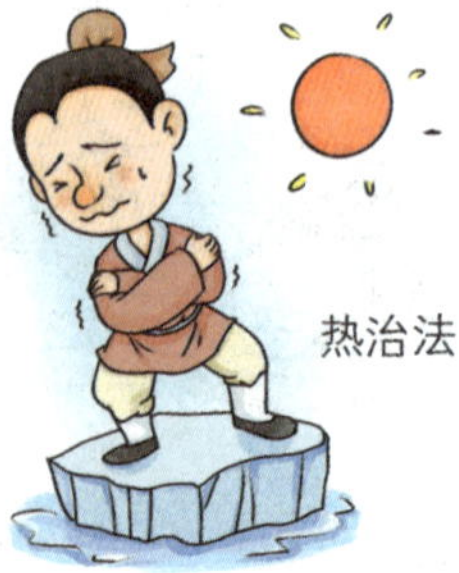
热治法

胃里有热邪，就会很快地消化谷物，使人心似悬挂，总有饥饿感。

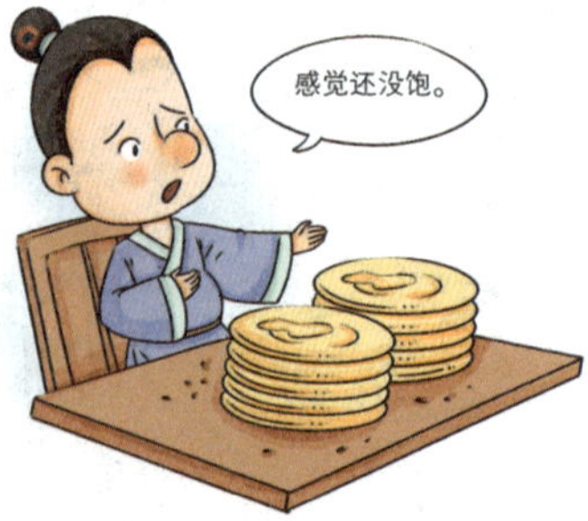
感觉还没饱。

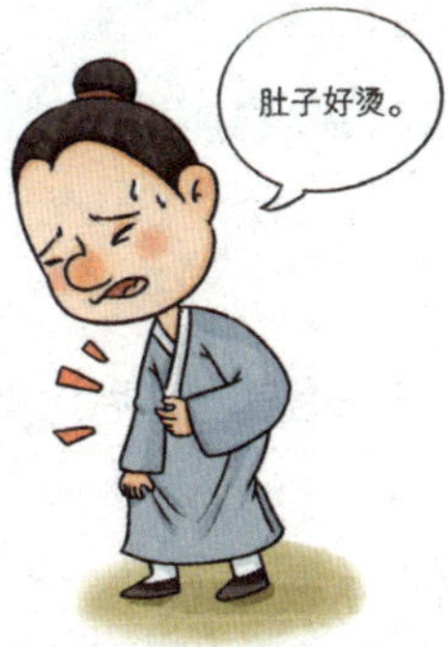

脐以上的皮肤有热感，说明肠中有热邪，就会排出像稀粥一样的粪便。

脐以下的皮肤感觉寒冷，就表明肠中有寒气，会产生肠鸣腹泻的症状。

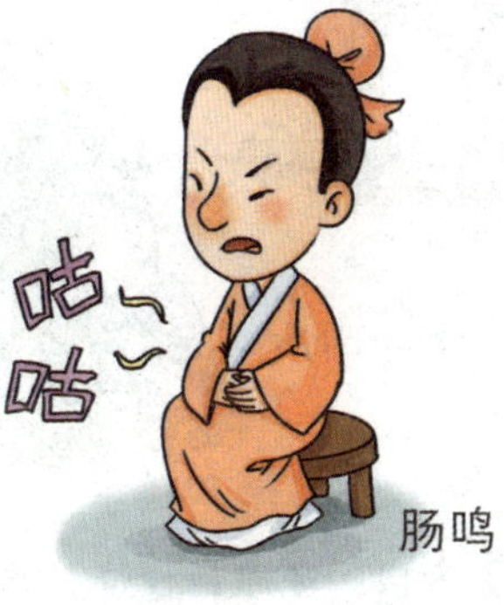

如果胃中有寒气，肠中有热邪，就会导致腹胀腹泻。

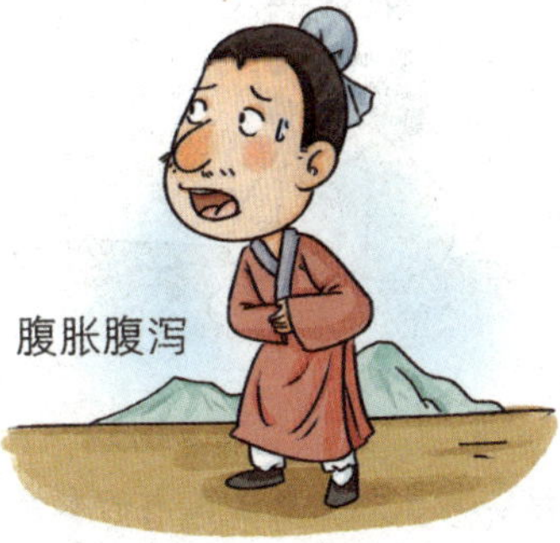

胃中有热邪，肠中有寒气，就会容易饥饿，并引发小腹胀痛。

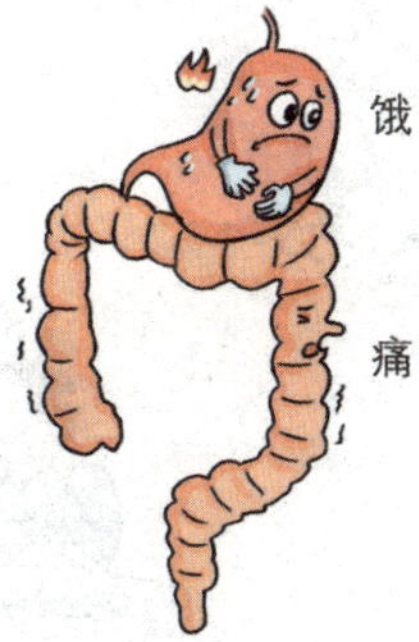

顺应自然规律治疗疾病

【原文】

黄帝曰：治之奈何？

岐伯曰：春夏先治其标，后治其本；秋冬先治其本，后治其标。

黄帝曰：便其相逆者奈何？

岐伯曰：便此者，食饮衣服，亦欲适寒温。寒无凄怆，暑无出汗。食饮者，热无灼灼，寒无沧沧，寒温中适。故气将持。乃不致邪僻也。

黄帝问：应当怎样治疗呢？

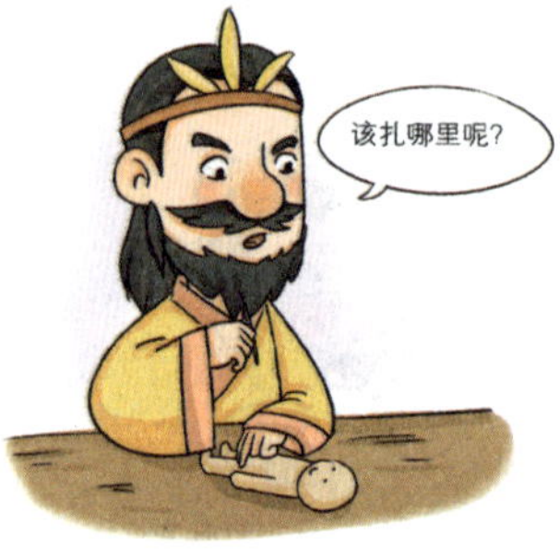
该扎哪里呢？

岐伯说：春夏季节，应先治在外的标病，后治在内的本病。

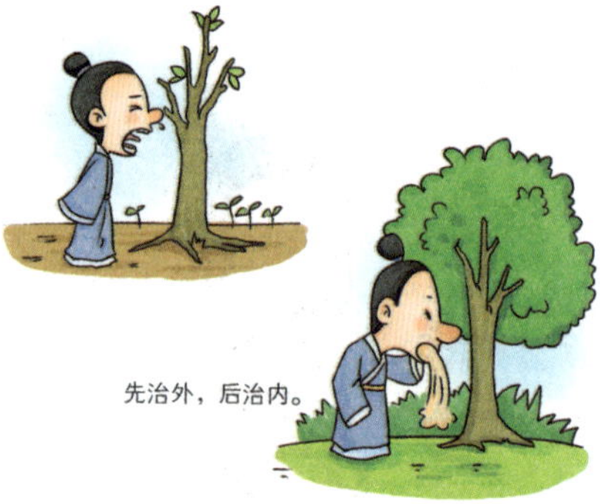
先治外，后治内。

秋冬季节，应先治在内的本病，后治在外的标病。

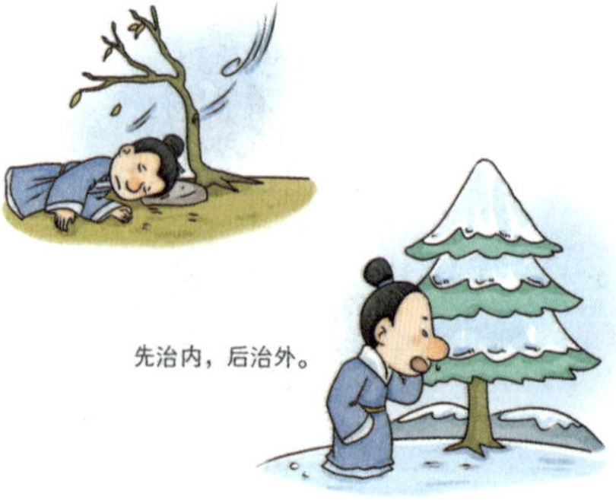
先治内，后治外。

黄帝问：对那种性情与病情相矛盾的病人，应当怎样从病人的喜好来适应其病情呢？

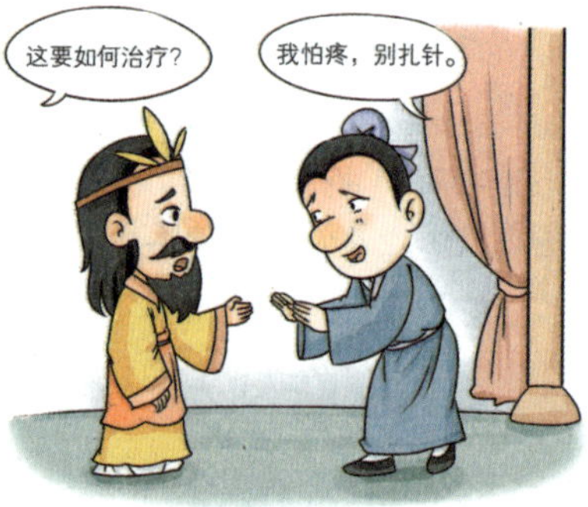
这要如何治疗？
我怕疼，别扎针。

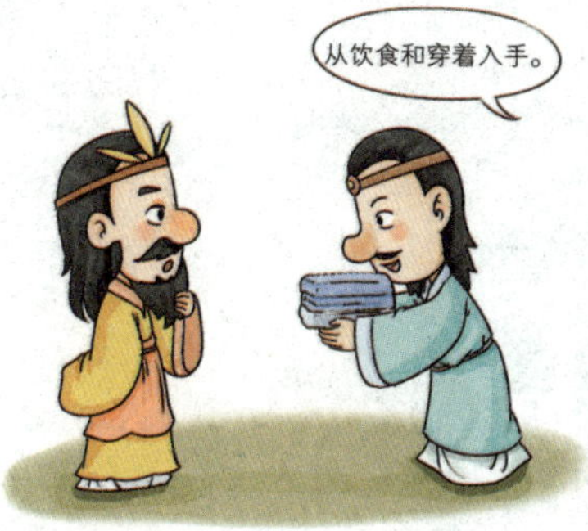

岐伯说：对于这样的病人，在日常的饮食穿着上，应注意使他寒温适中。

天冷时，要加厚衣服，不要使他受冻发抖；天热时，要减少衣服，不要使他发热出汗。

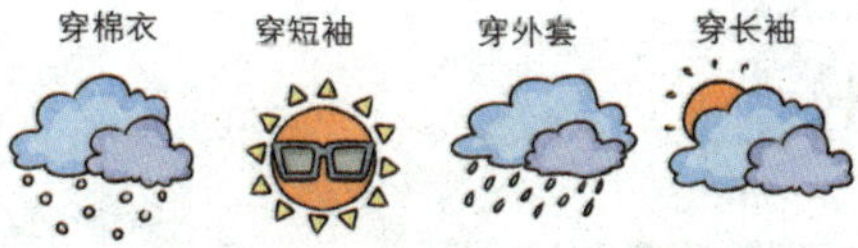

在饮食方面，不要让他吃过热或过凉的食物，寒温要适中。

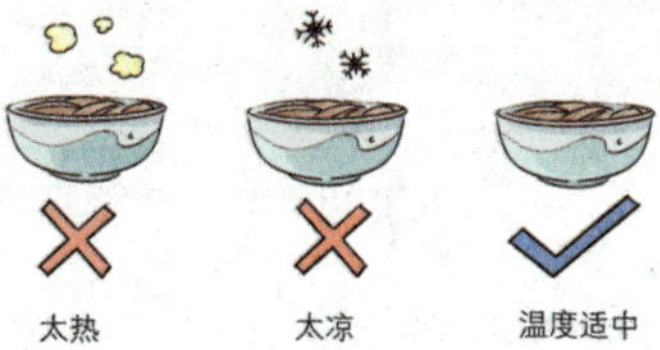

这样真气就能内守，邪气也就无法侵入人体而致病了。

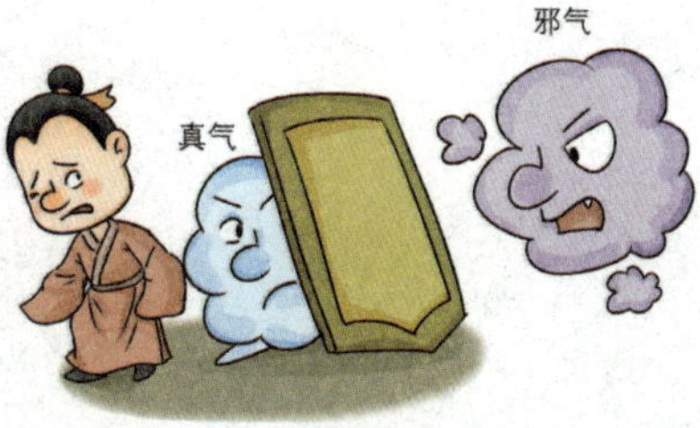

008

不同体型的针刺标准

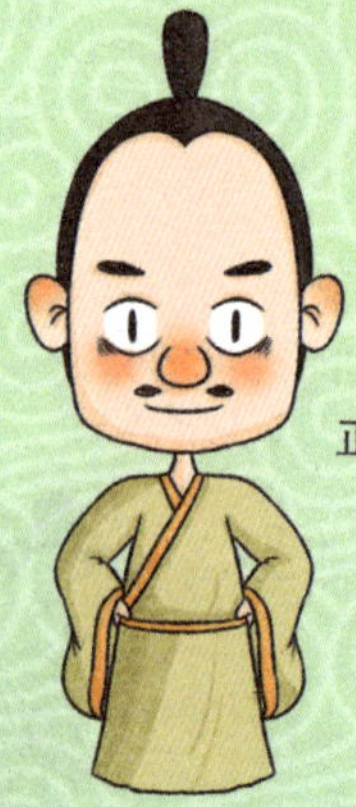

正常针灸

针刺的基本理论

【原文】

黄帝问于岐伯曰：余闻针道于夫子，众多毕悉矣。夫子之道，应若失而据，未有坚然者也。

岐伯曰：圣人之为道者，上合于天，下合于地，中合于人事。必有明法，以起度数、法式检押，乃后可传焉。故匠人不能释尺寸而意短长，废绳墨而起平水也；工人不能置规而为圆，去矩而为方。

黄帝问岐伯：我听夫子讲了这么多针刺，已经知道很多针道的规律。

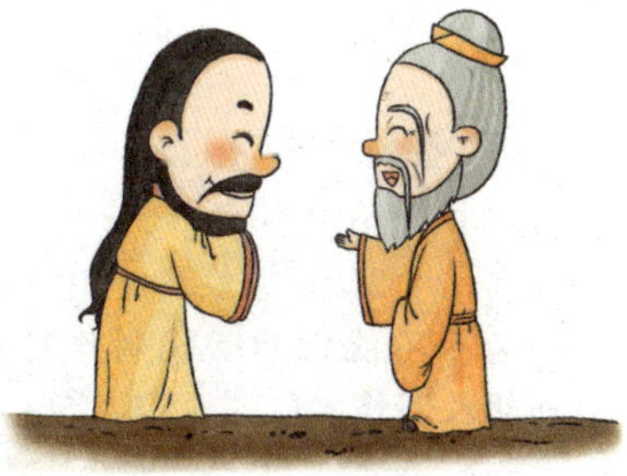

按照您所说的这些理论为病人治疗时，常常手到病除，从没有解决不掉的顽固疾病。

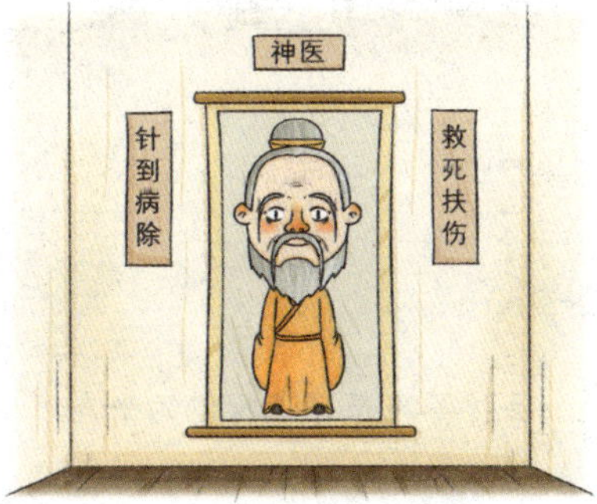

岐伯说：圣人对万事万物的认识，上符合于天文规律。

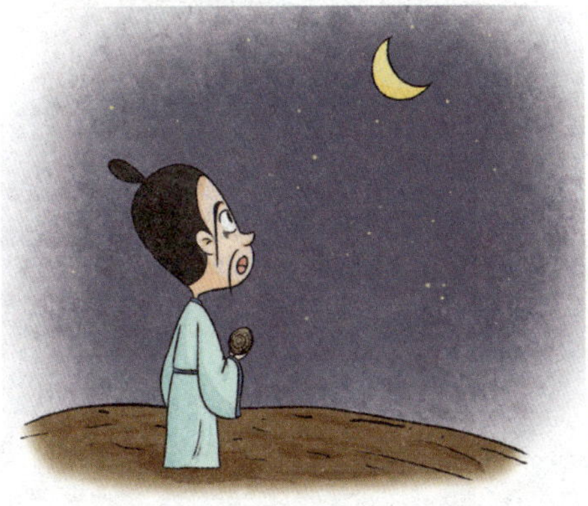

下符合于地理自然，中符合于社会人事的变化。

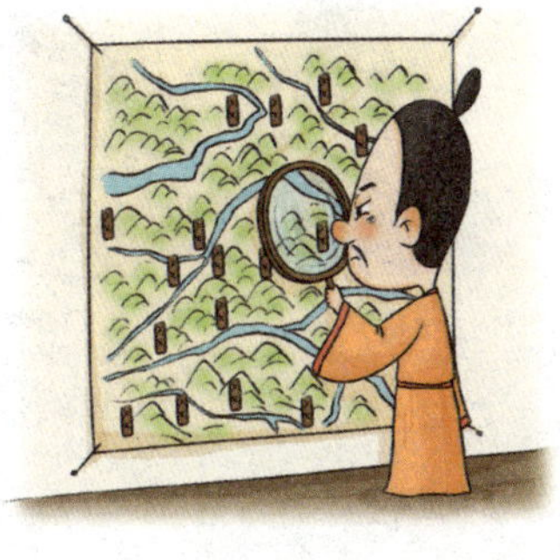

并且一定要有明确的法则和规矩，这样才能流传后世。

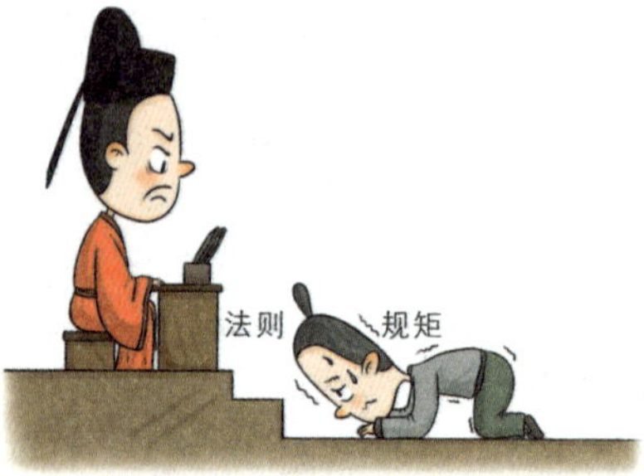

就好像匠人不能丢掉尺寸而妄自揣测物体的长短。

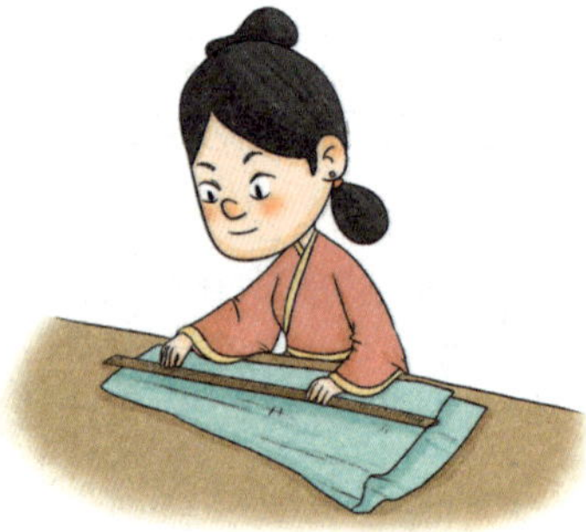

丢掉墨绳而寻求物体的平直。

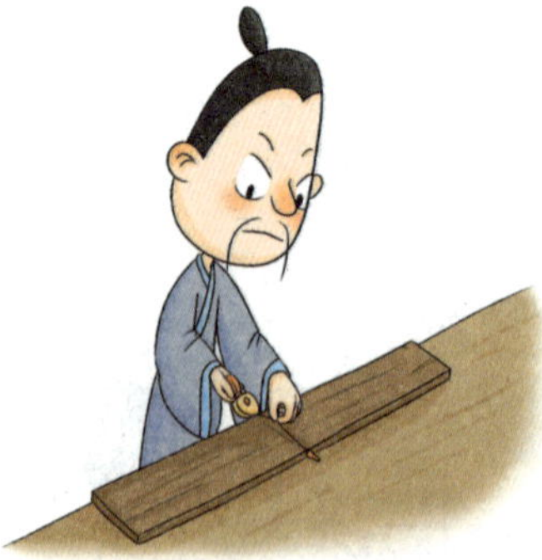

工人不能抛开圆规制作圆形，放弃矩尺制作方形。

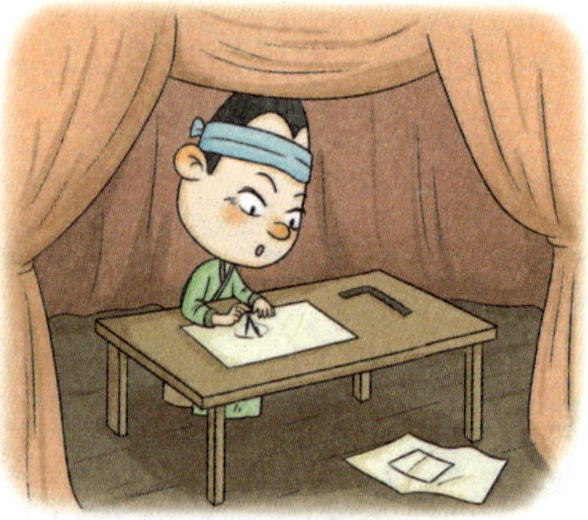

【原文】

黄帝曰：愿闻自然奈何？

岐伯曰：临深决水，不用功力，而水可竭也；循掘决冲，而经可通也。此言气之滑涩，血之清浊，行之逆顺也。

黄帝说：我想听听该如何适应事物的自然特性。

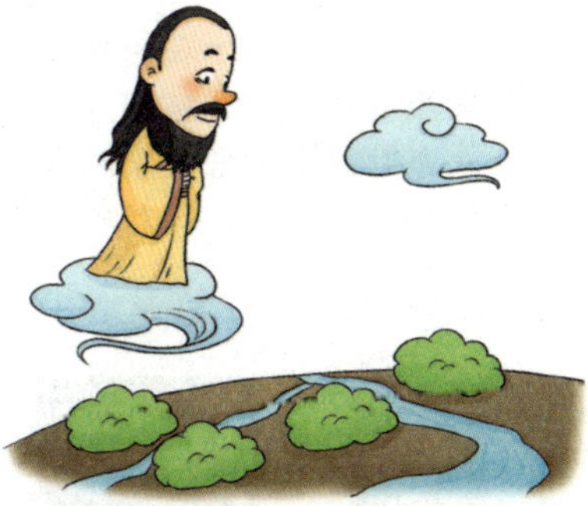

岐伯说：在河水决堤处放水，不用费太多工夫，就可以把水放完；循着地下通道开通水道，水很容易就畅通无阻。

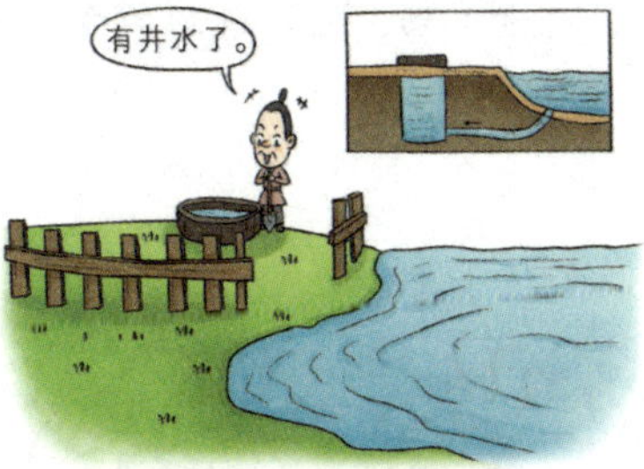

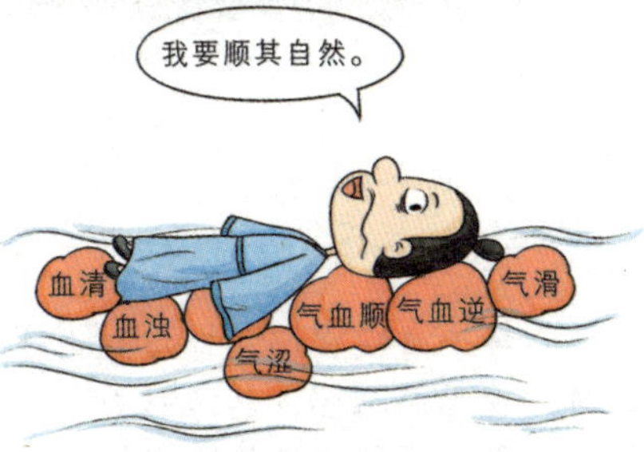

这是说人身上的气滑涩不同，血的清浊不同，经脉气血的运行有逆有顺。在治病时应该根据不同的疾病顺势治疗。

针刺的不同方法

【原文】

黄帝曰：愿闻人之白黑肥瘦少长，各有数乎？

岐伯曰：年质壮大，血气充盈，肤革坚固，因加以邪。刺此者，深而留之，此肥人也。广肩腋项，肉薄厚皮而黑色，唇临临然，其血黑以浊，其气涩以迟。刺此者，深而留之，多益其数也。

黄帝说：人有胖有瘦，有黑有白，有老有幼，他们针刺的方法有何不同？

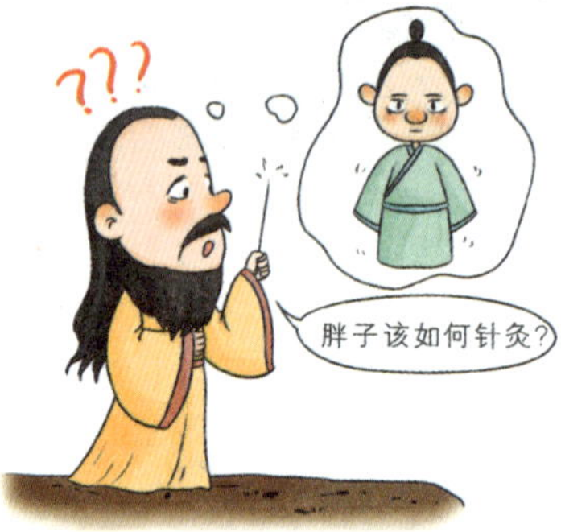

岐伯说：身强体壮的壮年人，血气充足旺盛，皮肤坚固厚实，在感受病邪时，应该采用深刺和长时间留针的方法，这是针刺肥壮人的标准。

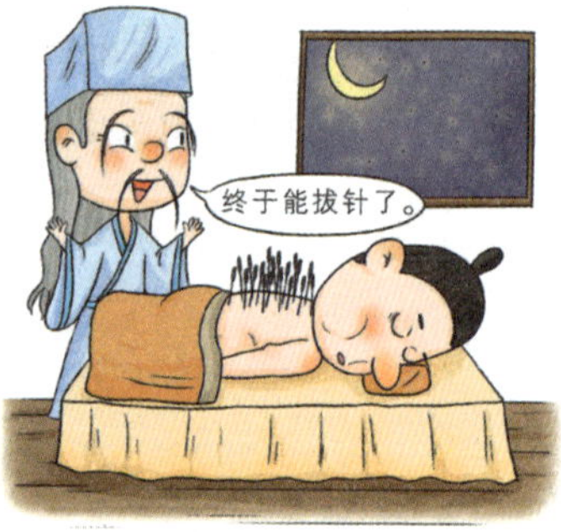

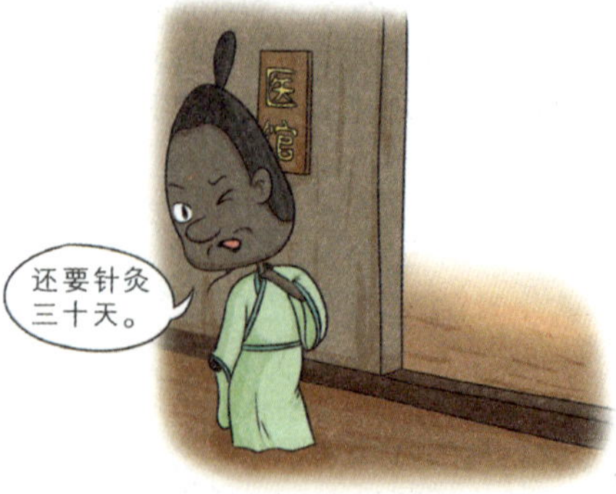

对于肩腋宽阔，颈项肌肉瘦薄，皮厚而色黑，唇厚而血色黑浊，气行涩缓，性格勇进慷慨的人。应该深刺和留针，并且要增加针刺次数。

【原文】

黄帝曰：刺瘦人奈何?

岐伯曰：瘦人者，皮薄色少，肉廉廉然，薄唇轻言。其血清气滑，易脱于气，易损于血。刺此者，浅而疾之。

黄帝说：针刺瘦人有什么方法呢?

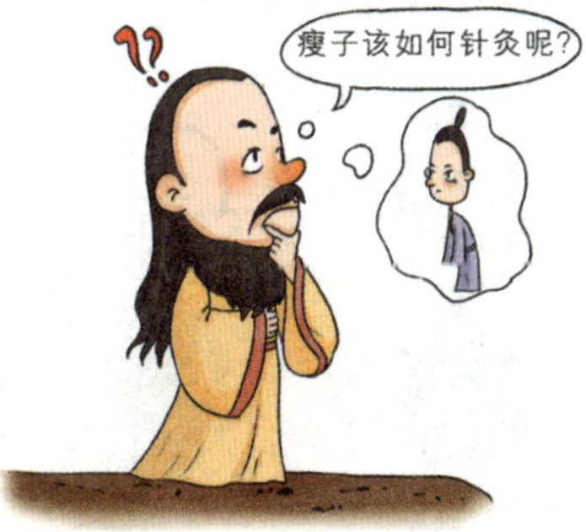

岐伯说：瘦人的皮肤浅薄，肤色很淡，肌肉消瘦，口唇薄，说话的声音也很小。

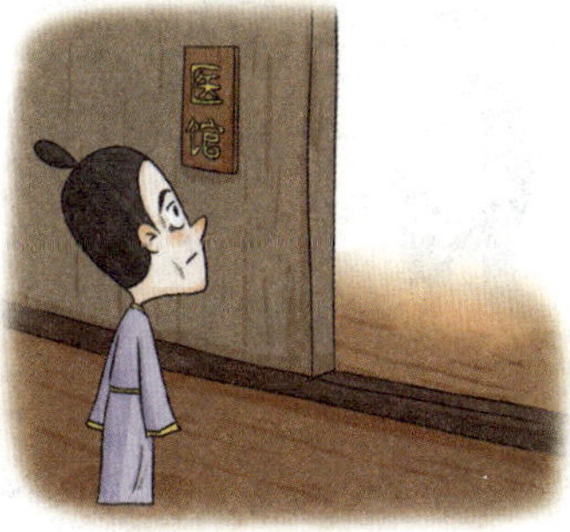

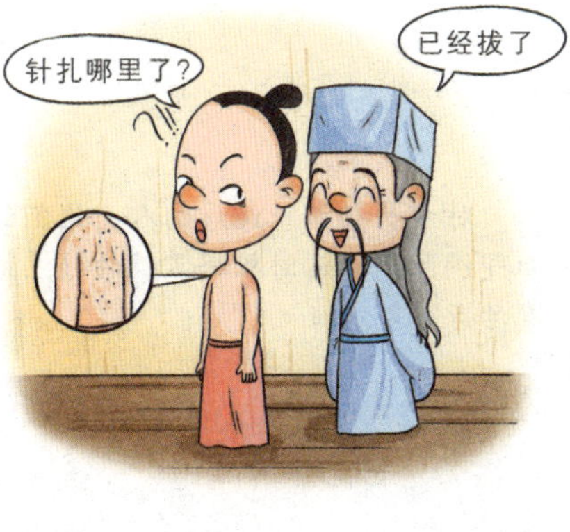

这种人的血液清稀而气行滑利，他们的气容易虚脱，血容易损耗。针刺时应该浅刺并快速出针。

【原文】

黄帝曰：刺常人奈何？

岐伯曰：视其白黑，各为调之。其端正敦厚者，其血气和调，刺此者，无失常数也。

黄帝说：针刺平常人要用什么针法呢？

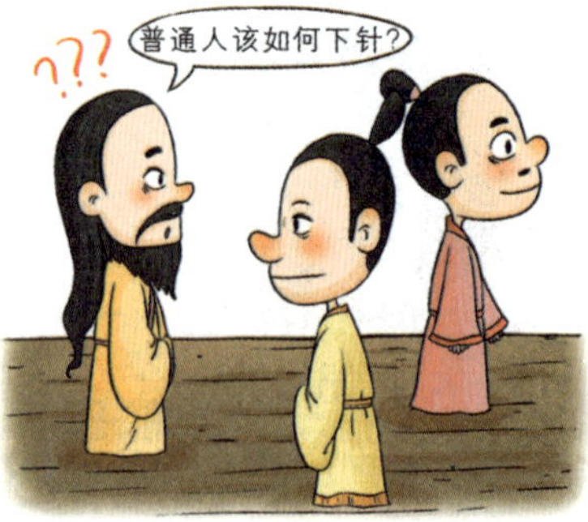

岐伯说：需要辨别他们肤色的白黑，分别配合针刺深浅的标准进行治疗。

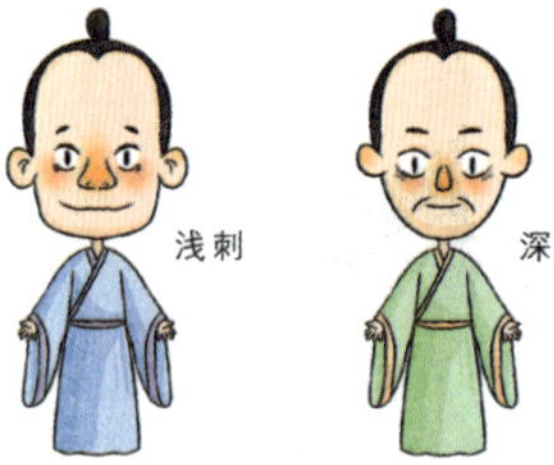

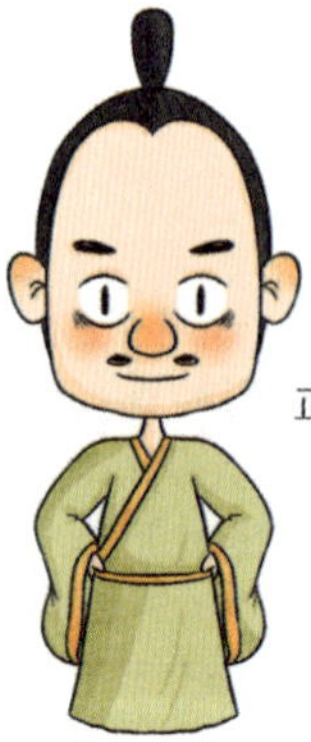

对于长相端正纯厚的人，他们的血气调和，针刺时根据常规的针法标准治疗即可。

【原文】

黄帝曰：刺壮士真骨者奈何？

岐伯曰：刺壮士真骨，坚肉缓节监监然。此人重则气涩血浊，刺此者，深而留之，多益其数。劲则气滑血清，刺此者，浅而疾之。

黄帝说：针刺身强体壮，骨骼硬实的人该用什么针法呢？

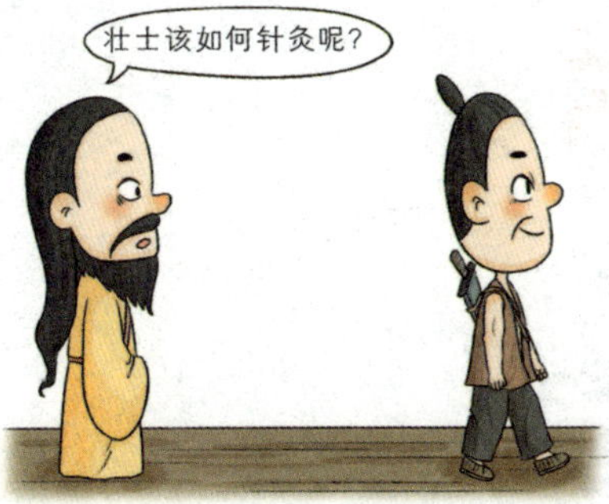
壮士该如何针灸呢？

岐伯说：身强体壮的人骨骼坚硬，肌肉丰厚结实，关节突出。

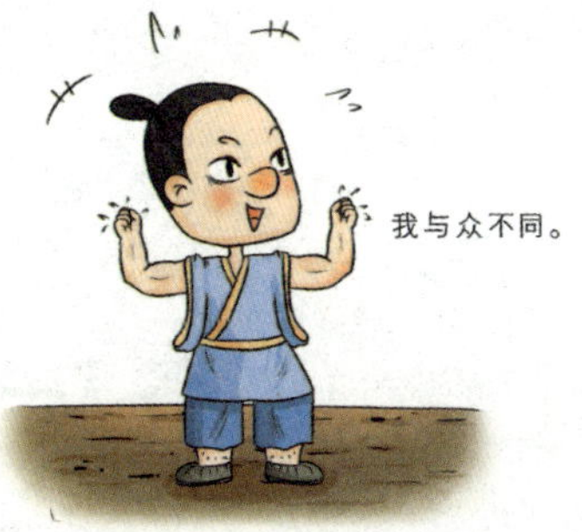
我与众不同。

这样的人，如果性情稳重，不爱动，大多气涩血浊，针刺时要深刺和留针，并且要增加针刺次数。

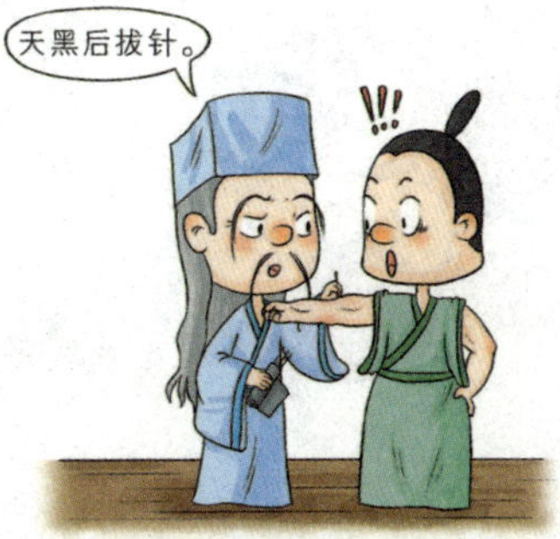
天黑后拔针。
!!!

如果是性情好动的人，大多气滑血清，针刺就当浅刺而快速出针。

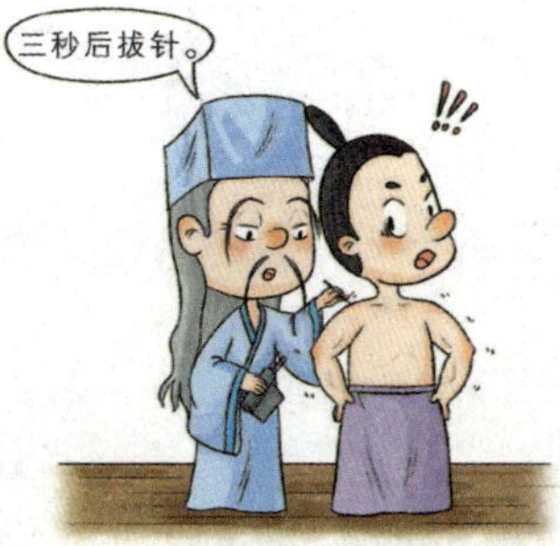
三秒后拔针。
!!!

009

脏腑是健康与疾病的根本

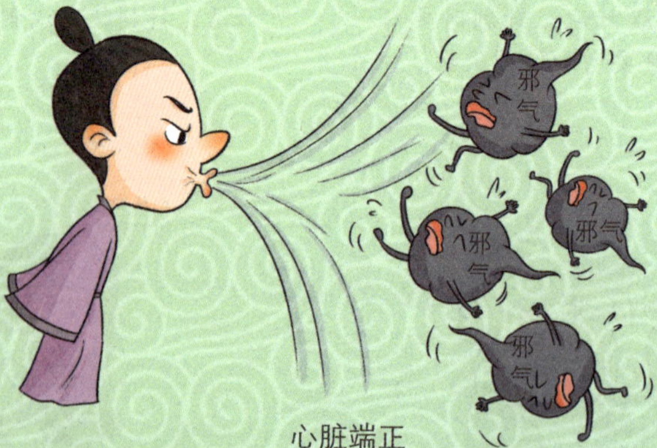

心脏端正

气血、经脉等与身体健康的关系

【原文】

黄帝问于岐伯曰：人之血气精神者，所以奉生而周于性命者也。经脉者，所以行血气而营阴阳，濡筋骨，利关节者也；卫气者，所以温分肉，充皮肤，肥腠理，司开阖者也；志意者，所以御精神，收魂魄，适寒温，和喜怒者也。

黄帝问岐伯：人的气血精神，是用来奉养生命以维持正常生理机能的物质。

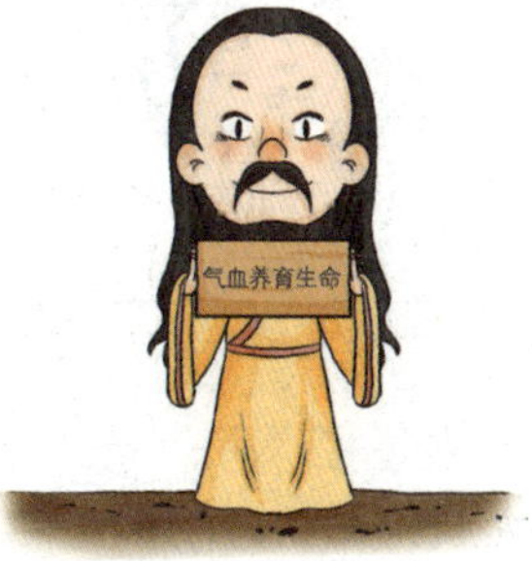

经脉是气血运行的通道，能使气血运行于机体内外，濡润筋骨，滑利关节。

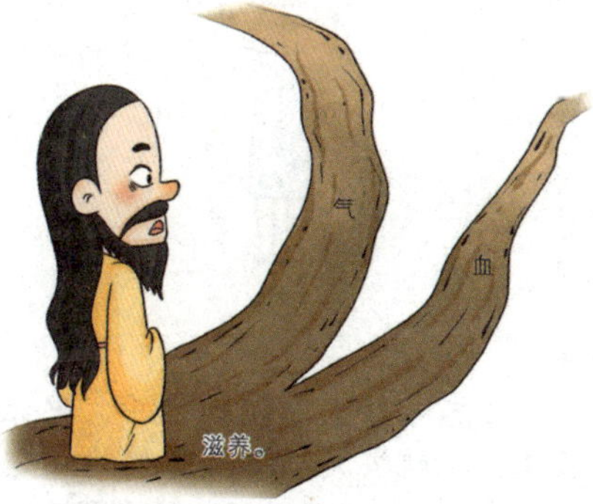

卫气能温煦肌肉，充养皮肤，滋润腠理，主导汗孔的开合。

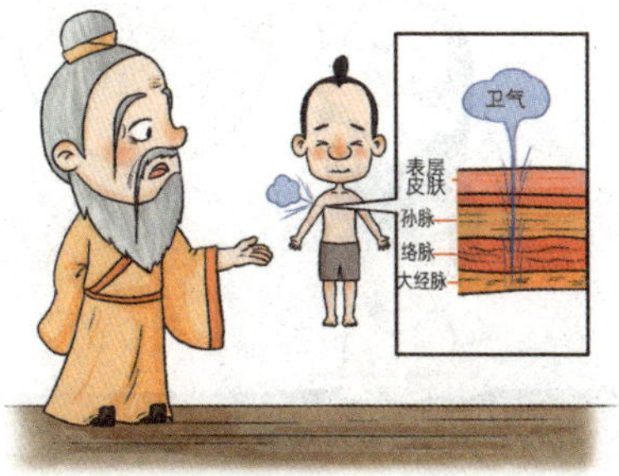

人的意志，能够统驭精神，收摄魂魄，适应气候寒温的变化，调节情绪。

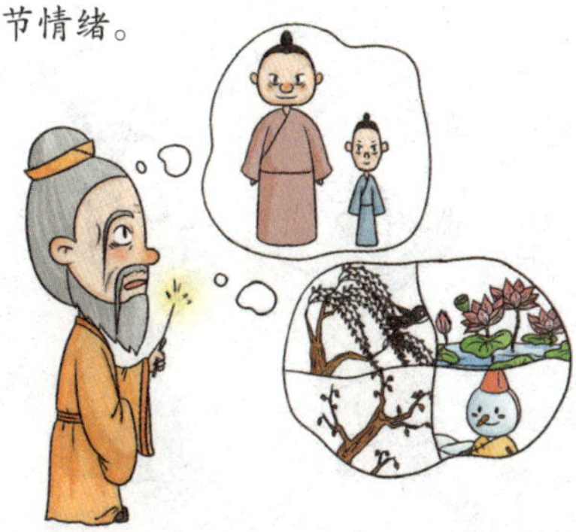

【原文】

是故血和则经脉流行，营复阴阳，筋骨劲强，关节清利矣；卫气和则分肉解利，皮肤调柔，腠理致密矣；志意和则精神专直，魂魄不散，悔怒不起，五脏不受邪矣；寒温和则六腑化谷，风痹不作，经脉通利，肢节得安矣。

因此，血脉通调和顺，则气血畅行，流于周身，营养肌体，从而强劲筋骨，滑利关节。

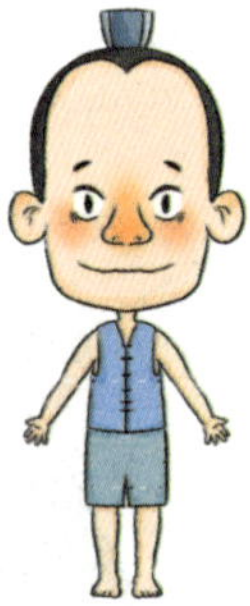
气顺血畅。

卫气的功能正常，则使肌肉滑润，皮肤柔和润泽，腠理致密。

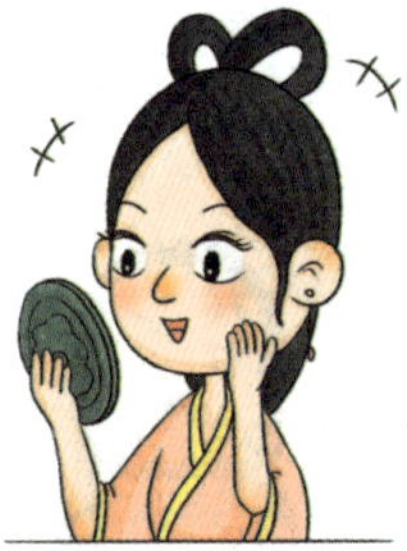
卫气正常

意志专注，则精神集中，思维敏捷，魂魄安定，不产生懊悔愤怒的情绪变化，五脏就不会遭受邪气的侵扰。

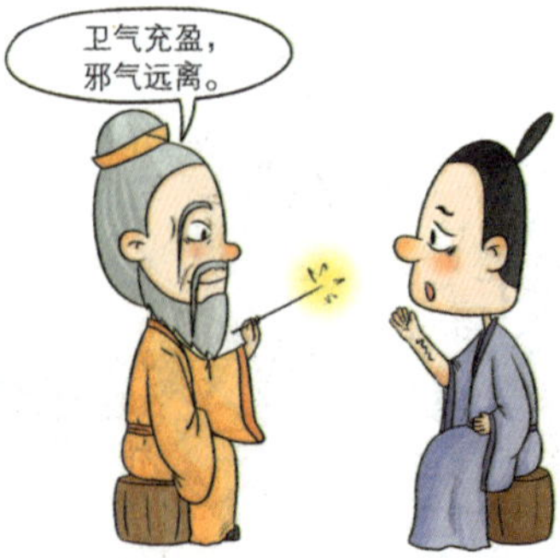
卫气充盈，
邪气远离。

气候、饮食的冷热变化平稳，六腑就能正常地消化食物，供给营养，保持静脉的通畅。

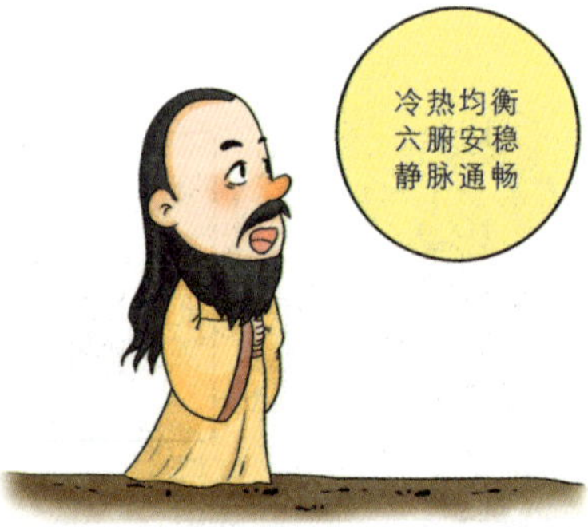
冷热均衡
六腑安稳
静脉通畅

【原文】

此人之所以具受于天也，无愚智贤不肖，无以相倚也。然有其独尽天寿，而无邪僻之病，百年不衰，虽犯风雨卒寒大暑，犹有弗能害也；有其不离屏蔽室内，无怵惕之恐，然犹不免于病。

这些人体功能，都是先天所赋，与人的愚笨、聪明、贤能、浅薄无关。

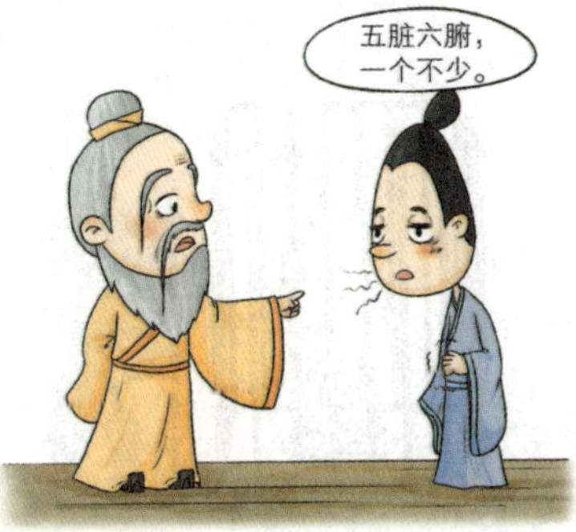
五脏六腑，
一个不少。

尽管如此，却有人能享尽天年，不受邪气侵扰，老而不衰，即使是风雨、骤寒暴暑，也不能伤害他。

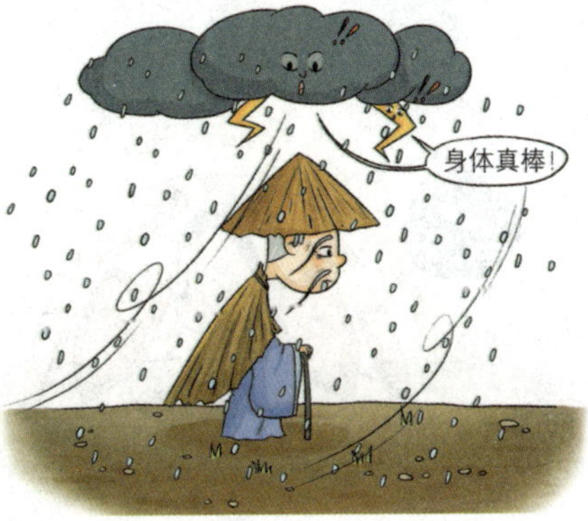
身体真棒！

而另一些人虽然足不出户，也没有受到忧伤、惊恐的刺激，也还是免不了生病。

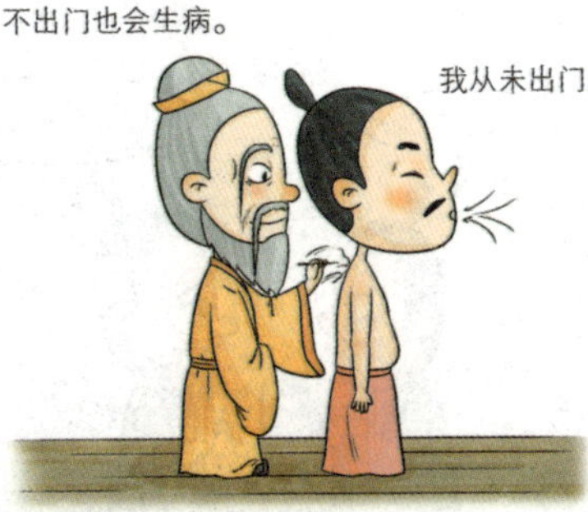
不出门也会生病。
我从未出门。

五脏的差异对身体健康的影响

【原文】

心小则安，邪弗能伤，易伤以忧；心大则忧不能伤，易伤于邪。心高则满于肺中，悗而善忘，难开以言；心下则脏外，易伤于寒，易恐以言。

心脏小的，则心气安定，邪气不易伤害，但容易被内忧所伤。

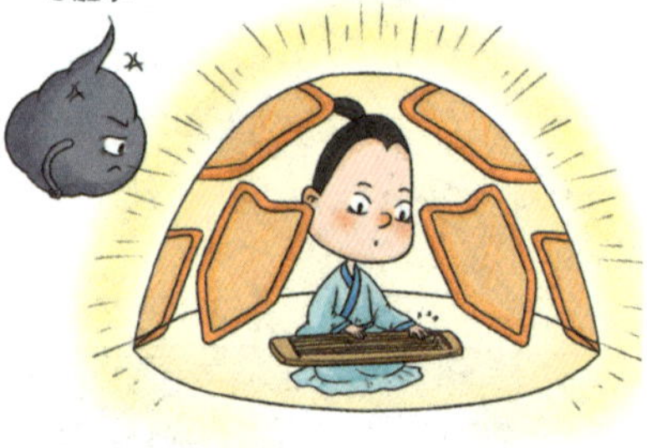
心脏小

心脏大的，则不易伤于忧愁，但容易被邪气所伤。

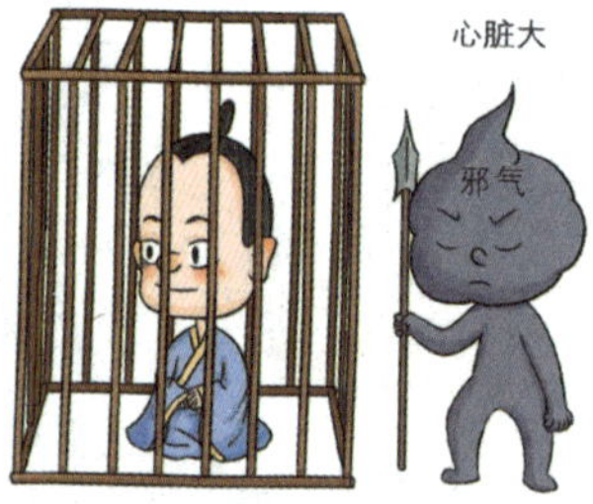
心脏大
邪气

心脏位置偏高，则向上压迫肺使肺气充满，令人烦闷不舒而健忘，用语言进行开导也很难奏效。

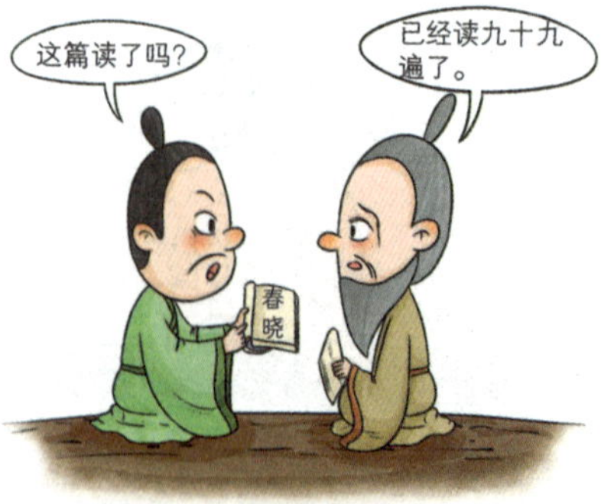
这篇读了吗?
已经读九十九遍了。
春晓

心脏高

心脏位置偏低，则脏气不紧密而容易外散，容易被寒邪所伤，又容易被言语恐吓。

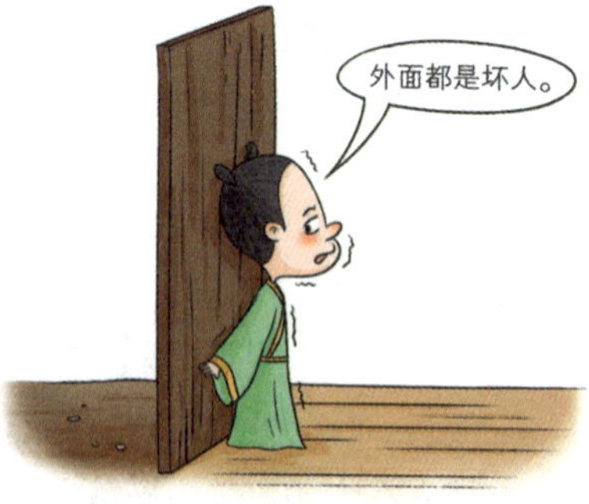
外面都是坏人。

心脏低

【原文】

心坚则脏安守固；心脆则善病消瘅热中。心端正则和利难伤；心偏倾则操持不一，无守司也。

心脏坚实，则所藏的脏气安定，神气内守稳固。

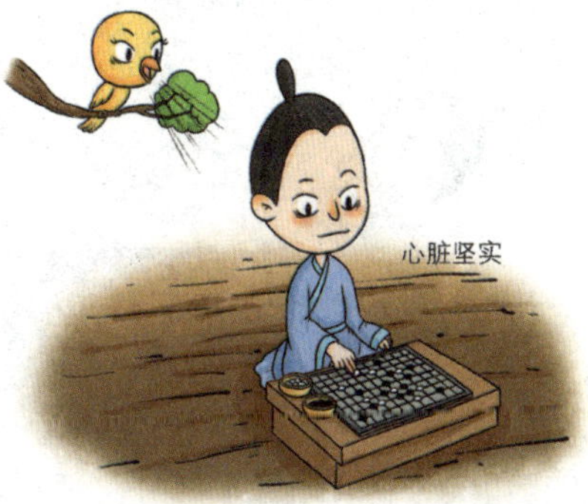

心脏脆弱，则容易被消瘅等内热病所侵害。

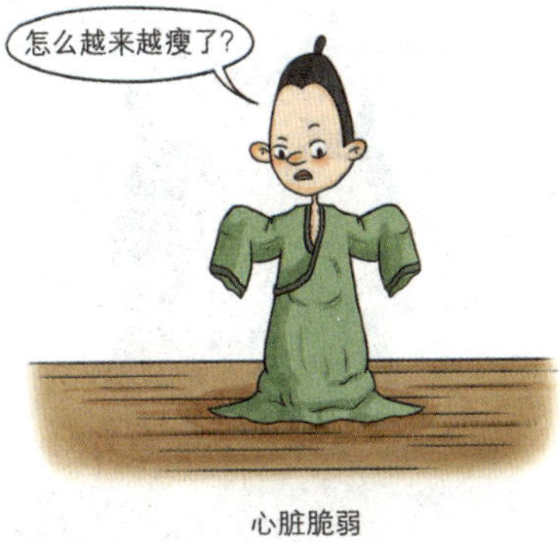

心脏位置端正，则脏气血脉和利，邪气难以侵害。

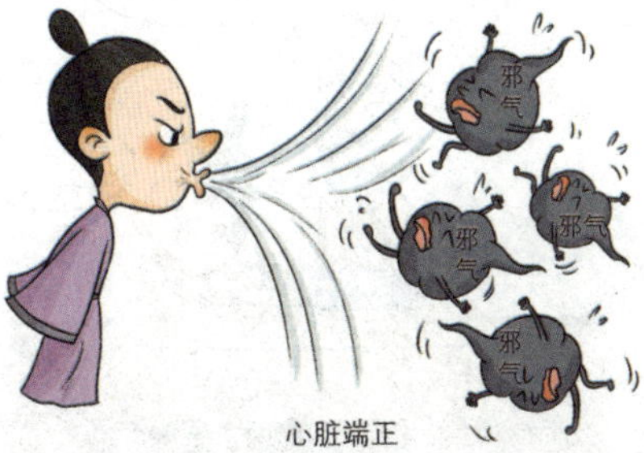

心脏位置偏斜不正，则操守不坚定而缺乏主见，这是心气不能内守约束的缘故。

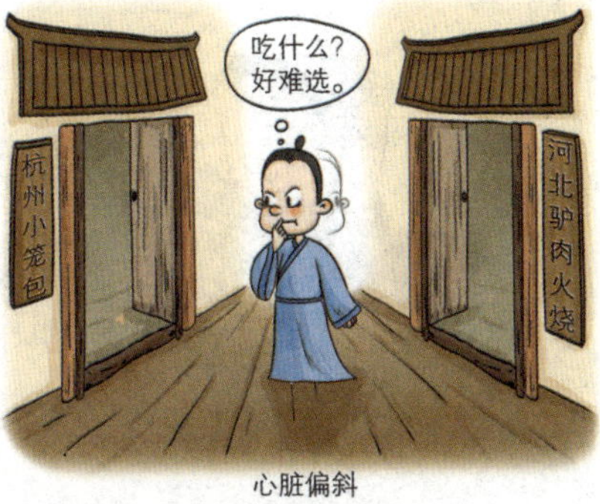

【原文】

肺小则少饮，不病喘喝；肺大则多饮，善病胸痹、喉痹、逆气。肺高则上气肩息咳；肺下则居贲迫肺，善胁下痛。

肺脏小，则饮水很少，不易为喘息病所侵。

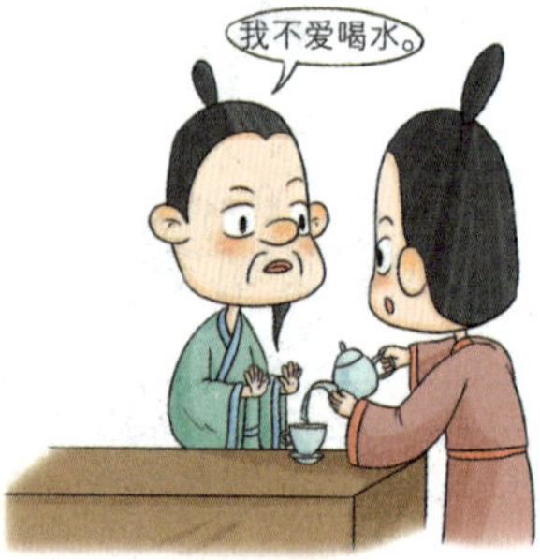

肺脏小

肺脏大，则饮水较多，容易使人患胸痹、喉痹及气逆的疾病。

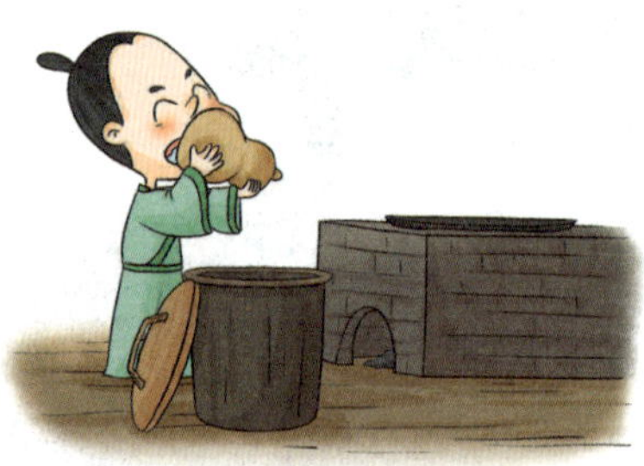
肺脏大

肺脏位置偏高，则气机上逆，造成抬肩喘息、咳嗽。

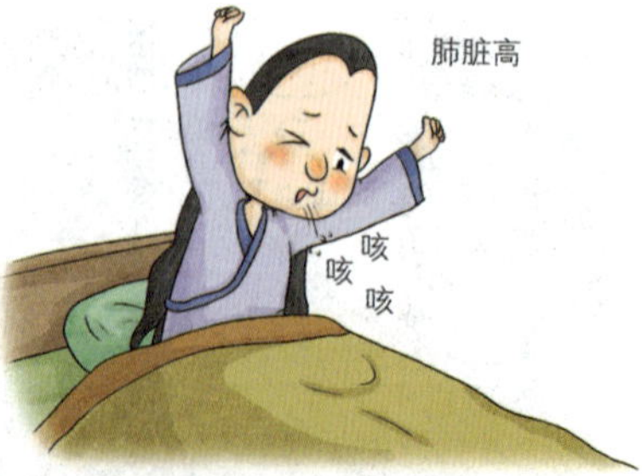

肺脏高

肺脏位置偏低，则会接近横膈而使人血气不通，容易患胁下疼痛的病。

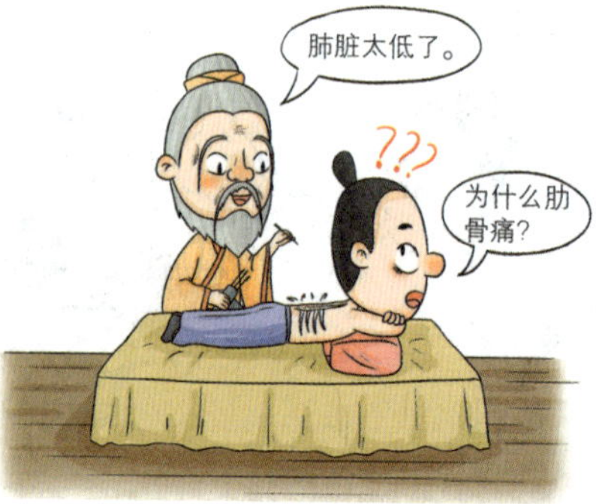

【原文】

肺坚则不病咳上气；肺脆则苦病消痹易伤。肺端正则和利难伤；肺偏倾则胸偏痛也。

肺脏坚实，则人不易患咳逆上气的疾病。

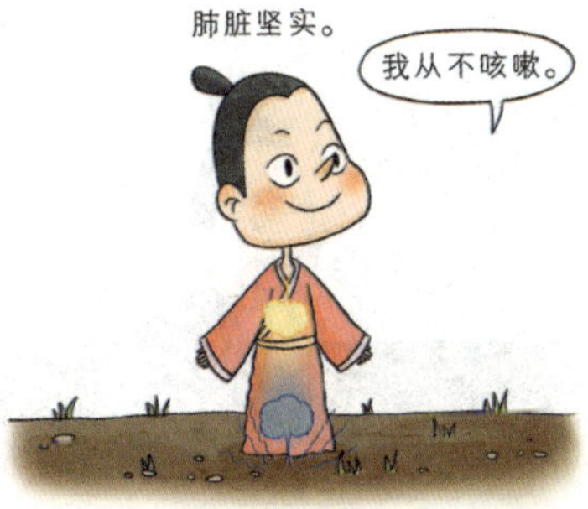
肺脏坚实。
我从不咳嗽。

肺脏脆弱，则容易患消瘅病。

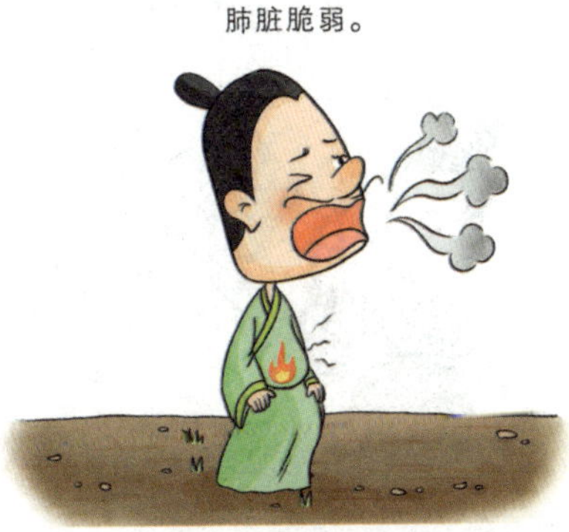
肺脏脆弱。

肺脏位置端正，则肺气调和畅通，使人不易被邪气所伤。

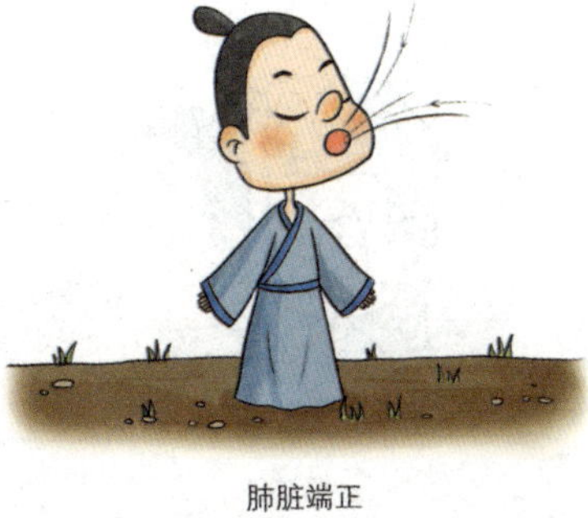
肺脏端正

肺脏位置偏斜不正，则容易导致胸部一侧发生疼痛。

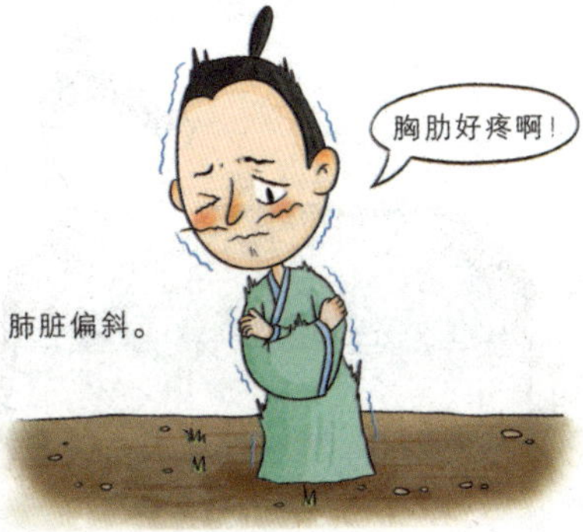
胸肋好疼啊！
肺脏偏斜。

【原文】

肝小则脏安，无胁下之病；肝大则逼胃迫咽，迫咽则苦膈中，且胁下痛。肝高则上支贲切，胁悗为息贲；肝下则逼胃，胁下空，胁下空则易受邪。

肝脏小，则脏气安宁，令人不易患胁下痛的疾病。

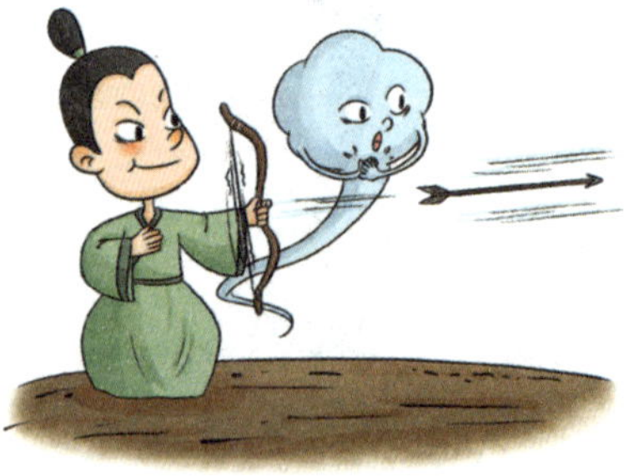

肝脏小

肝脏大，则压迫胃脘，上迫咽部而令人胸中膈塞不通，并且胁下疼痛。

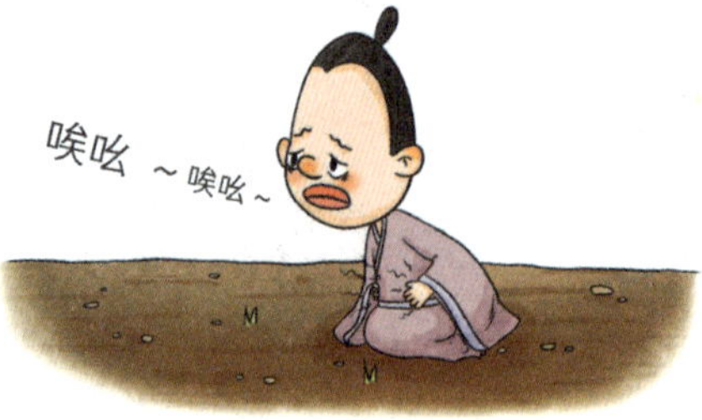

肝脏大

肝脏位置偏高，则向上支撑膈部，并紧贴着胁部使其满闷，造成息贲病。

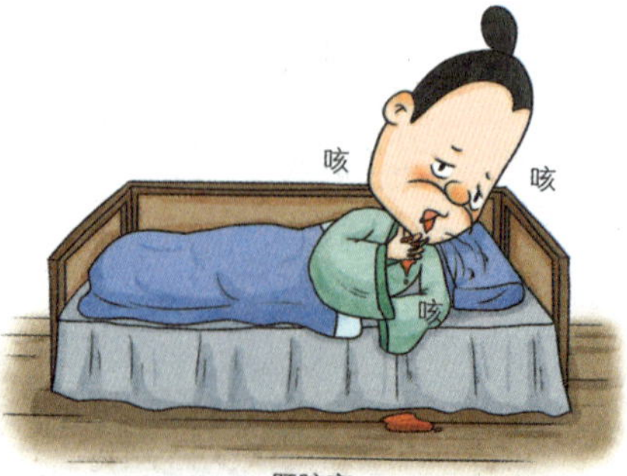

肝脏高

肝脏位置偏低，则逼迫胃脘，令人胁下空虚，使人容易被邪气侵袭。

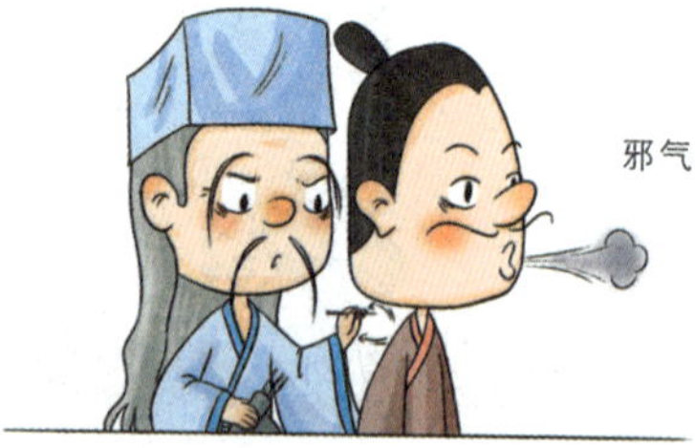

肝脏低。

【原文】

肝坚则脏安难伤；肝脆则善病消痹易伤。肝端正则和利难伤；肝偏倾则胁下痛也。

肝脏坚实，则脏气安宁，不易被邪气所伤。

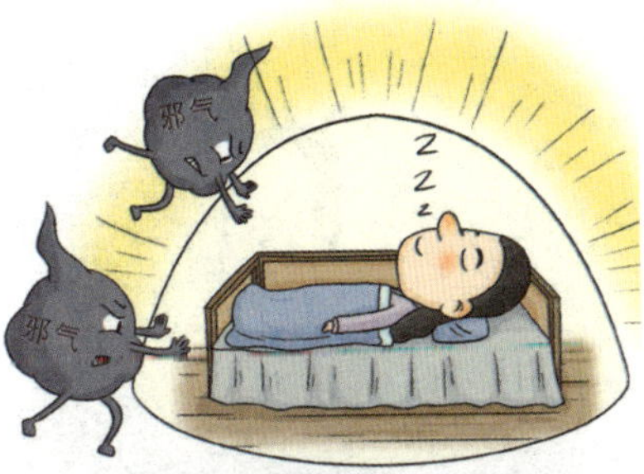

肝脏坚实

肝脏脆弱，则易患消瘅病。

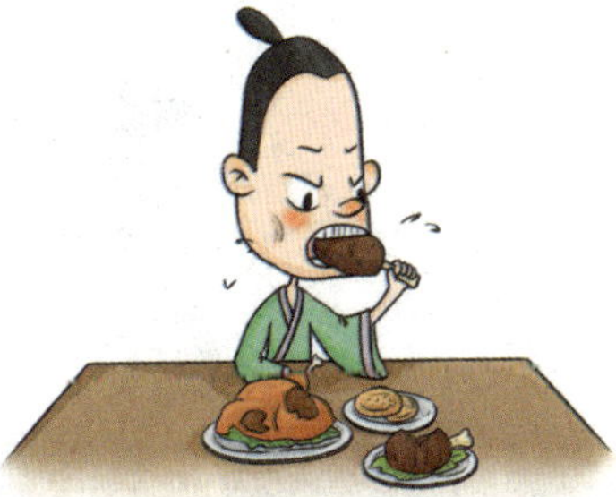
肝脏脆弱

肝脏位置端正，则肝气和利条达，人不易被外邪伤害。

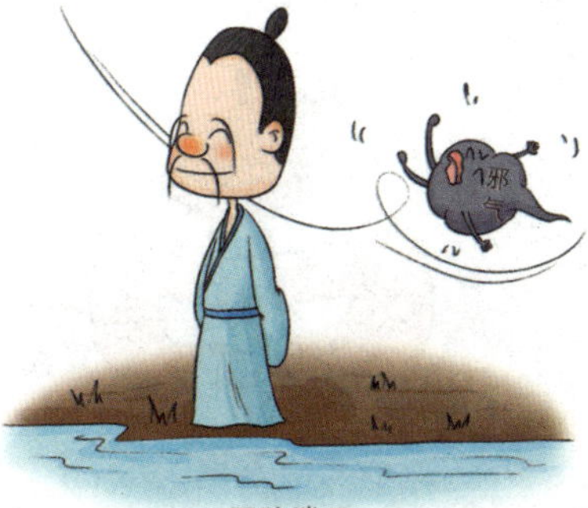
肝脏端正

肝脏位置偏斜，则人易患胁下疼痛。

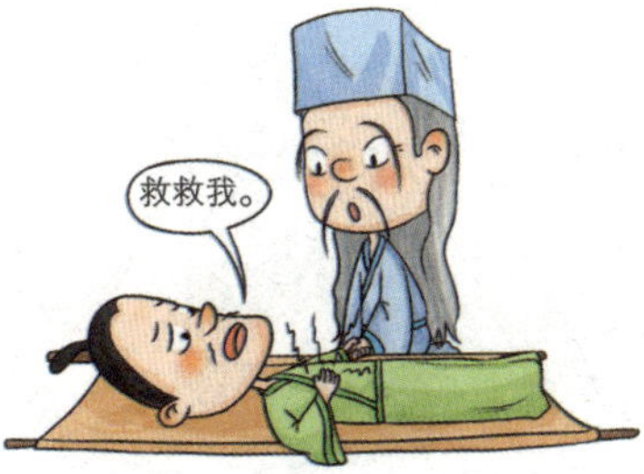

肝脏偏斜

【原文】

脾小则脏安，难伤于邪也；脾大则苦凑䏚而痛，不能疾行。脾高则䏚引季胁而痛；脾下则下加于大肠，下加于大肠则脏苦受邪。

脾脏小，则脏气安和，人不易被邪气伤害。

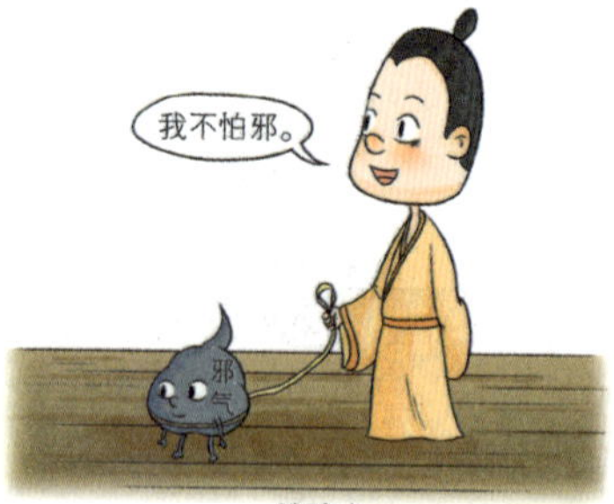

脾脏小

脾脏大，则胁下空软部分充聚而痛，使人不能快步行走。

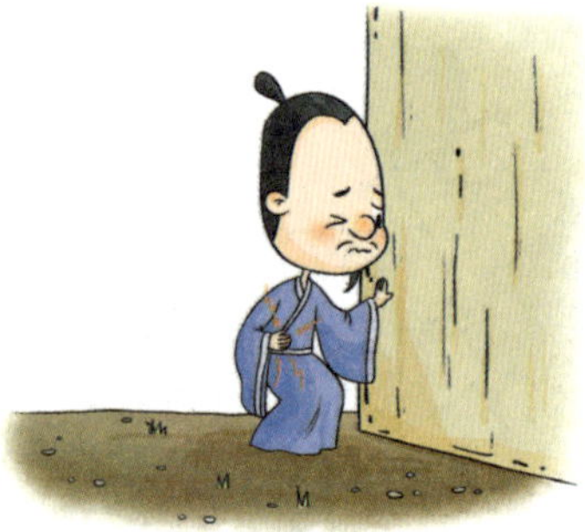
脾脏大

脾脏位置偏高，则胁下空软处牵引季胁作痛。

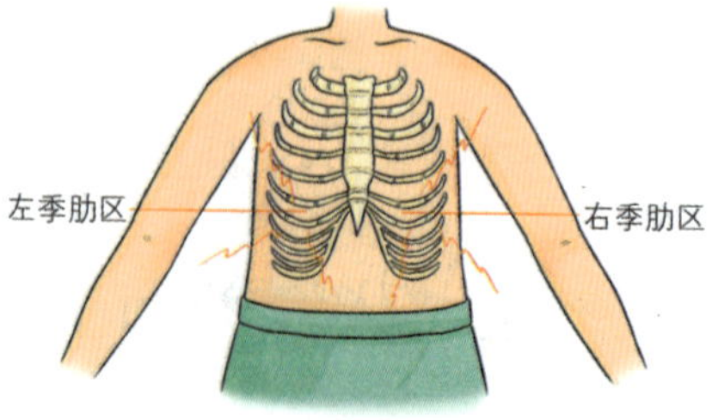

脾脏高

脾脏位置偏低，则向下压迫于大肠之上，人容易被邪气所伤。

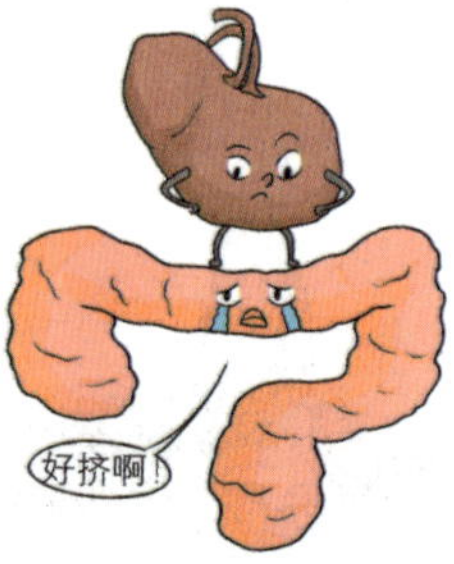

脾脏低

【原文】

脾坚则脏安难伤；脾脆则善病消瘅易伤。脾端正则和利难伤，脾偏倾则善满善胀也。

脾脏坚实，则神气安定，人不易被邪气所伤。

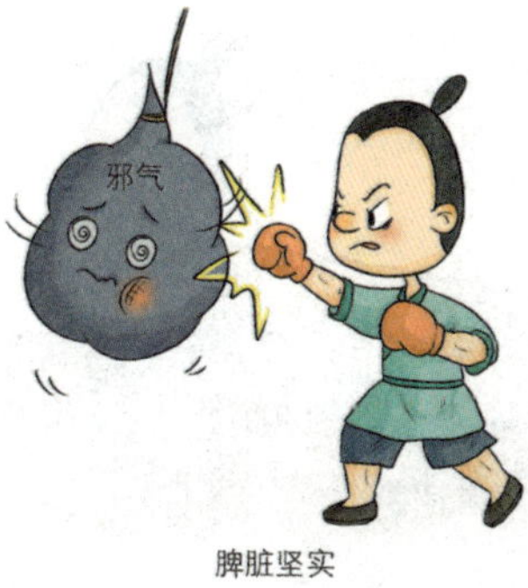

脾脏脆弱，则容易患消瘅病。

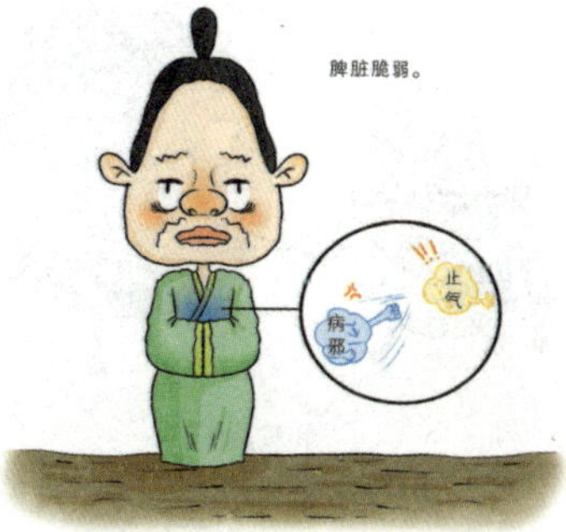

脾脏位置端正，则脏气和顺通畅，不易被邪气所伤。

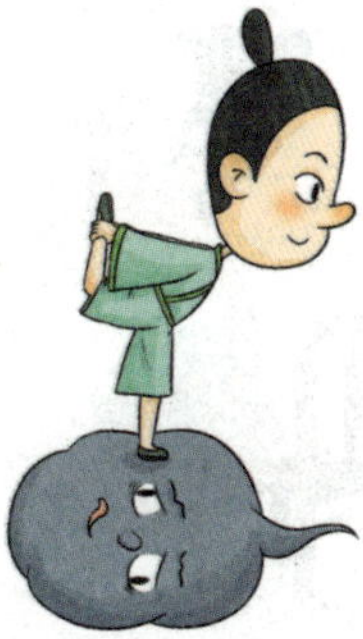

脾脏位置偏斜，则人易患胀满病。

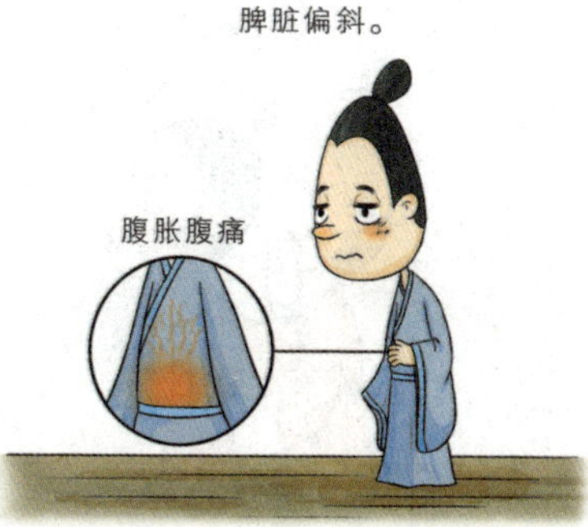

【原文】

肾小则脏安难伤；肾大则善病腰痛，不可以俯仰，易伤以邪。肾高则苦背膂痛，不可以俯仰；肾下则腰尻痛，不可以俯仰，为狐疝。

肾脏小，则脏气安和，人不易被邪气伤害。

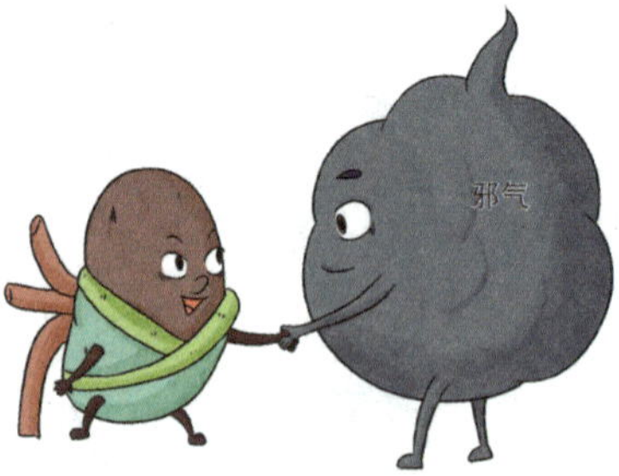

和气是福

肾脏大，则易患腰痛，不能前后俯仰，人容易被邪气所伤。

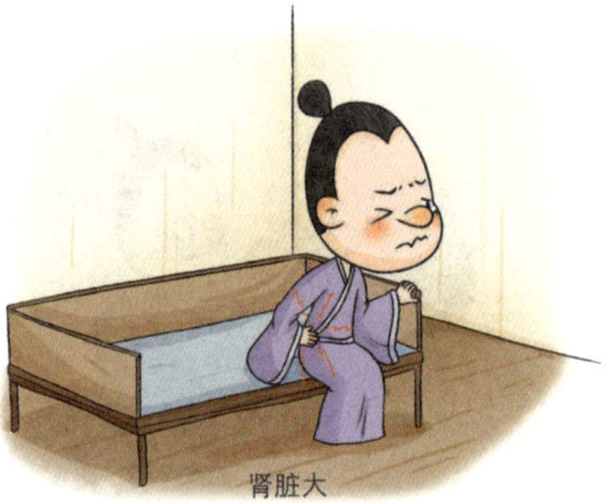

肾脏大

肾脏位置偏高，则常引起背部、脊梁骨疼痛，使人不能前俯后仰。

肾脏高。

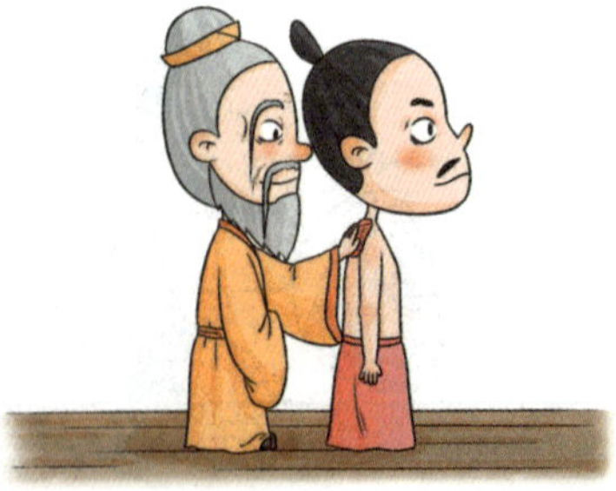

肾脏位置偏低，则人容易患腰臀疼痛，不能俯仰的疾病，甚至患狐疝病。

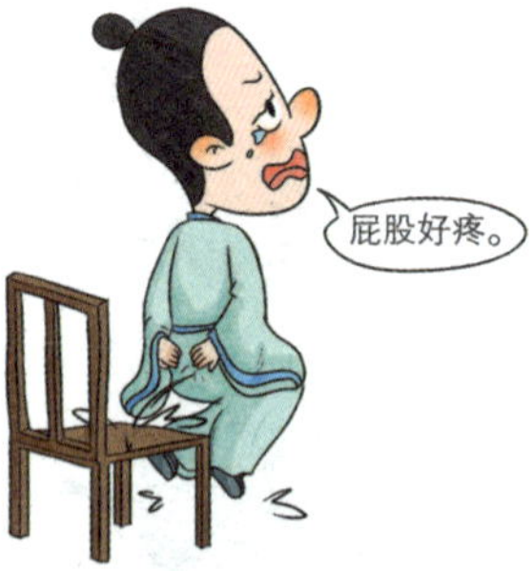

肾脏低

【原文】

肾坚则不病腰背痛；肾脆则善病消瘅易伤。肾端正则和利难伤；肾偏倾则苦尻痛也。

肾脏坚实，则人不易患腰背痛。

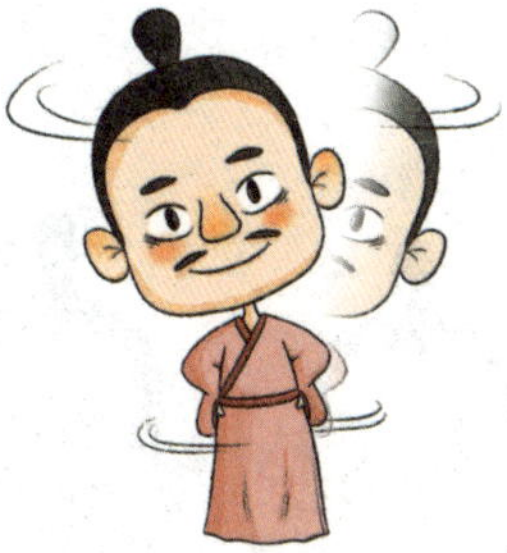

肾脏坚实

肾脏脆弱，则容易患消瘅病，并且容易被外邪所伤。

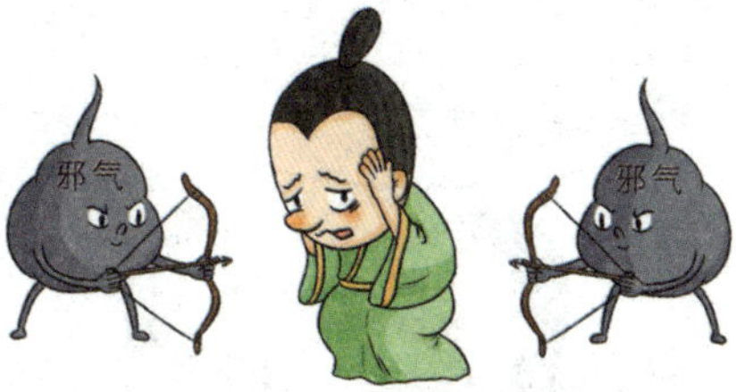

肾脏脆弱

肾脏位置端正，则肾气通畅，人不易为邪气所伤。

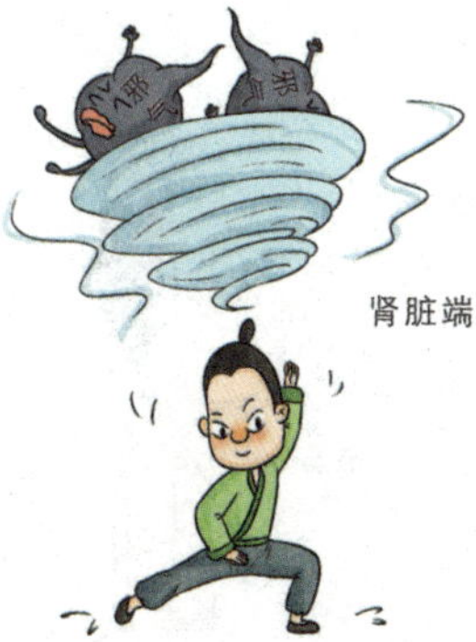

肾脏端正

肾脏位置偏斜，则容易引起臀部疼痛。

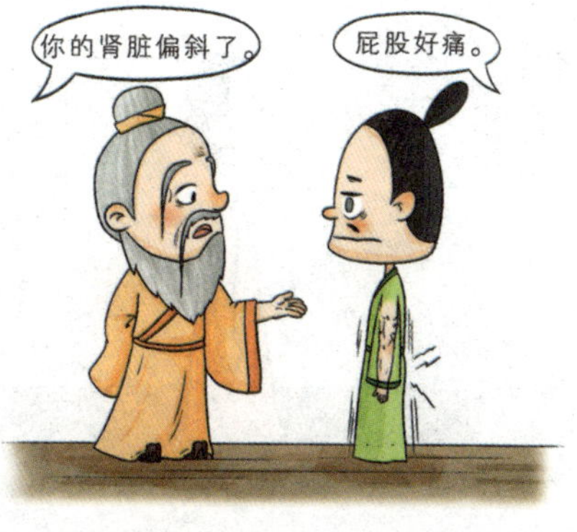

外貌不同则健康有异

【原文】

黄帝曰：何以知其然也？

岐伯曰：赤色小理者心小，粗理者心大。无髑骬者，心高；髑骬小、短、举者，心下。

黄帝问：如何才能知道五脏的大小、高低、坚脆、偏正呢？

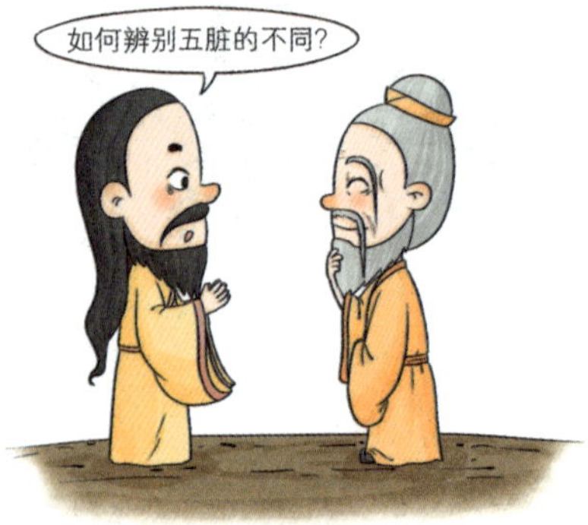

岐伯说：肤色发红、纹理细密的人，心脏小；皮肤纹理粗疏的人，心脏大。

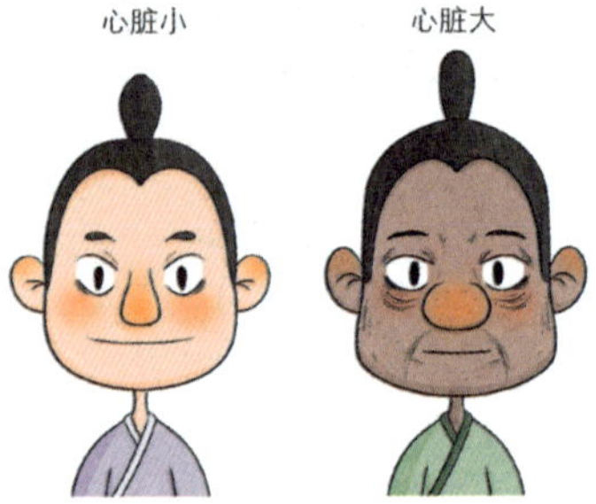

看不见胸骨剑突的人，心脏的位置高。

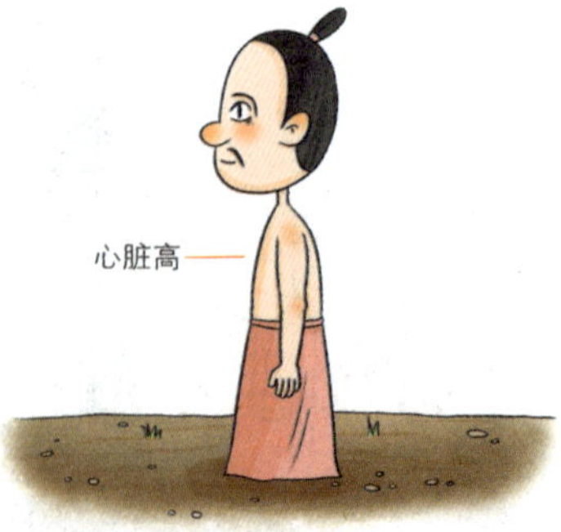

胸骨剑突短小，高突如鸡胸的人，心脏的位置低。

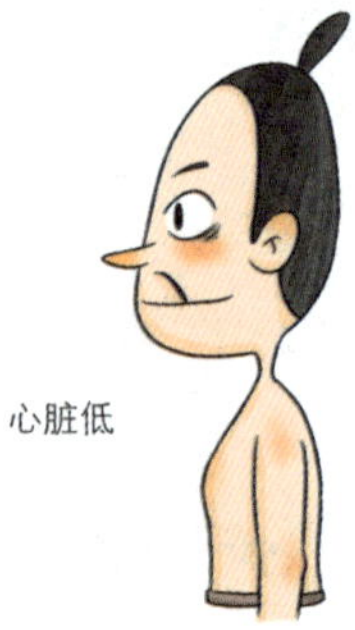

【原文】

𩩲骬长者，心下坚；𩩲骬弱以薄者，心脆。𩩲骬直下不举者，心端正；𩩲骬倚一方者，心偏倾也。

胸骨剑突长的人，心脏坚实。

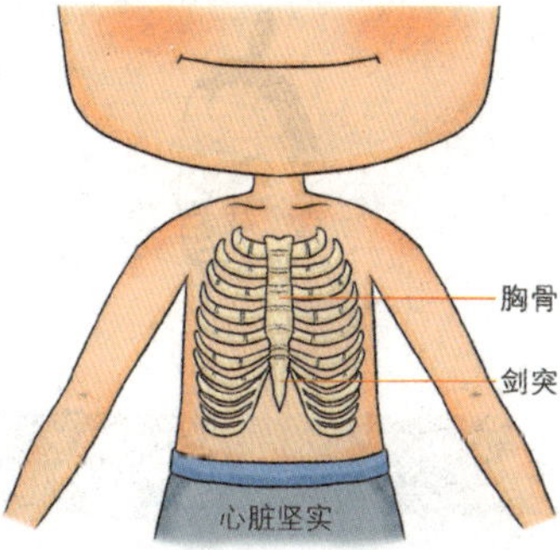

胸骨剑突软小薄弱的人，心脏脆弱。

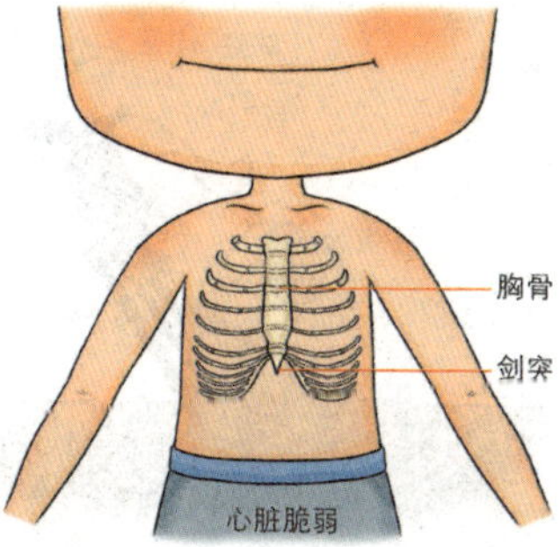

胸骨剑突直向下而不突起的人，心脏的位置端正。

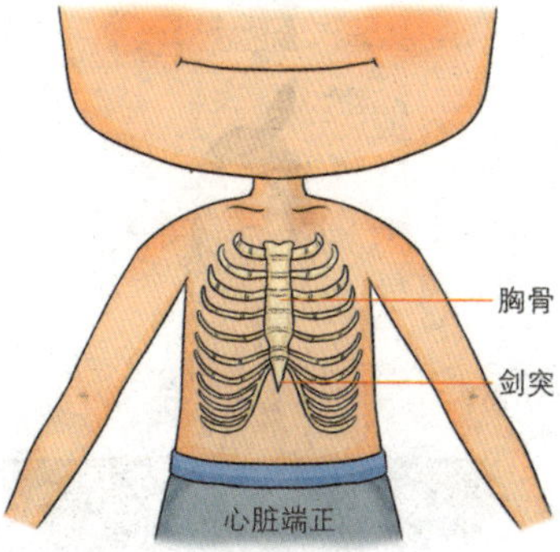

胸骨剑突偏向一侧的人，心脏的位置偏斜。

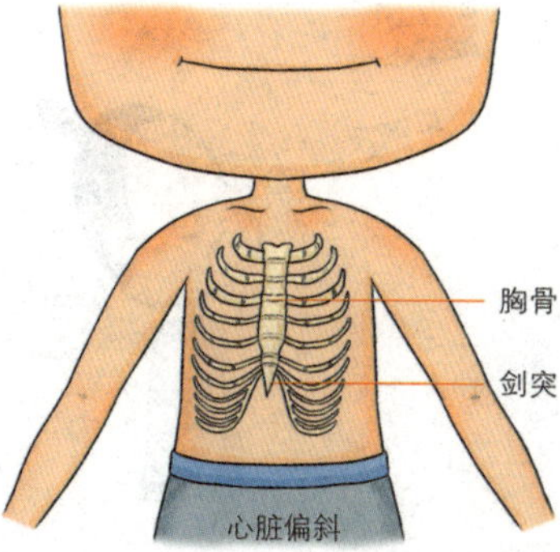

【原文】

白色小理者，肺小；粗理者，肺大。巨肩反膺陷喉者，肺高；合腋张胁者，肺下。好肩背厚者，肺坚；肩背薄者，肺脆。背膺厚者，肺端正；胁偏疏者，肺偏倾也。

肤色发白、纹理细密的人，肺脏小。

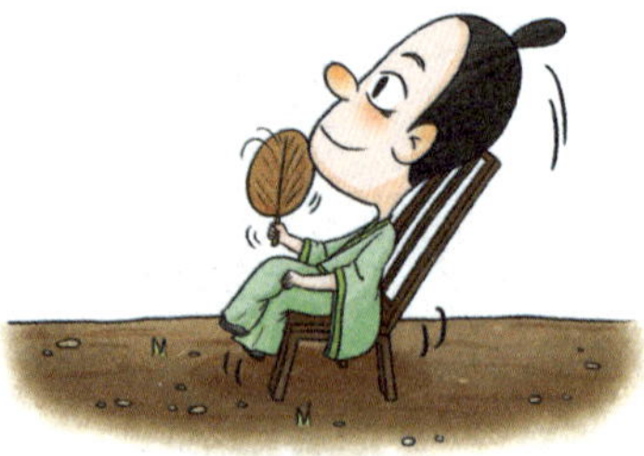

皮肤纹理粗疏的人，肺脏大。

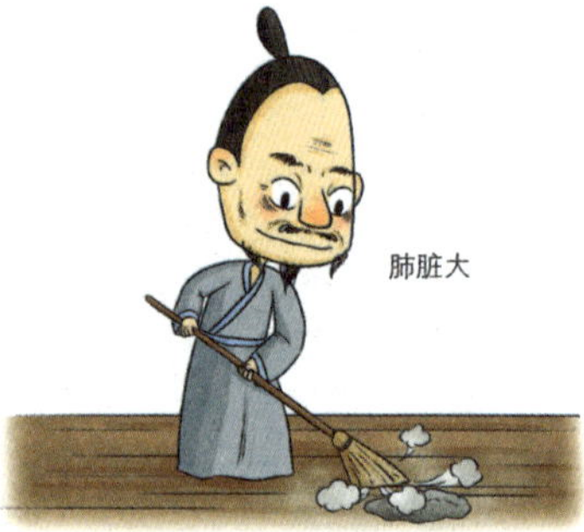

两肩高耸，胸部突出而咽喉内陷的人，肺脏的位置高。

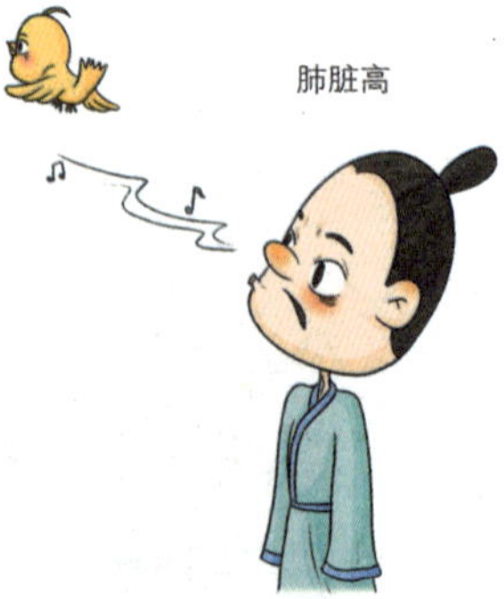

两腋收紧，双胁向外开张的人，肺脏的位置低。

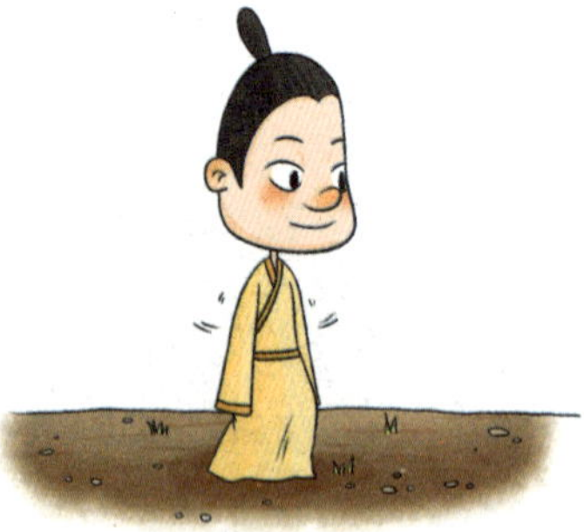

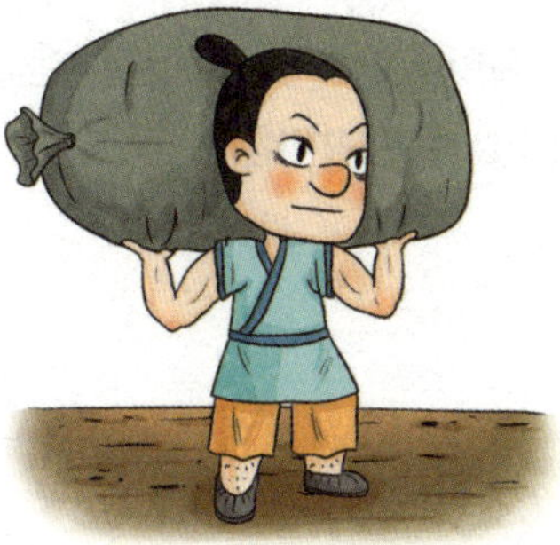

肩背部肌肉厚实的人，肺脏坚实。

肩背部肌肉薄弱的人，肺脏脆弱。

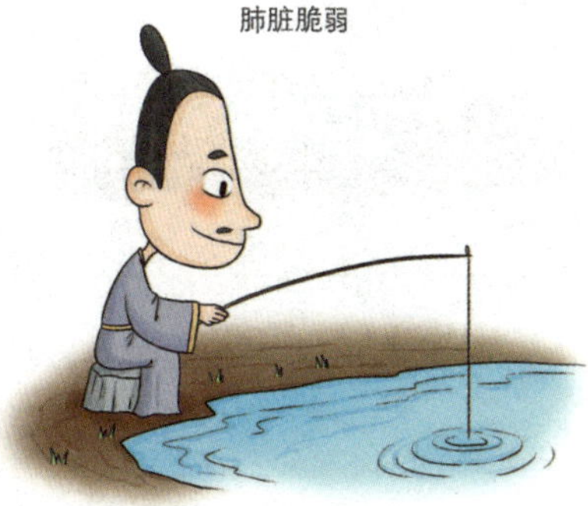

胸背部肌肉匀称坚厚的人，肺脏的位置端正。

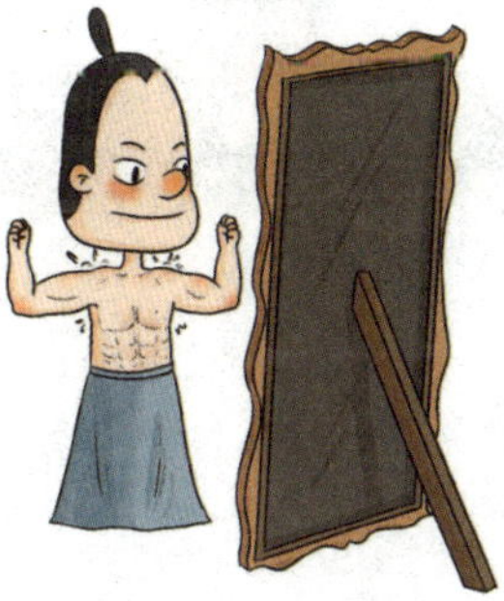

胸胁偏向于一侧的人，肺脏的位置偏斜。

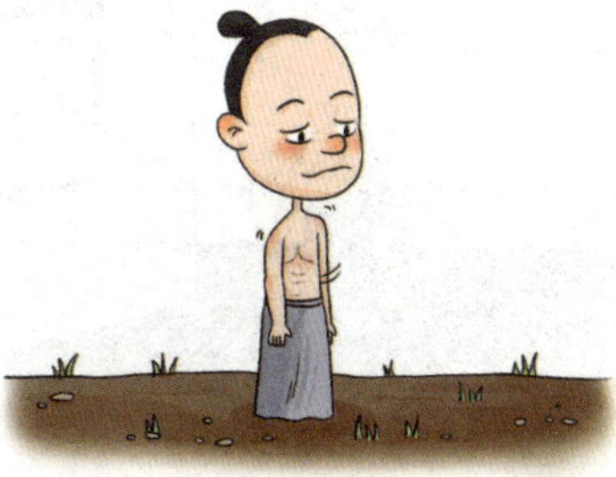

【原文】

青色小理者，肝小；粗理者，肝大。广胸反骹者，肝高；合胁兔骹者，肝下。胸胁好者，肝坚；胁骨弱者，肝脆。膺腹好相得者，肝端正；胁骨偏举者，肝偏倾也。

肤色发青、纹理细密的人，肝脏小。

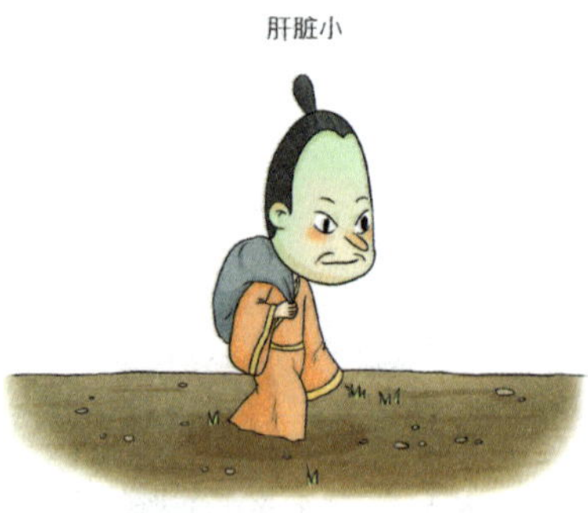

皮肤纹理粗疏的人，肝脏大。

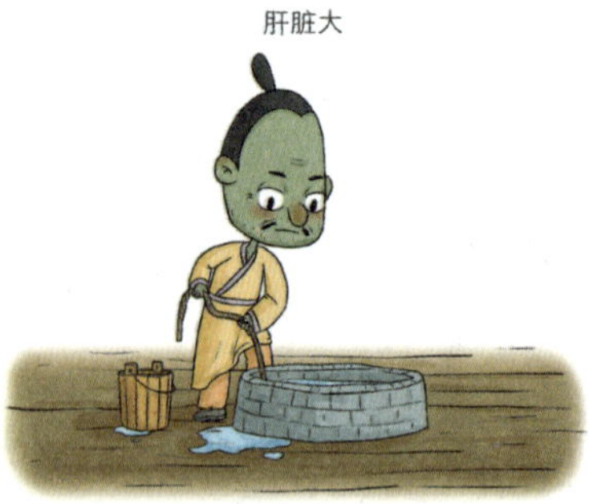

胸部宽阔、肋骨隆起的人，肝脏的位置高。

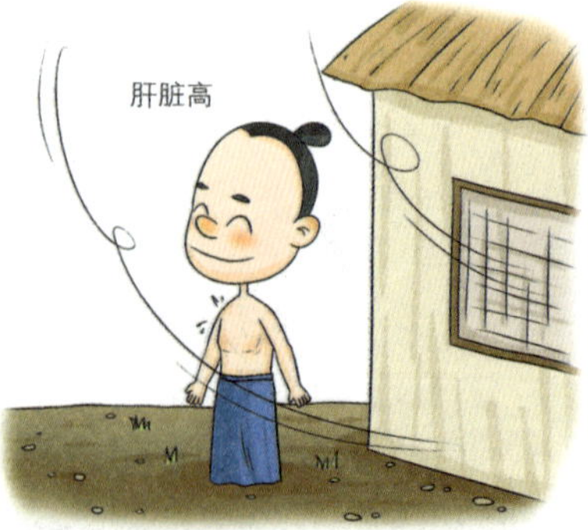

胁骨低而狭窄的人，肝脏的位置低。

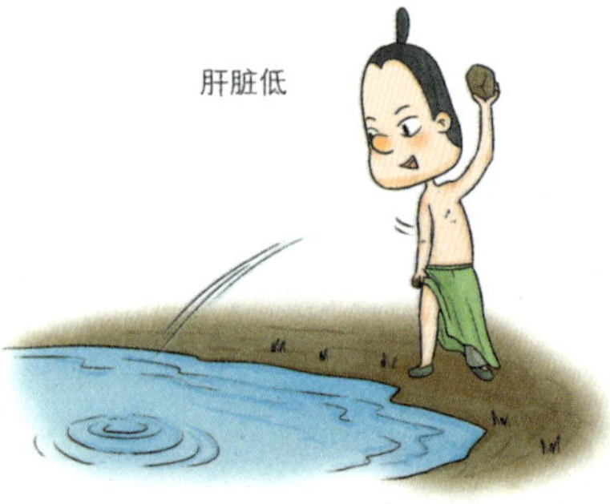

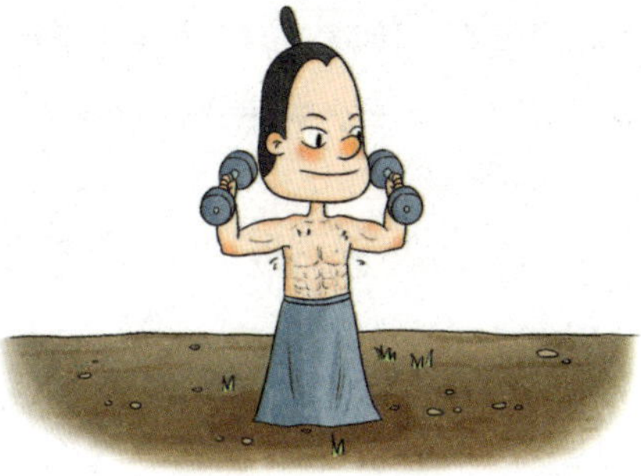
肝脏坚实

胸胁匀称健壮的人，肝脏坚实。

肋骨柔软细弱的人，肝脏脆弱。

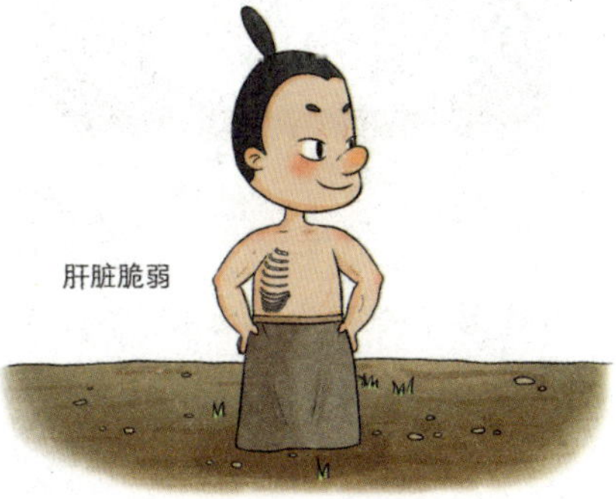
肝脏脆弱

胸腹部发育良好，比例匀称的人，肝脏的位置端正。

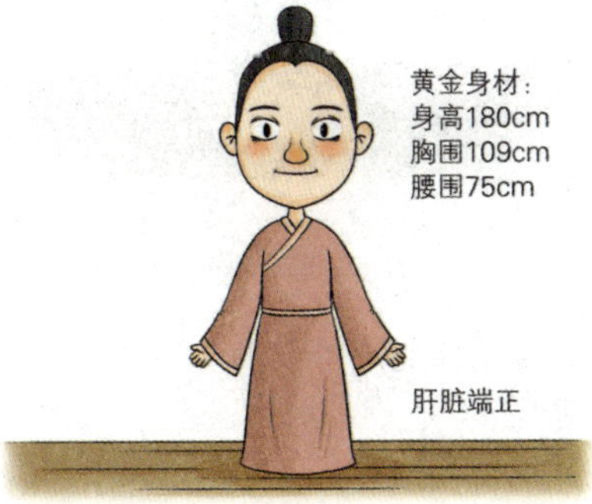
黄金身材：
身高180cm
胸围109cm
腰围75cm
肝脏端正

肋骨偏斜而凸起的人，肝脏的位置偏斜。

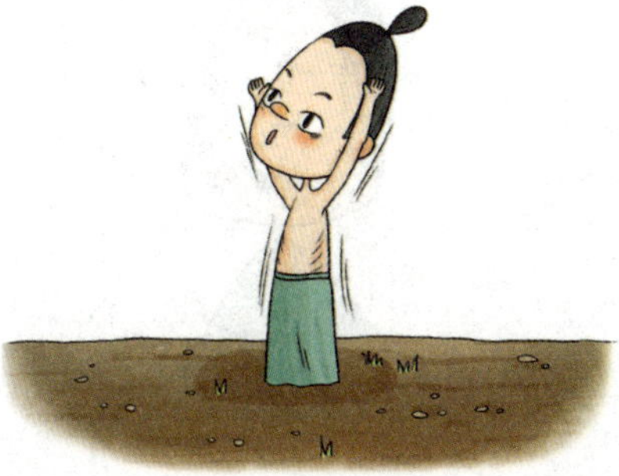
肝脏偏斜

【原文】

黄色小理者，脾小；粗理者，脾大。揭唇者，脾高；唇下纵者，脾下。唇坚者，脾坚；唇大而不坚者，脾脆。唇上下好者，脾端正；唇偏举者，脾偏倾也。

肤色发黄、纹理细密的人，脾脏小。

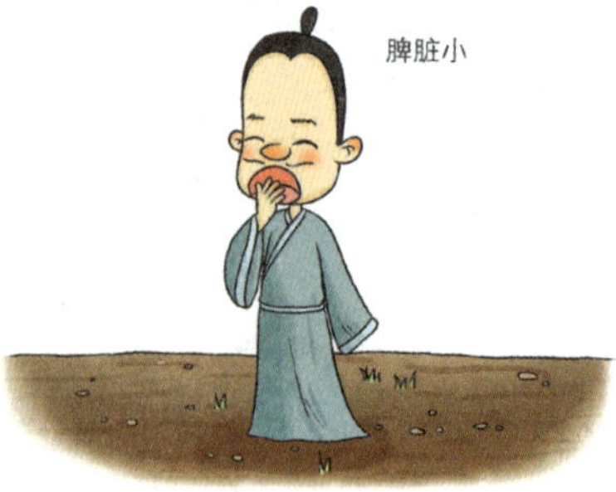

皮肤纹理粗疏的人，脾脏大。

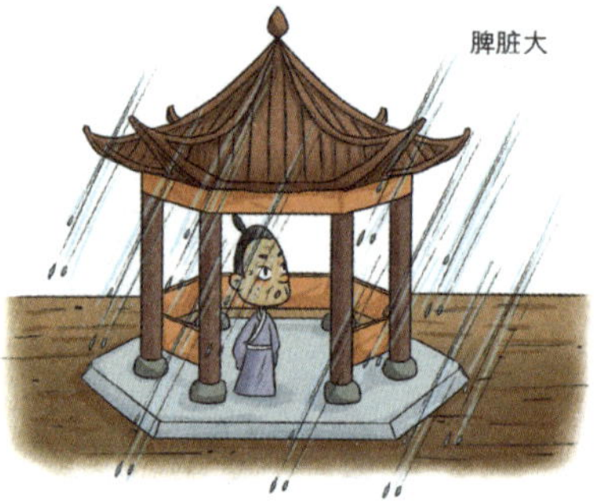

嘴唇上翘而外翻的人，脾脏的位置高。

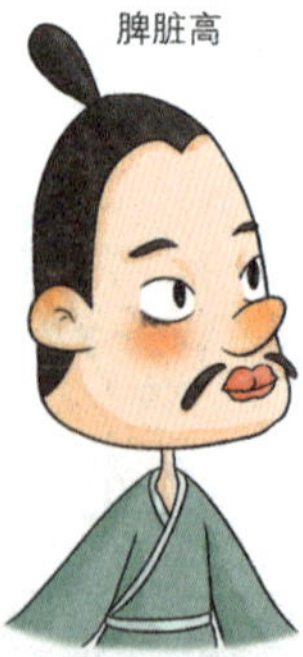

嘴唇下垂而弛缓的人，脾脏的位置低。

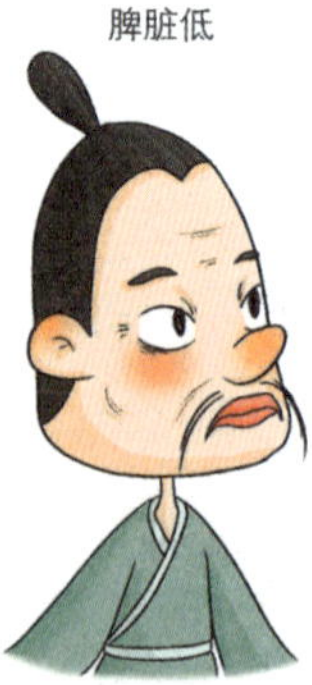

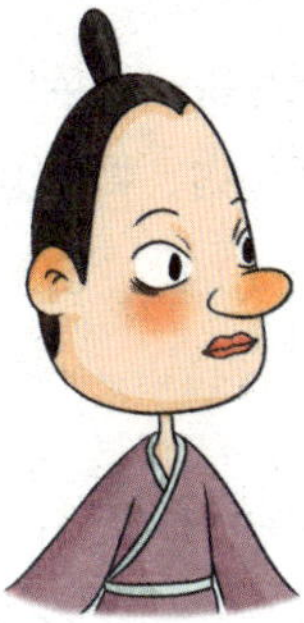
脾脏坚实

嘴唇坚实的人，脾脏坚实。

嘴唇大而不坚实的人，脾脏脆弱。

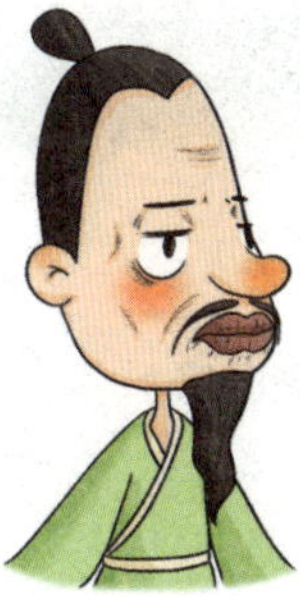
脾脏脆弱

嘴唇充实且上下匀称端正的人，脾脏的位置端正。

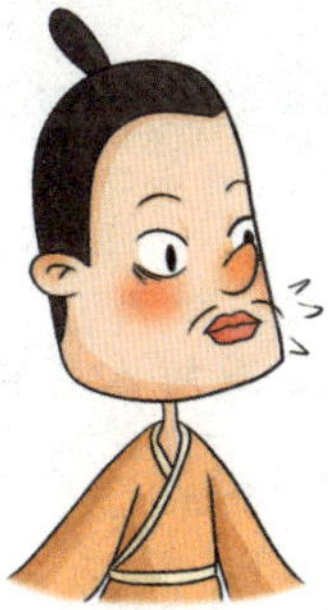
脾脏端正

嘴唇不匀称，一侧偏高的人，脾脏的位置偏斜。

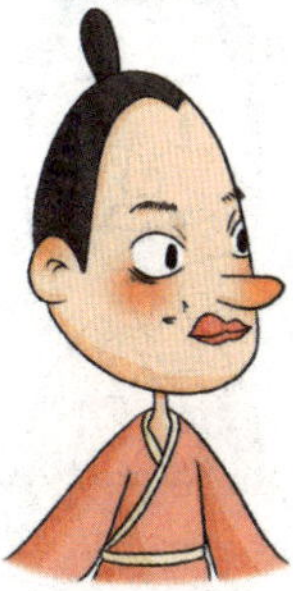
脾脏倾斜

【原文】

黑色小理者，肾小；粗理者，肾大。高耳者，肾高；耳后陷者，肾下。耳坚者，肾坚；耳薄不坚者，肾脆。耳好前居牙车者，肾端正；耳偏高者，肾偏倾也。

肤色发黑、纹理细密的人，肾脏小。

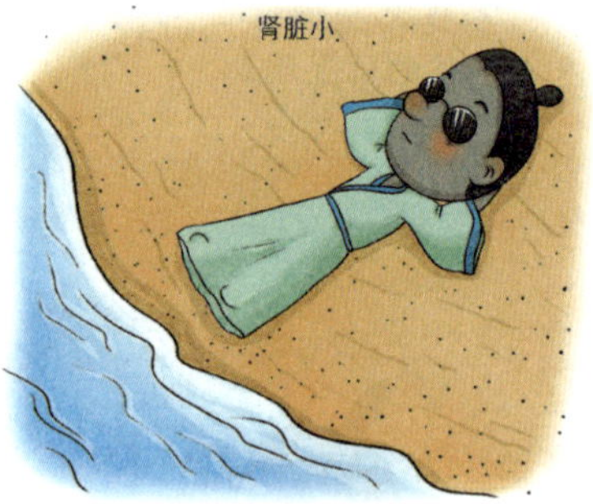

皮肤纹理粗疏的人，肾脏大。

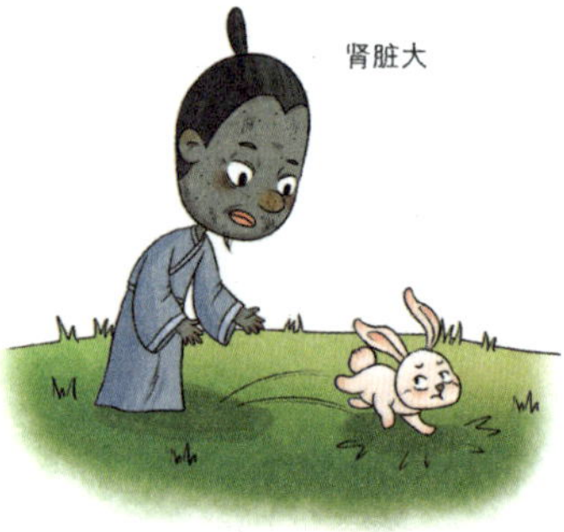

双耳位置高的人，肾脏的位置高。

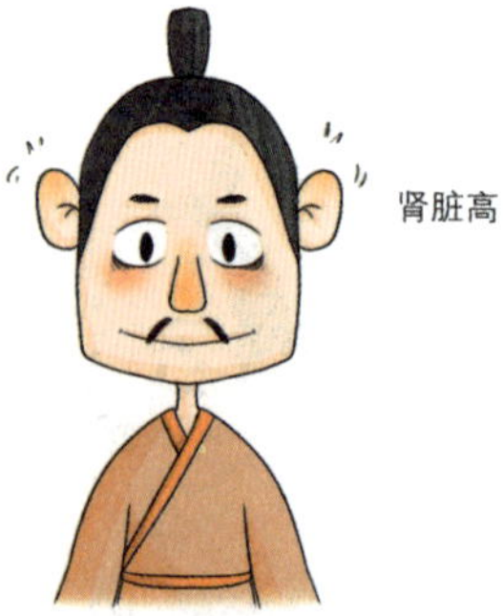

双耳向后下陷的人，肾脏的位置低。

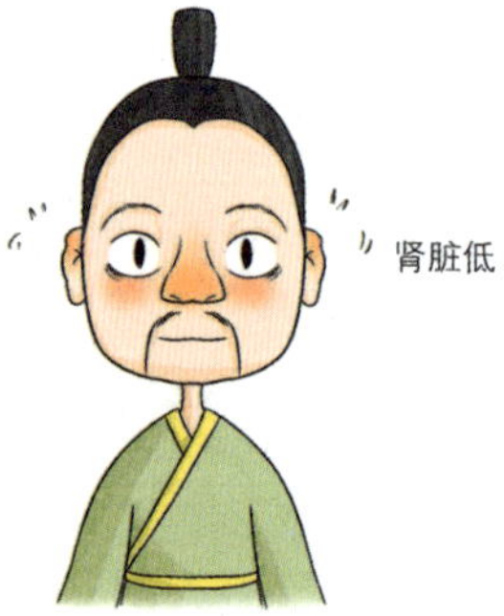

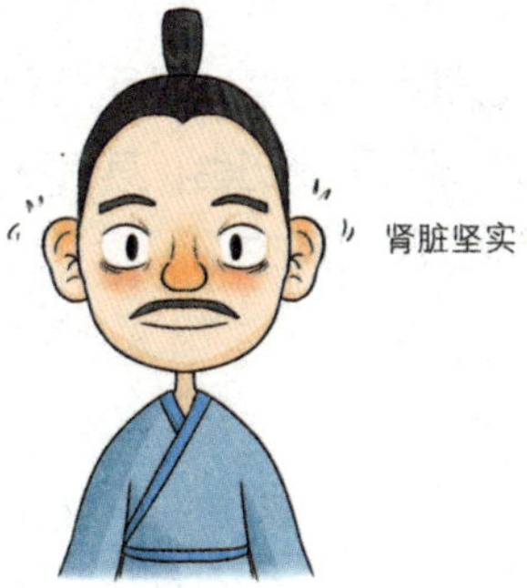

双耳皮肉坚实的人，肾脏坚实。

双耳皮肉瘦薄而不坚实的人，肾脏脆弱。

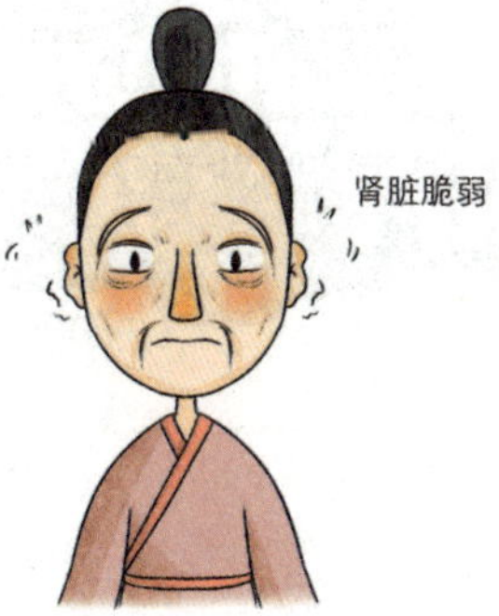

双耳皮肉丰厚端正，长在下颚骨前面的人，肾脏的位置端正。

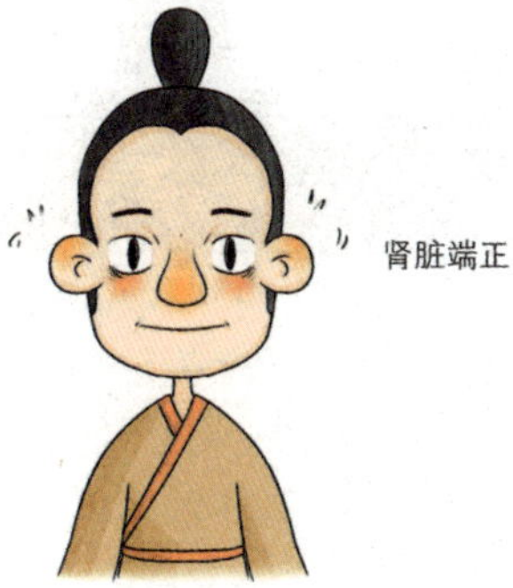

双耳高低不对称，一侧偏高的人，肾脏的位置偏斜。

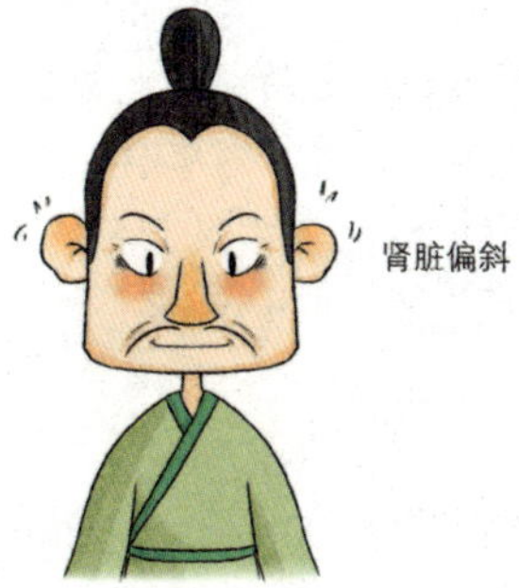

【原文】

帝曰：善。然非余之所问也。愿闻人之有不可病者，至尽天寿，虽有深忧大恐，怵惕之志，犹不能减也，甚寒大热，不能伤也；其有不离屏蔽室内，又无怵惕之恐，然不免于病者，何也？愿闻其故。

黄帝说：讲得好。但这些不是我想要问的。我想知道的是，有的人很少患病，能享尽天年。

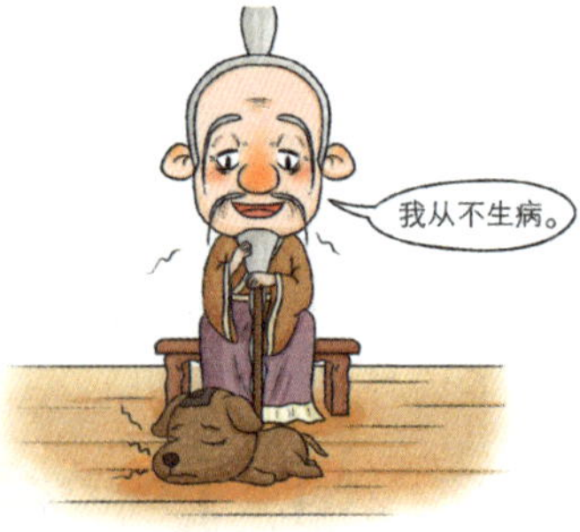

即使受到巨大的忧虑和惊恐等精神刺激，也不能侵害他，遇到严寒酷热等外邪的侵袭，身体也不会受到伤害。

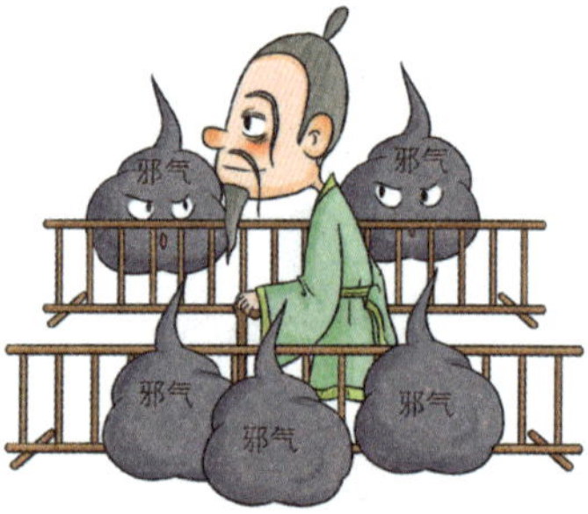

有的人虽然足不出户，又没有受到忧虑和惊恐的精神刺激，然而仍免不了生病，是什么道理。我想听听其中的缘故。

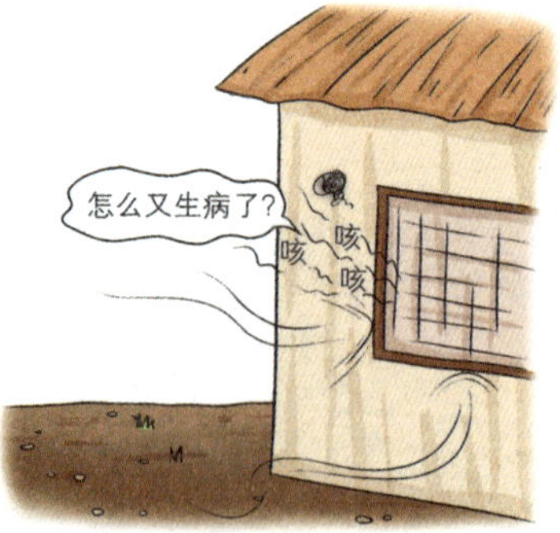

【原文】

岐伯曰：五脏六腑，邪之舍也，请言其故。五脏皆小者，少病，苦燋心，大愁忧；五脏皆大者，缓于事，难使以忧。五脏皆高者，好高举措。

岐伯说：五脏六腑，是内外邪气侵入并留居的地方，请让我讲讲其中的缘故。

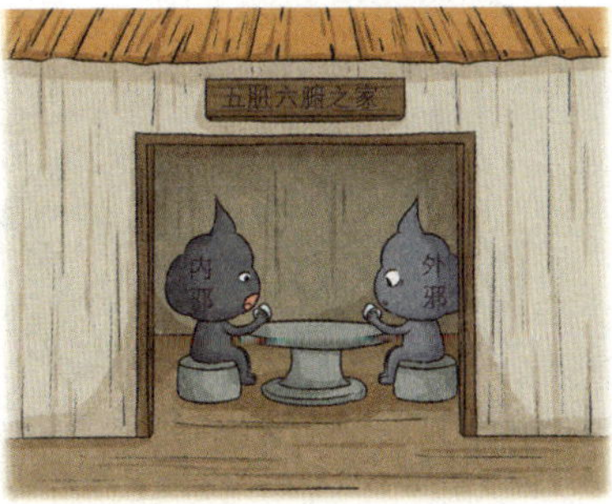

五脏都小的人，很少因邪气侵犯而生病，但却经常劳心焦虑，多愁善忧。

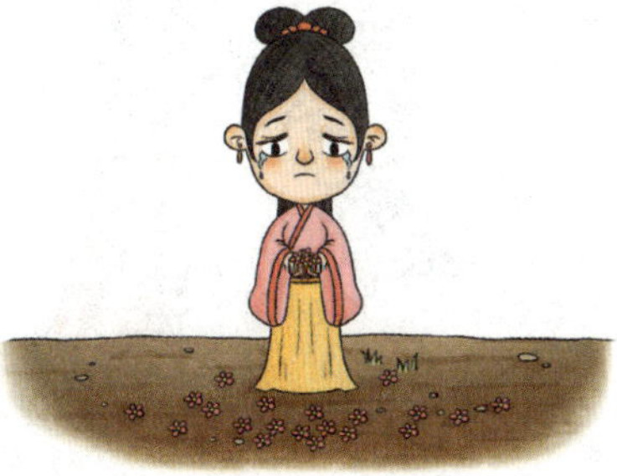

五脏都大的人，做事和缓，很难使他过度忧虑。

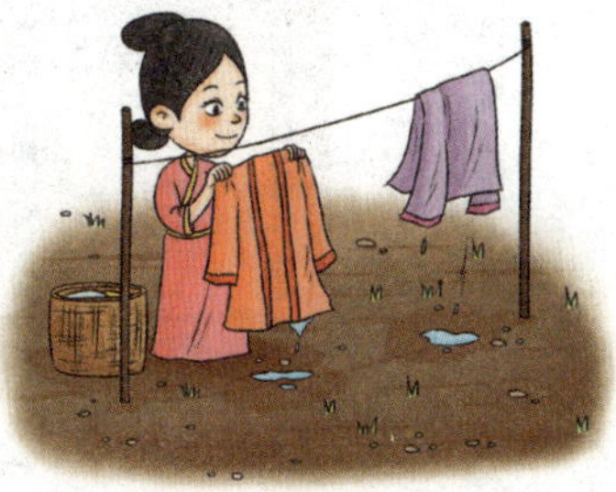

五脏位置都偏高的人，处事多好高骛远而不切实际。

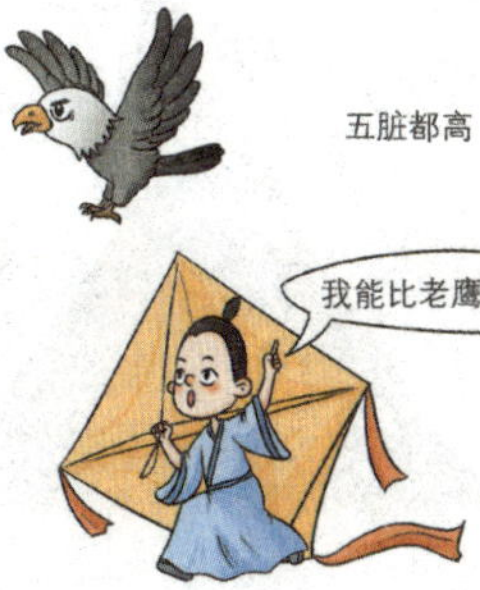

【原文】

五脏皆下者，好出人下。五脏皆坚者，无病；五脏皆脆者，不离于病。五脏皆端正者，和利得人心；五脏皆偏倾者，邪心而善盗，不可以为人平，卒反复言语也。

五脏位置都偏低的人，意志柔弱，大多甘居人下。

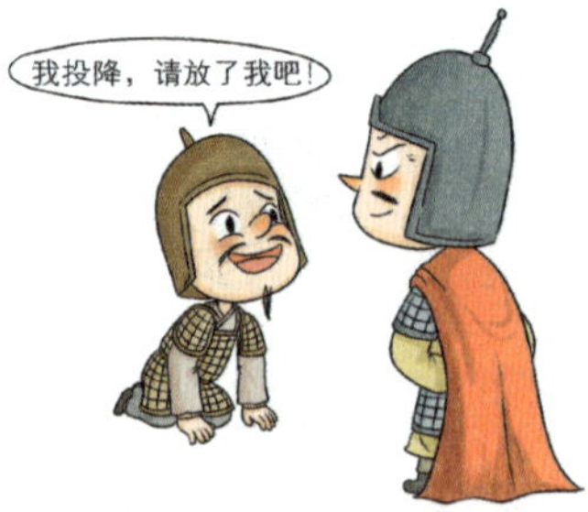

五脏都坚实的人，很少生病；五脏都脆弱的人，则经常疾病缠身。

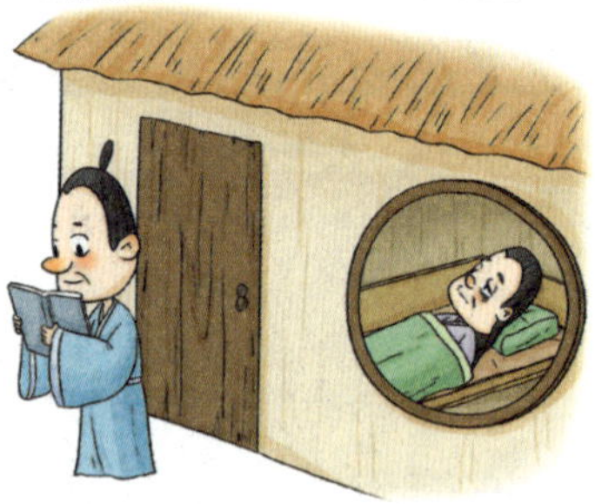

五脏都端正的人，性情和顺，容易受人喜欢。

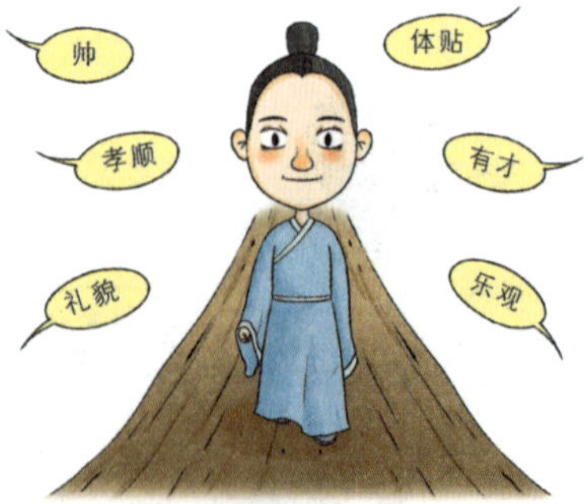

五脏都端正

五脏位置都偏斜的人，大多居心不正，常欲图谋不轨，不能以正常人的情理来揣度，言语反复无常。

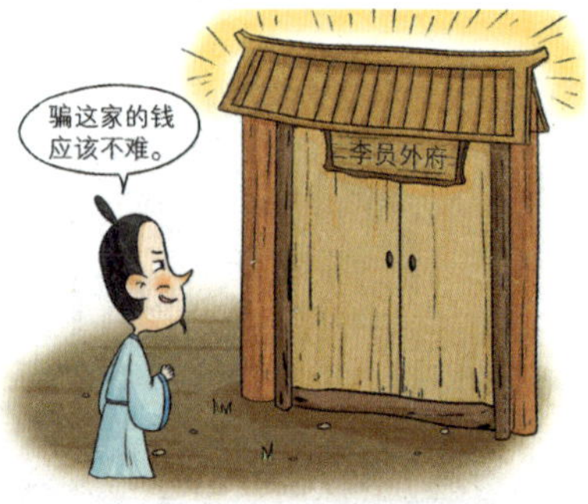

五脏都偏斜

六腑与身体的对应关系

【原文】

黄帝曰：愿闻六腑之应。

岐伯答曰：肺合大肠，大肠者，皮其应；心合小肠，小肠者，脉其应；肝合胆，胆者，筋其应；脾合胃，胃者，肉其应；肾合三焦膀胱，三焦膀胱者，腠理毫毛其应。

黄帝说：我想了解一下六腑与人体其他部位的相应关系。

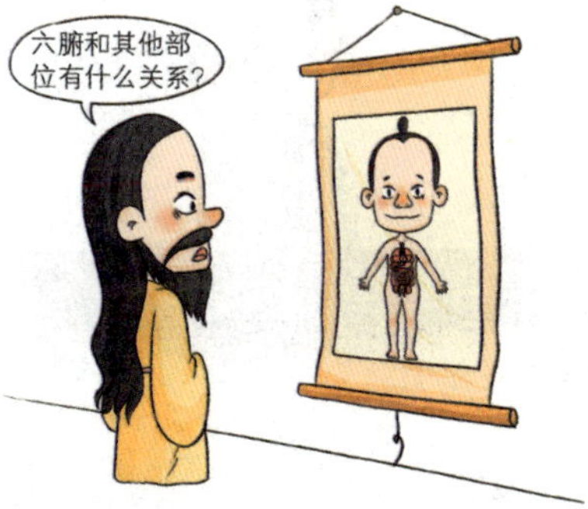
六腑和其他部位有什么关系?

岐伯回答说：肺与大肠表里相合，大肠在外与皮肤相应。

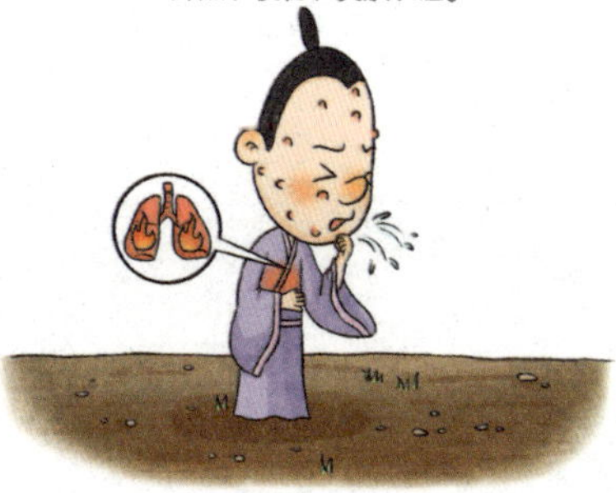
肺热、便秘、皮肤长痘。

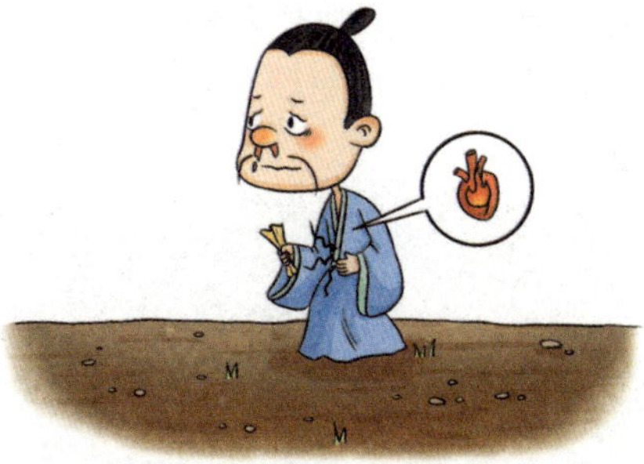
心火旺、小便短赤、血热。

心与小肠表里相合，小肠在外与血脉相应。

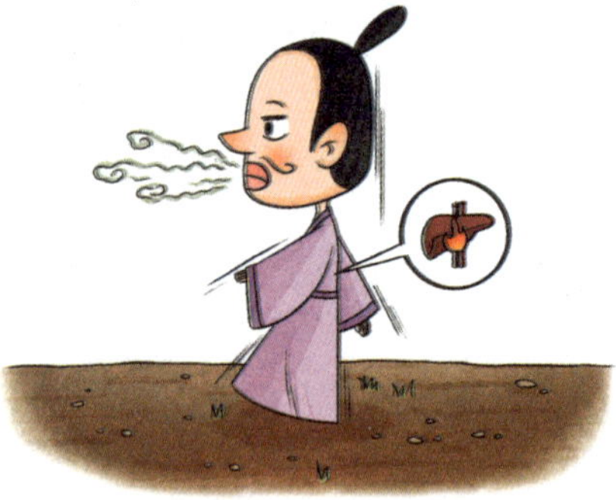

肝火盛、嘴苦嘴臭、身体僵硬。

肝与胆表里相合，胆在外与筋相应。

脾与胃表里相合，胃在外与肌肉相应。

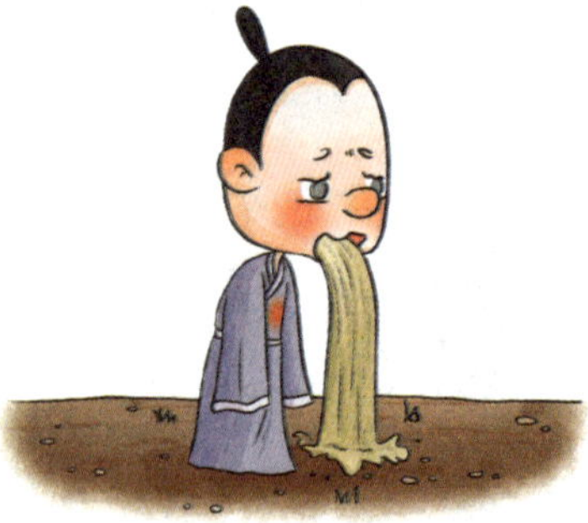

脾湿热、恶心呕吐、肌肉无力。

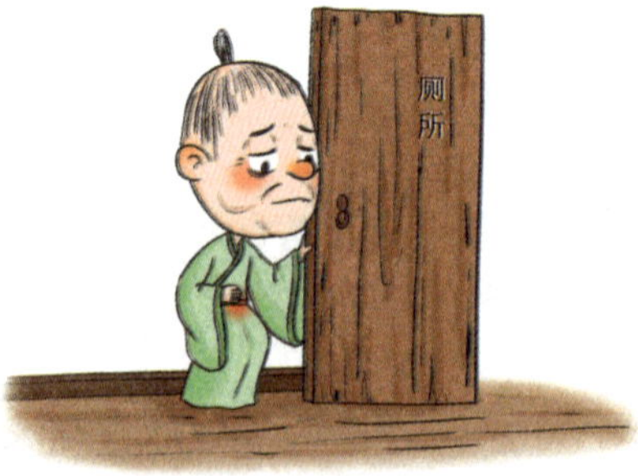

肾虚、尿频尿急、皮毛稀疏。

肾与三焦、膀胱表里相合，三焦、膀胱在外与腠理毫毛相应。

【原文】

黄帝曰：应之奈何？

岐伯曰：肺应皮。皮厚者大肠厚，皮薄者大肠薄。皮缓，腹里大者，大肠大而长，皮急者大肠急而短。皮滑者大肠直，皮肉不相离者大肠结。

黄帝问：它们之间的相应关系是如何表现的呢？

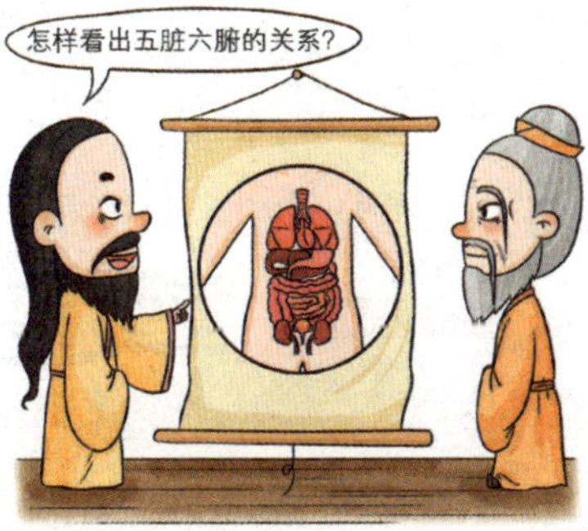

岐伯说：肺与大肠相表里，并与皮肤相应。皮肤厚的人，大肠厚；皮肤薄的人，大肠薄。

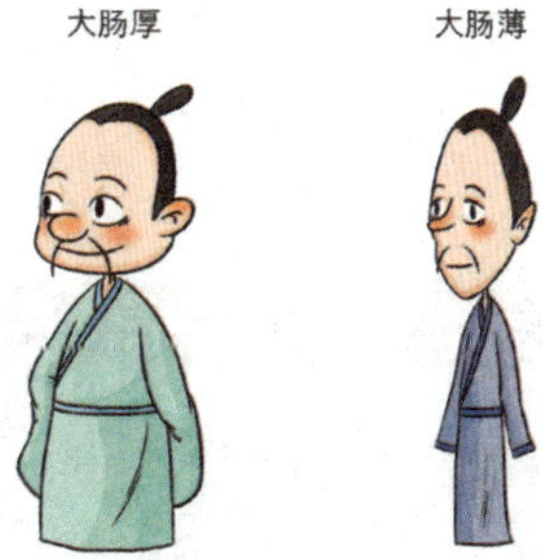

皮肤松弛，肚囊大的人，大肠粗松而长；皮肤紧绷的人，大肠紧而短。

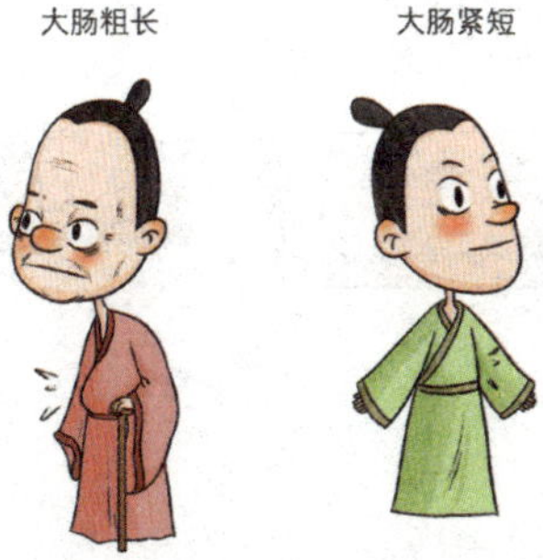

皮肤滑润的人，大肠通畅；皮肤干枯的人，大肠结涩而不滑利。

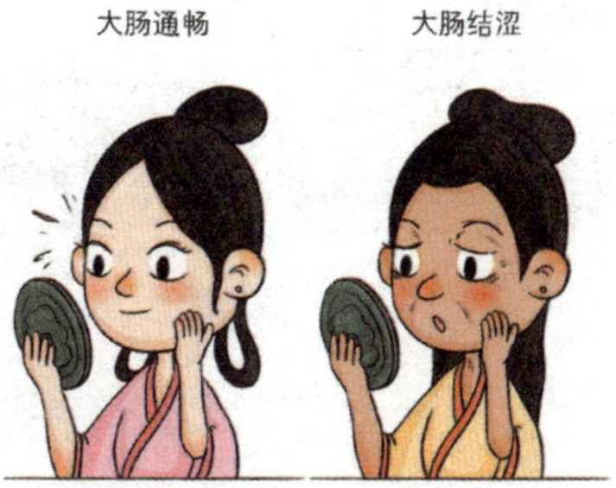

【原文】

心应脉。皮厚者脉厚，脉厚者小肠厚；皮薄者脉薄，脉薄者小肠薄；皮缓者脉缓，脉缓者小肠大而长；皮薄而脉冲小者，小肠小而短。诸阳经脉皆多纡屈者小肠结。

心脏与小肠相表里，并与血脉相应。脉在皮中，皮肤厚的人，血脉厚，血脉厚的人，小肠厚。

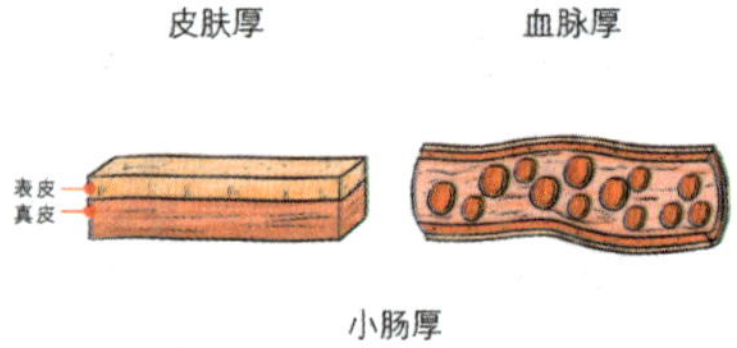

皮肤薄的人，血脉薄，血脉薄的人小肠薄。

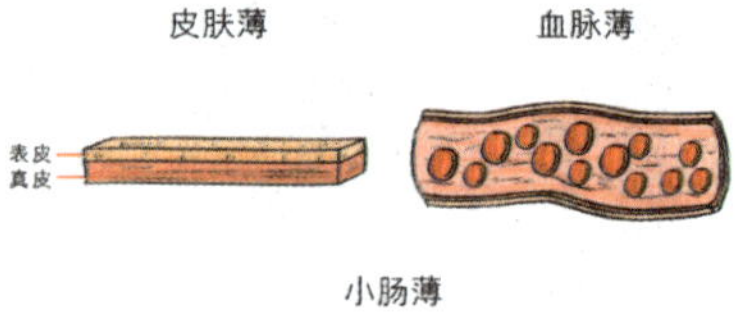

皮肤松弛的人，血脉弛缓，血脉弛缓的人小肠粗而长。

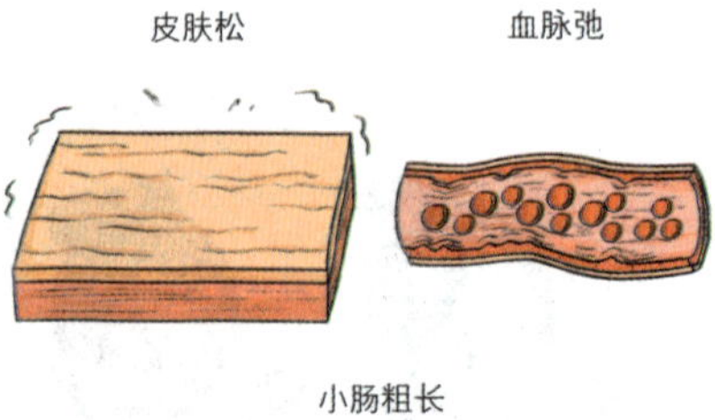

皮肤薄而血脉虚弱的人，小肠细而短。各条阳经显现有屈曲现象，小肠也就会结涩不畅。

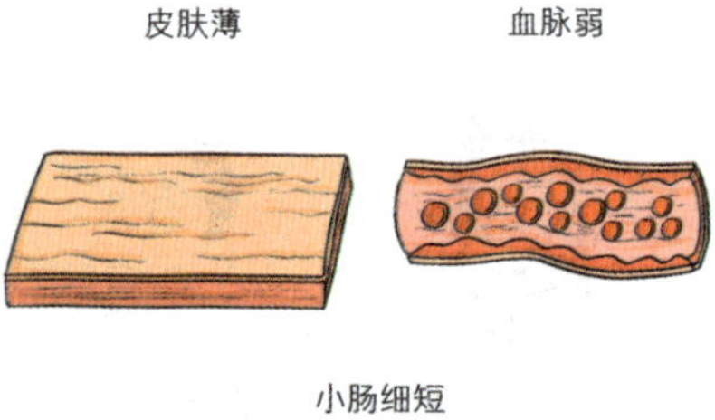

【原文】

脾应肉。肉䐃坚大者胃厚；肉䐃麼者胃薄。肉䐃小而麼者胃不坚；肉䐃不称身者胃下，胃下者下管约不利。肉䐃不坚者胃缓，肉䐃无小里累者胃急。肉䐃多少里累者胃结，胃结者上管约不利也。

脾与胃相表里，并与肌肉相应。脾主肌肉，肌肉的凸起处坚实粗大的人，胃壁厚。

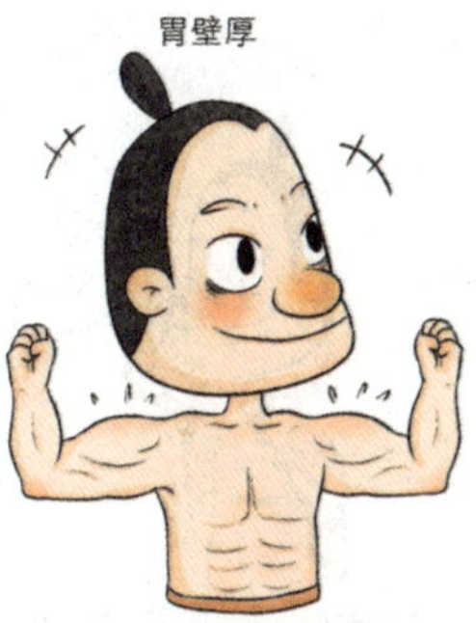

肌肉的凸起处细薄的人，胃壁薄。

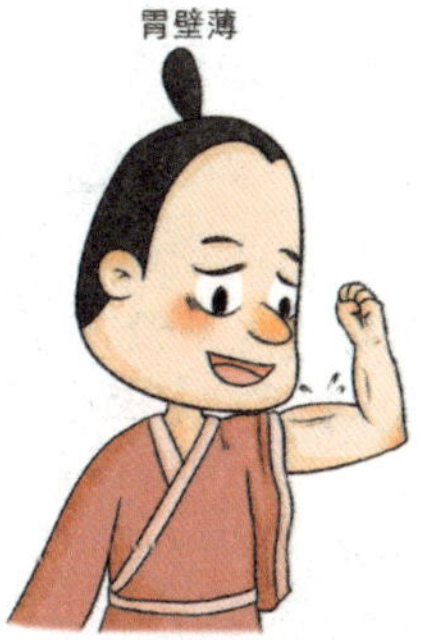

肌肉的凸起处细小薄弱的人，胃不坚实。

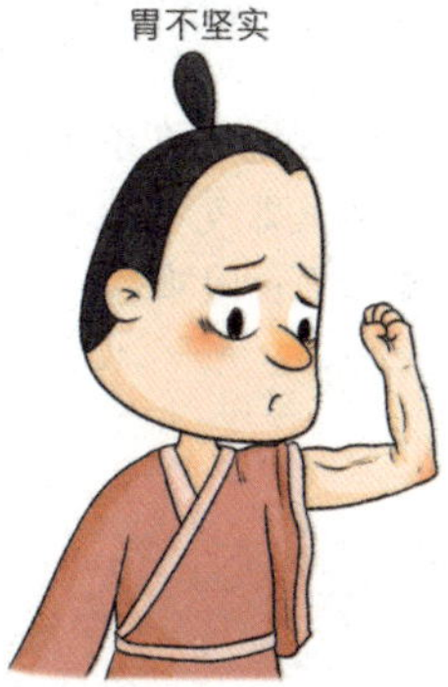

肌肉的凸起处与身体比例不相称的人，胃的位置较低，以致胃下口被食物压迫收束，食物不能顺利通行。

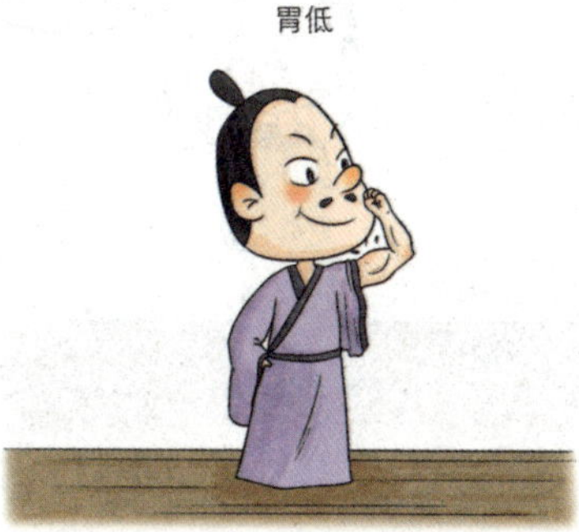

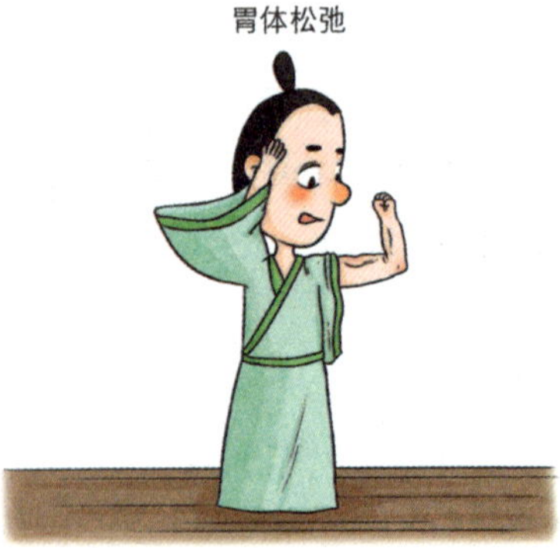
胃体松弛

肌肉的凸起处不坚实的人，胃体松弛。

肌肉的凸起处没有累累相连的小颗粒的人，胃体紧敛。

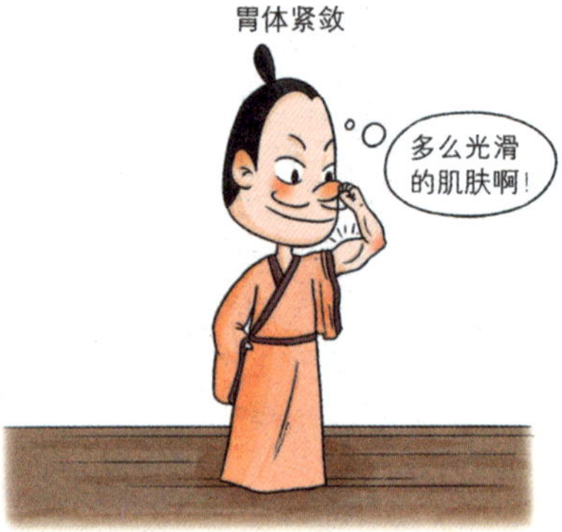
胃体紧敛
多么光滑的肌肤啊！

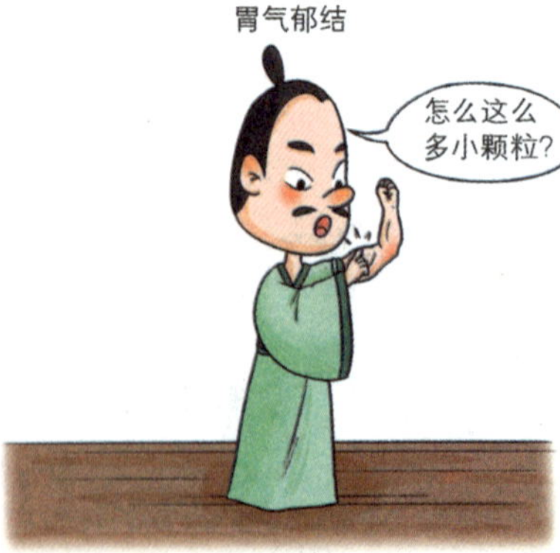
胃气郁结
怎么这么多小颗粒？

肌肉的凸起处有很多累累相连的小颗粒的人，胃气郁结，以致胃上口收束紧缩，饮食困难。

【原文】

肝应爪。爪厚色黄者胆厚，爪薄色红者胆薄。爪坚色青者胆急，爪濡色赤者胆缓。爪直色白无约者胆直，爪恶色黑多纹者胆结也。

肝与胆相表里，并与爪甲相应。肝主筋，爪甲是筋之余，爪甲厚实发黄的人，胆囊厚。

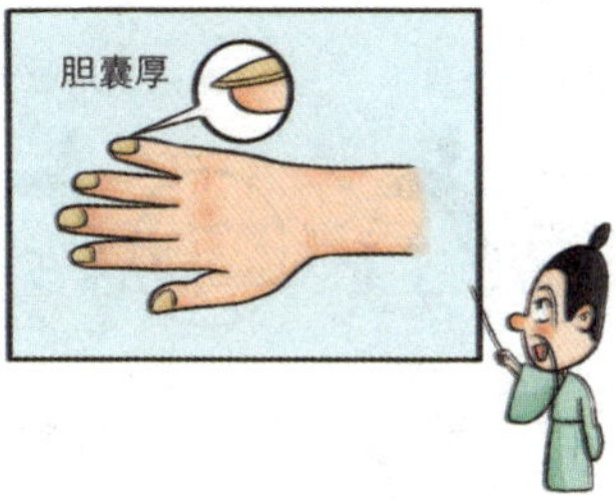

爪甲薄而发红的人，胆囊薄。爪甲坚硬而发青的人，胆紧敛。

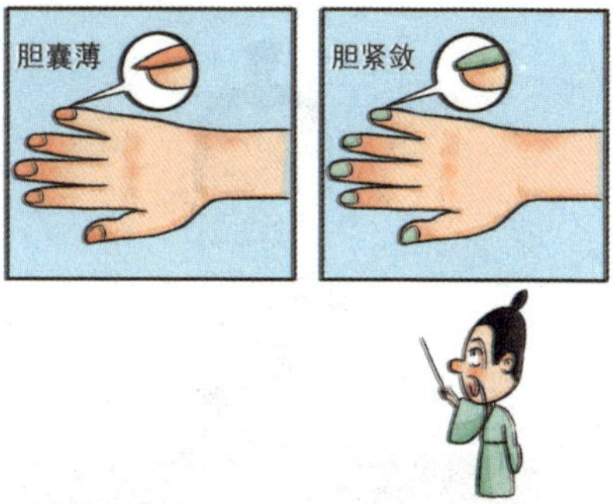

爪甲润泽而发红的人，胆弛缓。爪甲形状平直、色白而无纹理的人，胆气和顺舒畅。

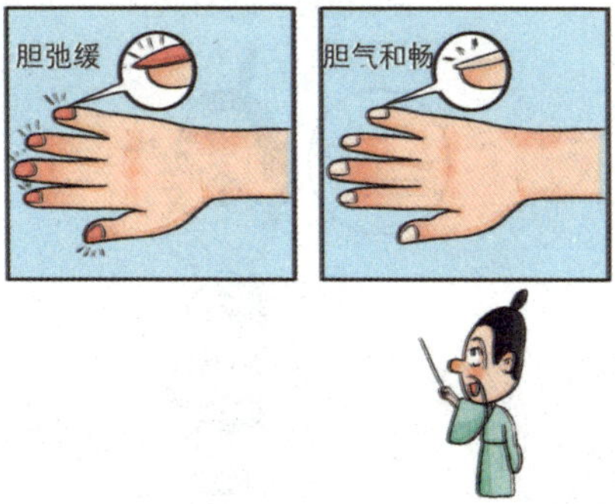

指甲形状畸形、色黑而多纹理的人，胆气郁结不畅。

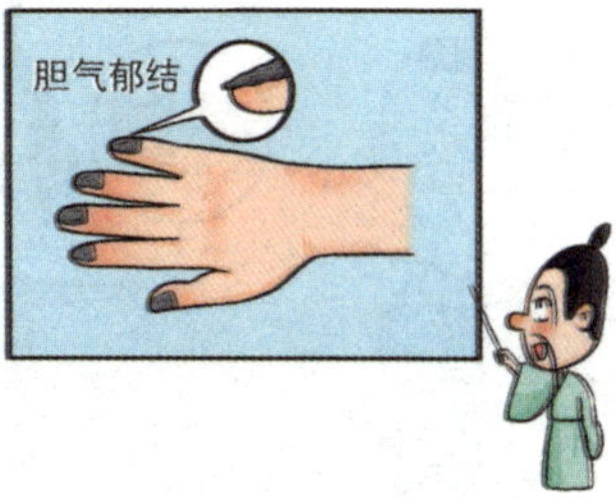

【原文】

肾应骨，密理厚皮者，三焦膀胱厚；粗理薄皮者，三焦膀胱薄。疏腠理者，三焦膀胱缓；皮急而无毫毛者，三焦膀胱急。毫毛美而粗者，三焦膀胱直；稀毫毛者，三焦膀胱结也。

肾与三焦和膀胱相表里，并与骨骼相应。皮肤厚实，纹理致密的人，三焦与膀胱厚实。

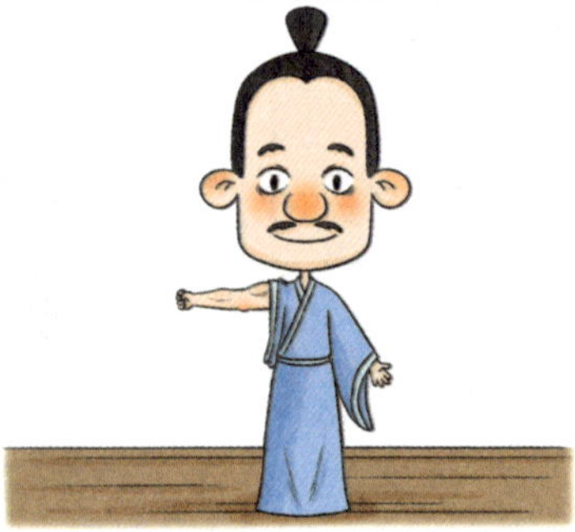

皮肤薄弱，纹理粗疏的人，三焦与膀胱薄弱。皮肤纹理疏松的人，三焦与膀胱之气弛缓。

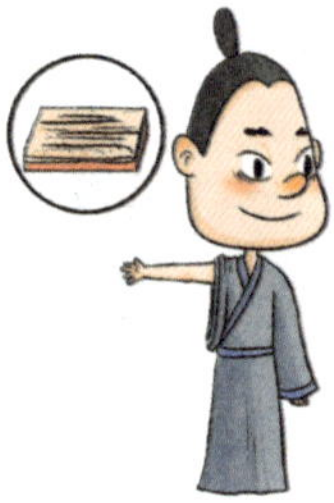

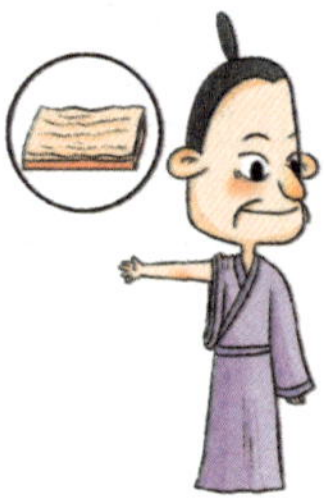

皮肤紧绷而无毫毛的人，三焦与膀胱之气紧敛。毫毛丰润粗壮的人，三焦与膀胱之气疏畅。

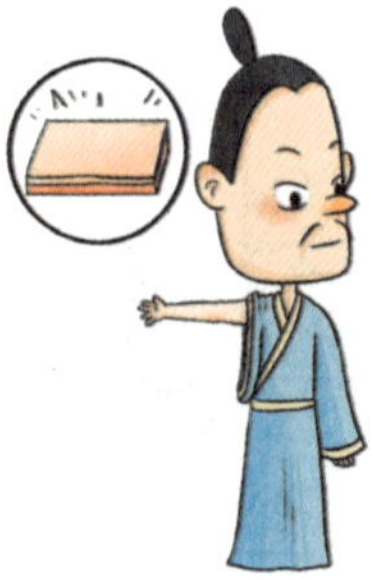

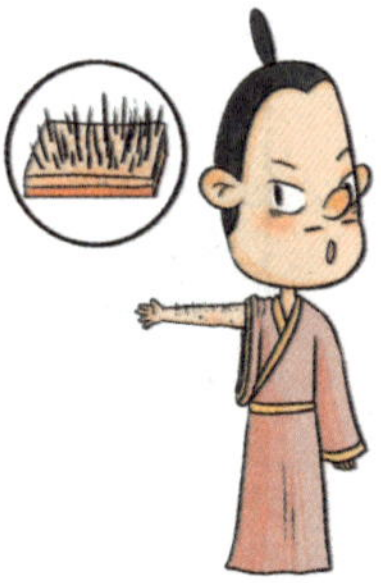

毫毛稀疏的人，三焦与膀胱之气郁结不畅。

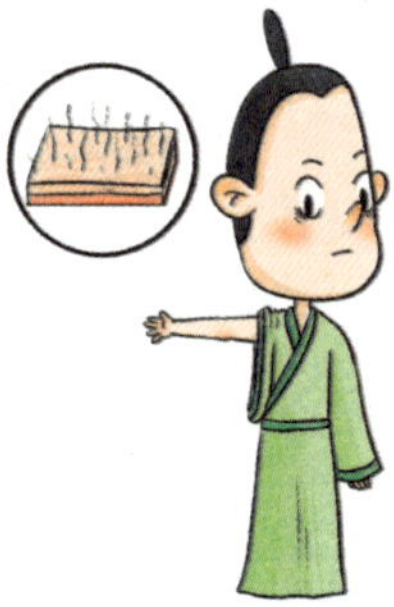

010

面部的五色变化

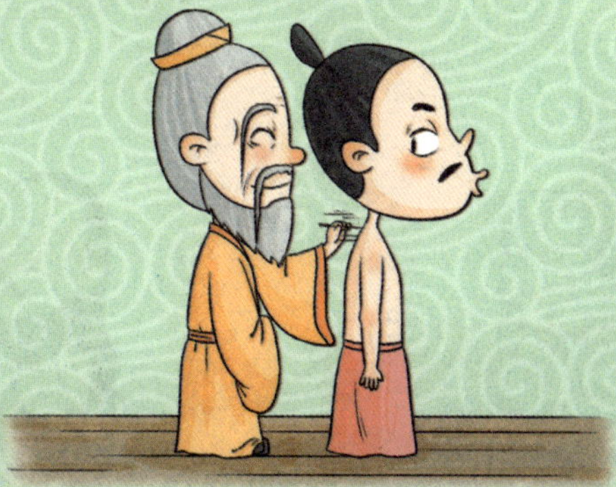

面部不同颜色所代表的健康状况

【原文】

黄帝曰：首面上于阙庭，王宫在于下极。五脏安于胸中，真色以致，病色不见。明堂润泽以清。青黑为痛，黄赤为热，白为寒。

头面的情况反映在两眉之间和前额部，心脏这个王宫的情况反映在两目之间的下极。

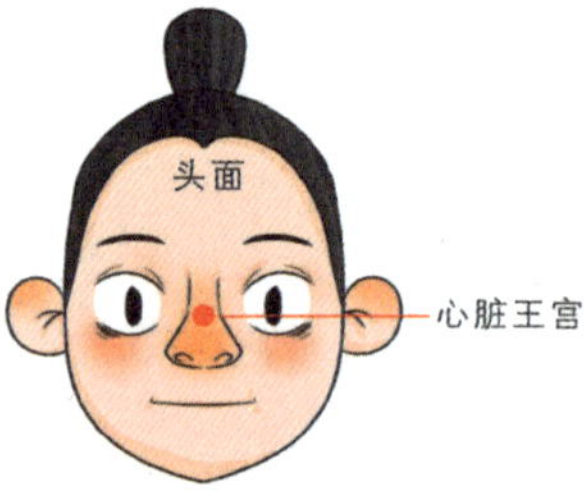

如果胸腹中的五脏安定平和，五脏真气所化生的五色就会正常地反映到面部，而不会出现患病的异常色泽。

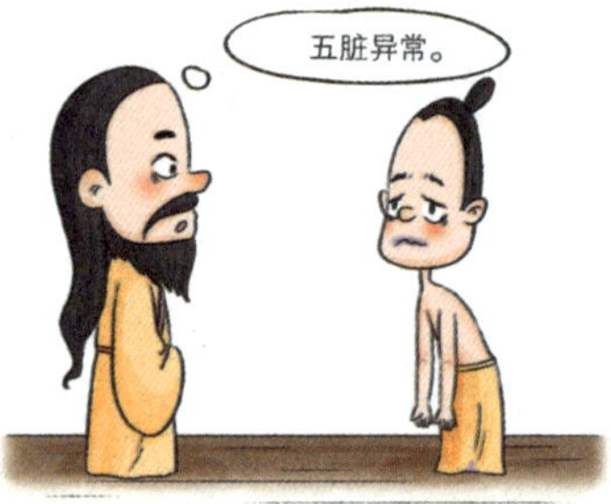

鼻部的色泽，也会明润而清朗。

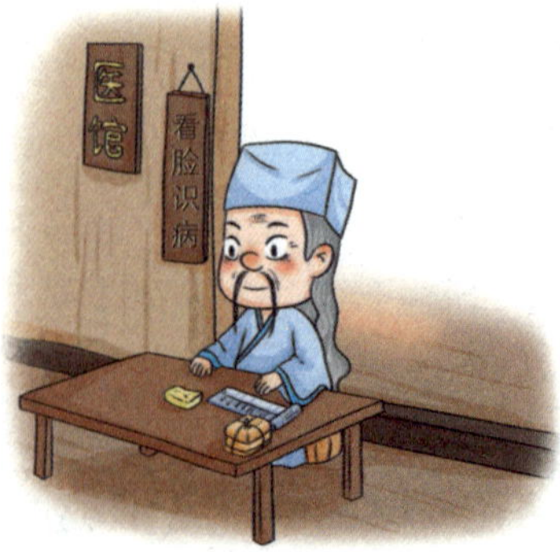

青色和黑色主痛，黄色和赤色主热，白色主寒。

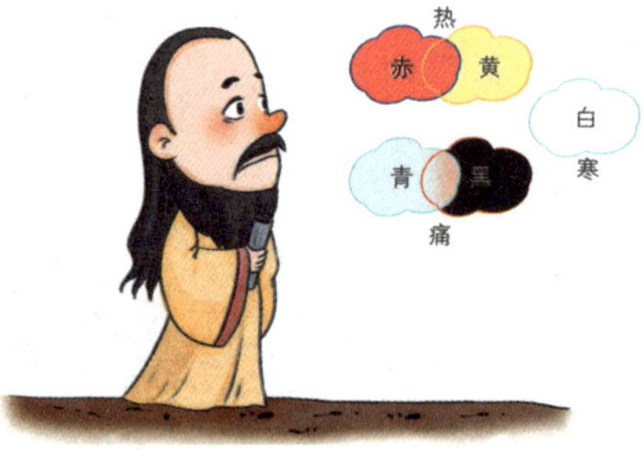

脉诊和色诊的诊断特征

【原文】

雷公曰：病之益甚，与其方衰，如何？

黄帝曰：外内皆在焉。切其脉口滑小紧以沉者，病益甚，在中；人迎气大紧以浮者，其病益甚，在外。其脉口浮滑者，病日进；人迎沉而滑者，病日损。其脉口滑以沉者，病日进，在内。

雷公问：疾病是在逐渐加重，还是将要减轻，应当怎样判断呢？

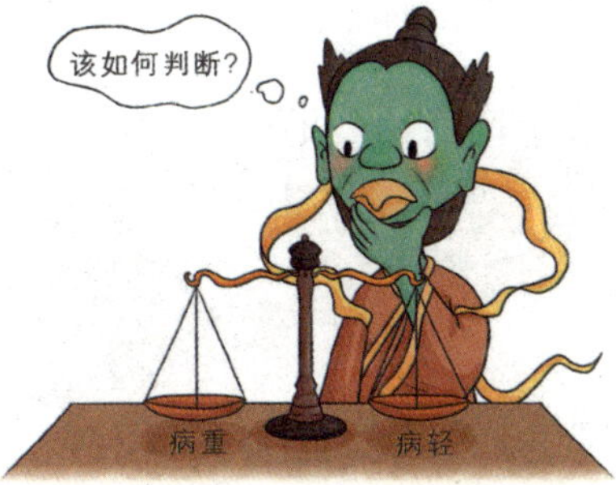

黄帝说：疾病在人体的表里内外都可以发生，对疾病加重或减轻的推断，不但要运用色诊，还要结合脉诊。

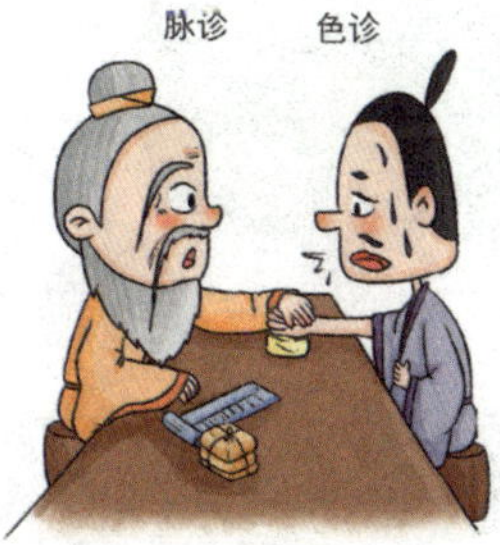

切按病人的寸口脉时，如果脉象滑、小、紧而沉，说明是阴邪侵入五脏，疾病会逐渐加重。

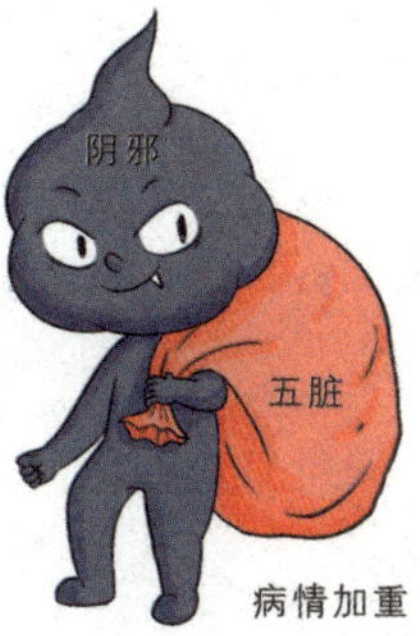

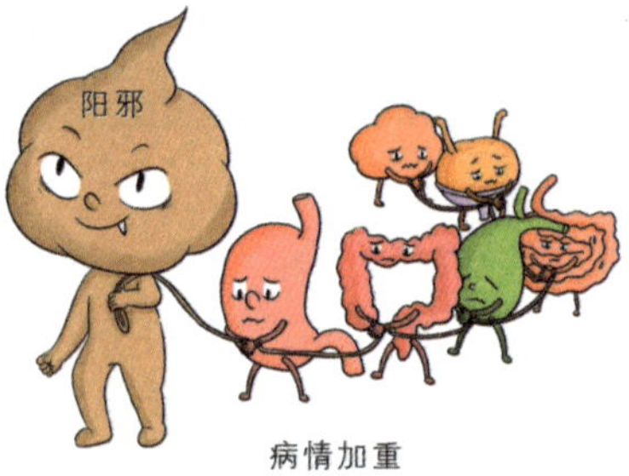

病情加重

如果人迎脉大、紧而浮，表明是阳邪侵入六腑，疾病也会逐渐加重。

如果寸脉的脉象浮而滑，说明五脏的阴邪逐渐加重，疾病会日渐加重。

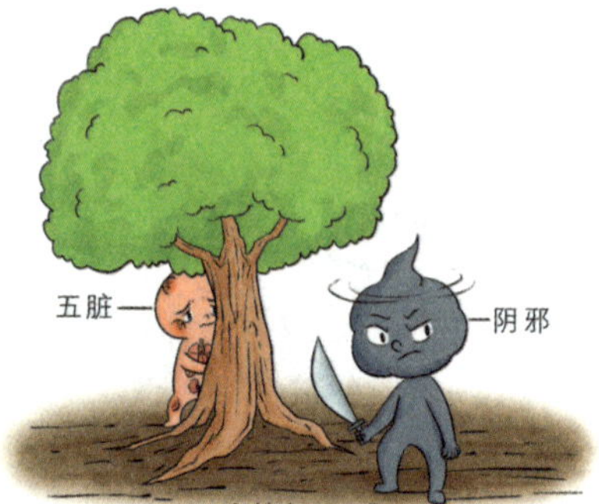

病情加重

如果人迎脉的脉象沉而滑，说明六腑的阳邪逐渐消退，病情就会日渐好转。

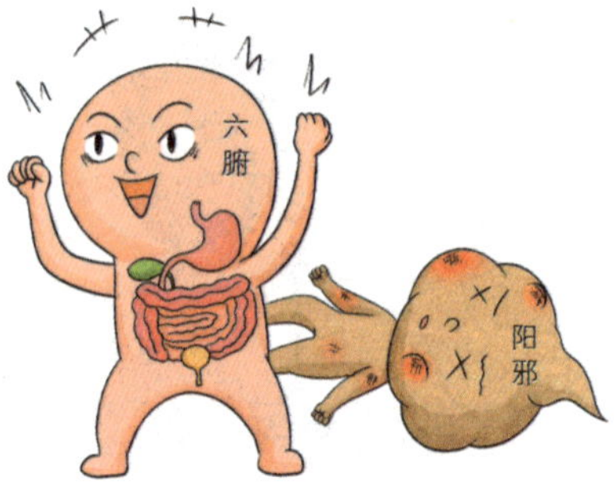

病情减轻

寸脉的脉象沉而滑，说明五脏的阴邪逐渐亢盛，疾病会日益加重。

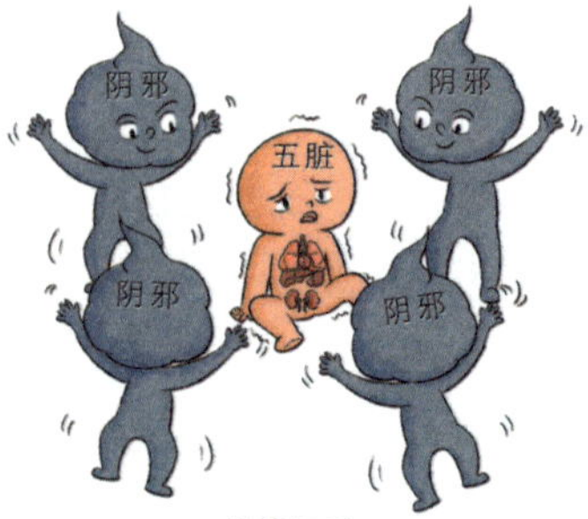

病情加重

【原文】

其人迎脉滑盛以浮者，其病日进，在外。脉之浮沉及人迎与寸口气小大等者，病难已。病之在脏，沉而大者，易已，小为逆。

人迎脉的脉象浮滑而盛大，说明六腑的阳邪逐渐亢盛，疾病也会日益加重。

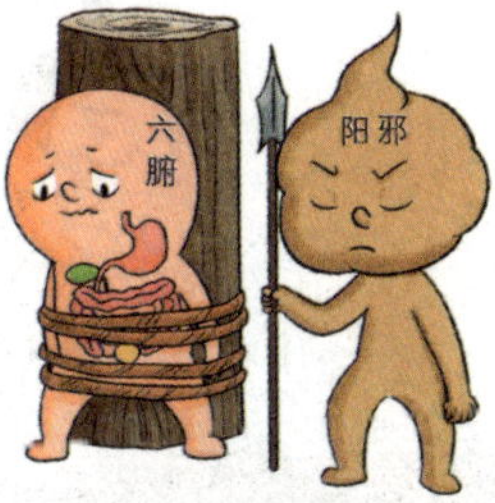

病情加重

如果人迎脉和寸脉的脉象浮沉、大小都一样，说明脏腑阳邪亢盛，疾病就会难以治愈。

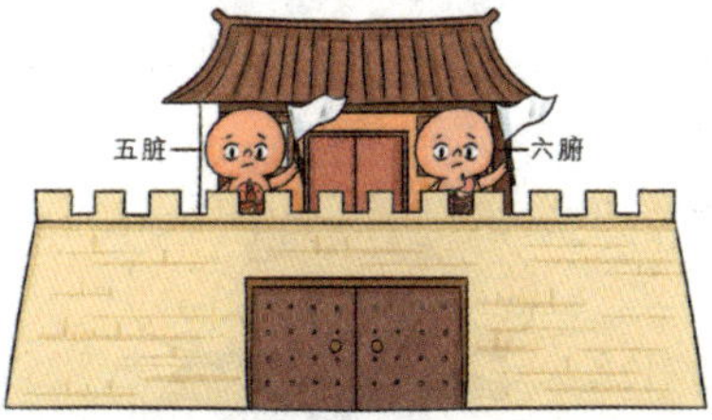

病难治

疾病发生在五脏时，如果脉象沉而大，说明正气充足，疾病就容易治愈。

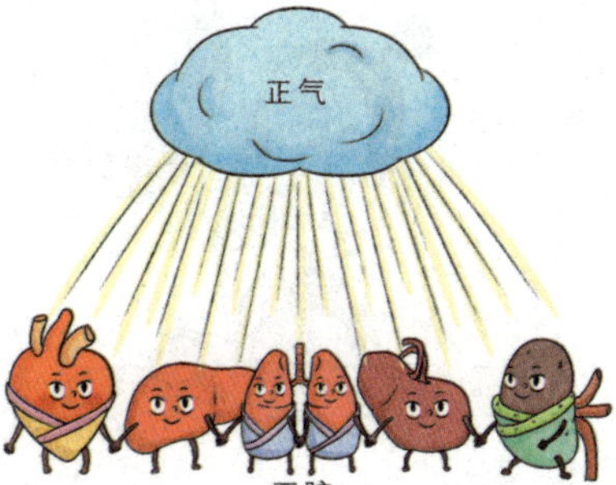

病易治

如果脉象细小，就是正气不足的逆象，疾病就难以治愈。

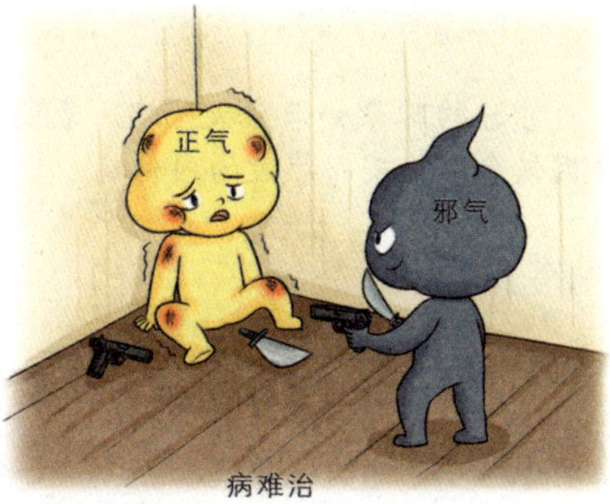

病难治

【原文】

病在腑，浮而大者，其病易已。人迎盛坚者，伤于寒；气口盛坚者，伤于食。

疾病发生在六腑时，如果脉象浮大，说明正气充足，疾病就容易治愈，反之就是难以治愈的逆象。

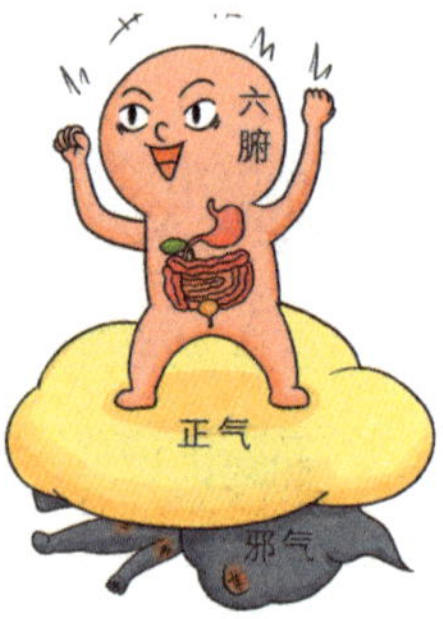

病易治

人迎脉的脉象如果盛大坚实，表明是因感受寒邪而导致的外感病。

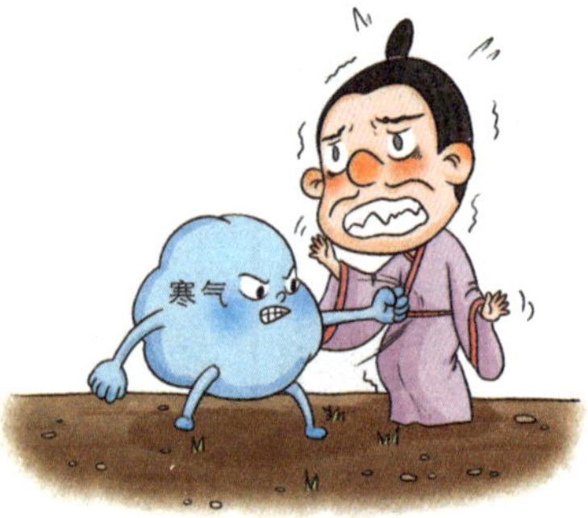

寸脉的脉象如果盛大坚实，表明是因饮食不节制而导致的内伤病。

暴饮暴食。

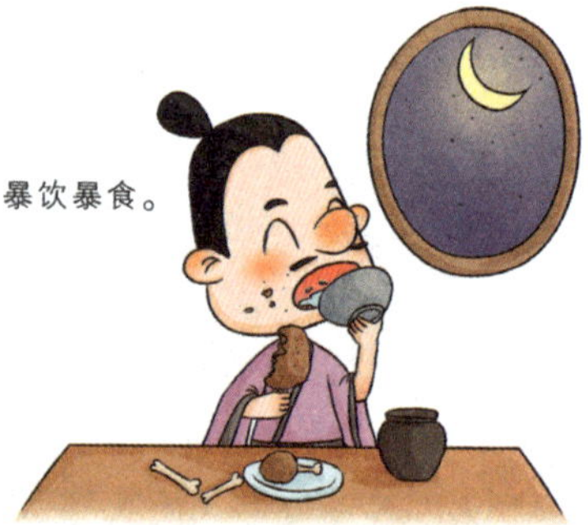

【原文】

雷公曰：以色言病之间甚，奈何?

黄帝曰：其色粗以明，沉夭者为甚。其色上行者，病益甚，其色下行，如云彻散者，病方已。

雷公问：如何根据面部的色泽变化来判断疾病的轻重呢?

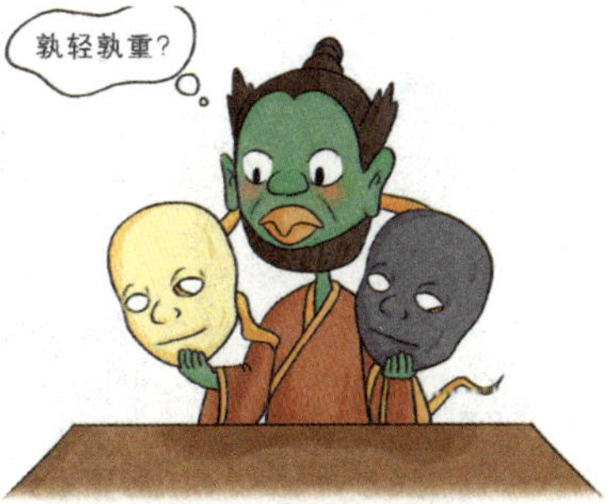

黄帝说：面部色泽明亮，说明病轻；色泽沉滞晦暗，说明病重。

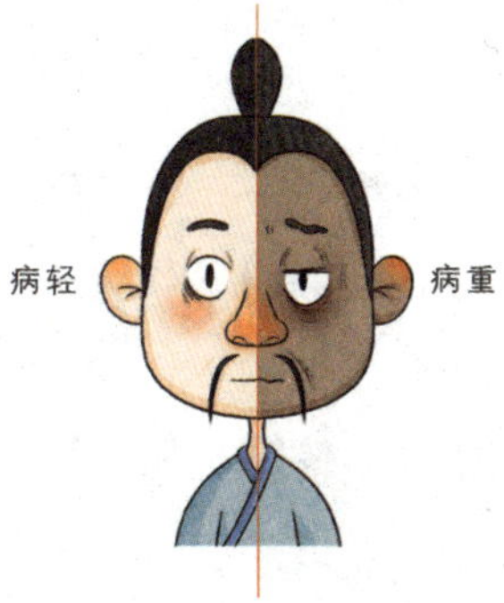

如果病色从下向上蔓延，病情就逐渐加重。

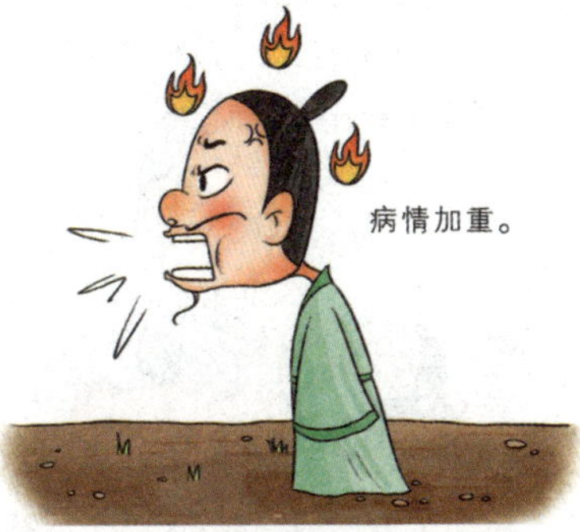

病色从上向下，像云雾消散一样逐渐消退，疾病将痊愈。

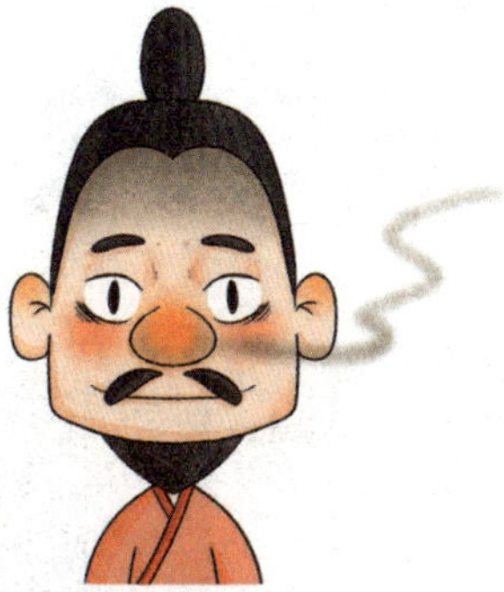

【原文】

五色各有脏部，有外部，有内部也。色从外部走内部者，其病从外走内；其色从内走外者，其病从内走外。病生于内者，先治其阴，后治其阳。反者益甚。

五色在面部的表现，各有其相应的脏腑部位，整个面部分为内外，内部归属五脏，外部归属六腑。

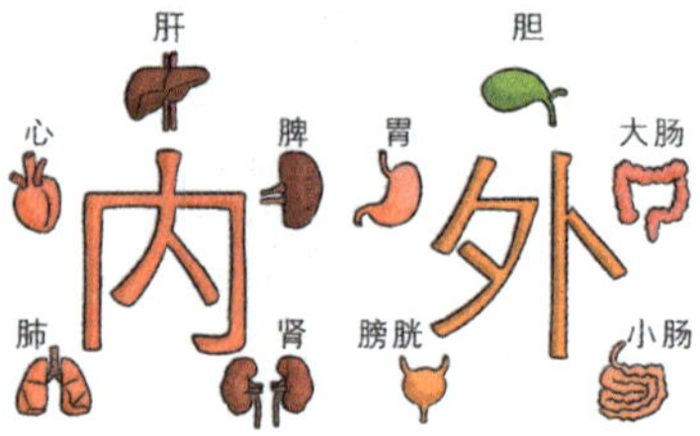

如果五色的变化是从外部开始，逐渐发展到内部，则疾病的发生，是从六腑开始，而逐渐影响到五脏。

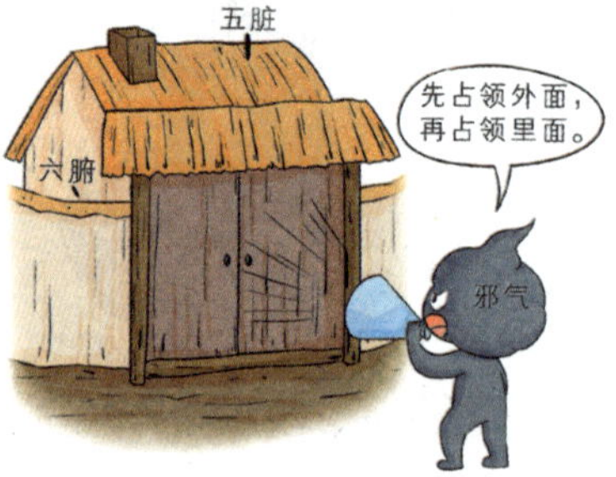
五脏
先占领外面，再占领里面。
六腑
邪气

如果五色的变化从内部开始，逐渐发展到外部，疾病则是从五脏开始，逐渐影响到六腑。

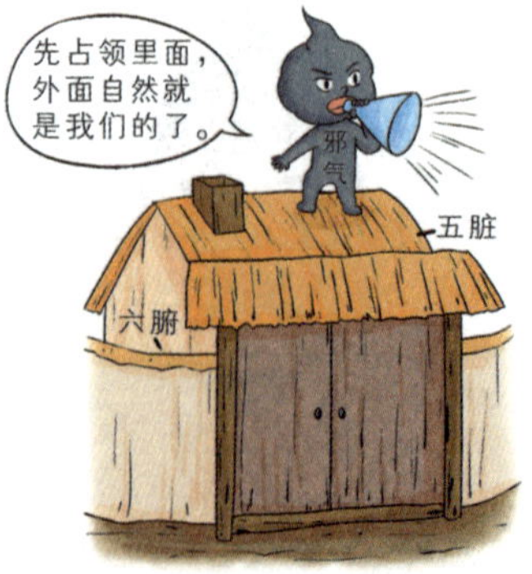
先占领里面，外面自然就是我们的了。
邪气
五脏
六腑

疾病由五脏影响到六腑的，应当首先治疗五脏，然后治疗六腑。如果违背这个原则，疾病就会加重。

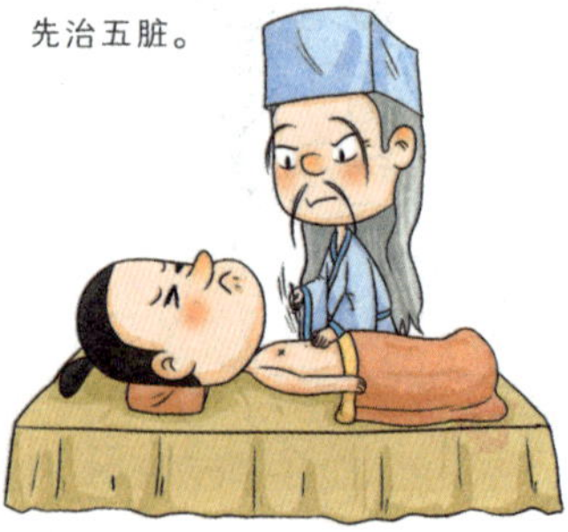

【原文】

其病生于阳者，先治其外，后治其内。反者益甚。其脉滑大以代而长者，病从外来。目有所见，志有所恶，此阳气之并也，可变而已。

疾病由六腑影响到五脏的，应当首先治疗六腑，然后治疗五脏。违背这个原则，疾病也会加重。

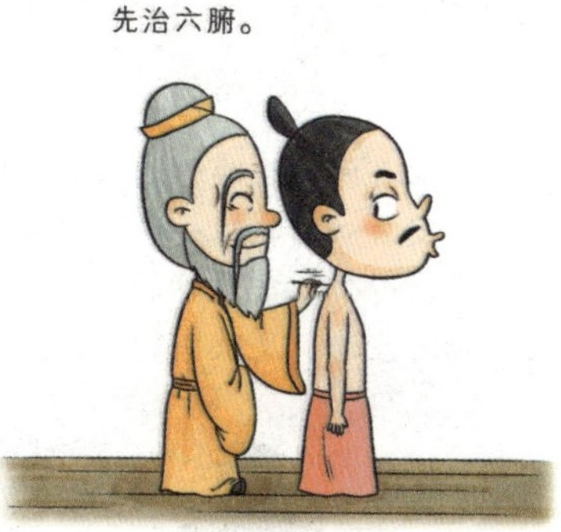

如果脉象滑大，或是脉结代而长，说明是邪气从外侵袭人体。

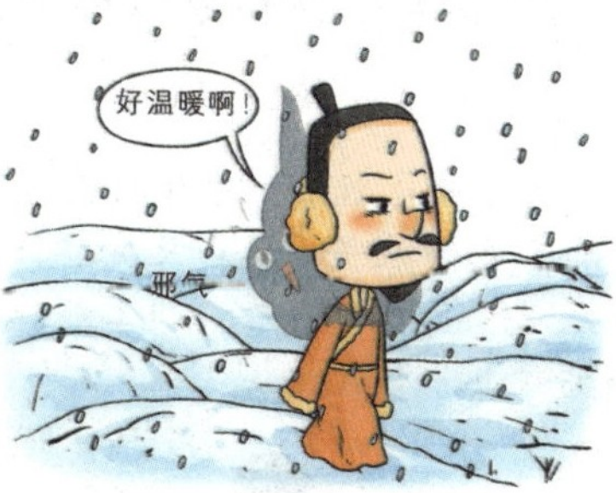

如果出现目有所见的幻视和有厌恶之感的神志异常，则是由阳邪侵入阳分而阳气过盛引起的，治疗时根据前面所述的原则灵活变通，疾病就会痊愈。

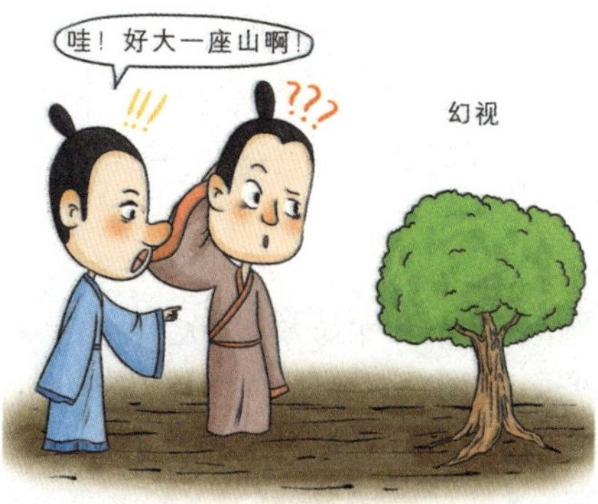

如何通过面部观察来指导疾病的治疗

【原文】

黄帝曰：庭者，首面也；阙上者，咽喉也；阙中者，肺也；下极者，心也；直下者，肝也；肝左者，胆也；下者，脾也；方上者，胃也；中央者，大肠也；挟大肠者，肾也；当肾者，脐也；面王以上者，小肠也；面王以下者，膀胱、子处也；颧者，肩也；颧后者，臂也；臂下者，手也；目内眦上者，膺乳也；挟绳而上者，背也；循牙车以下者，股也；中央者，膝也；膝以下者，胫也；当胫以下者，足也；巨分者，股里也；巨屈者，膝膑也。

黄帝说：脏腑、肢体与面部各个部位的对应关系是：天庭部位，反映头面的状况；眉心的上部，反映咽喉的状况。

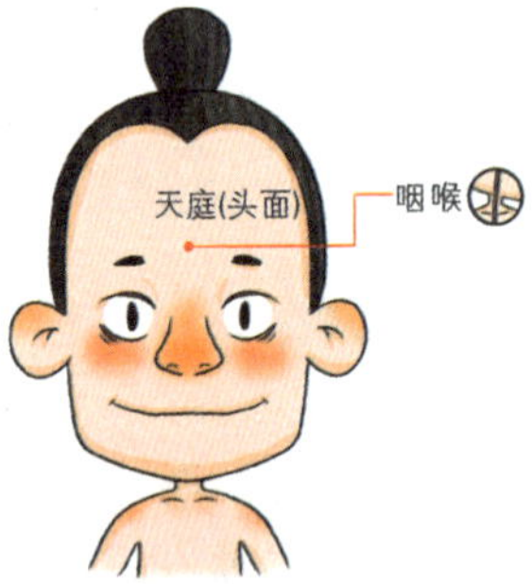

两眉之间，反映肺的状况；两目之间，反映心的状况；两目之间正下方的鼻柱部位，反映肝的状况；肝所主部位的左边，反映胆的状况。

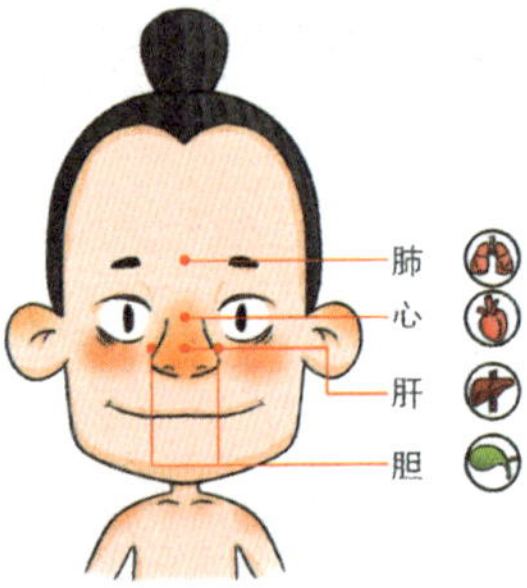

从鼻柱以下的鼻头，反映脾的状况；挟鼻头而略上的部位，反映胃的状况。

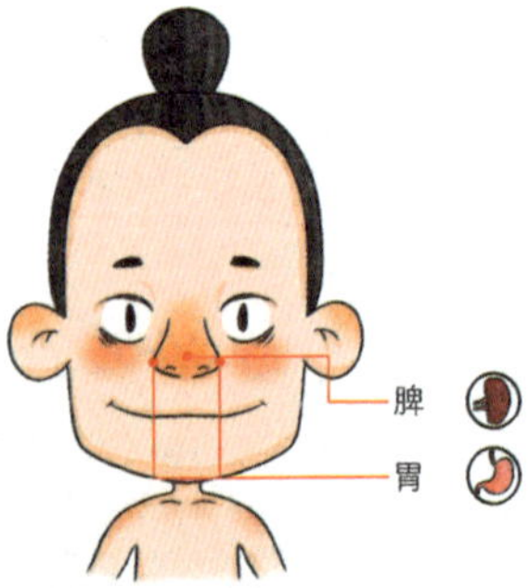

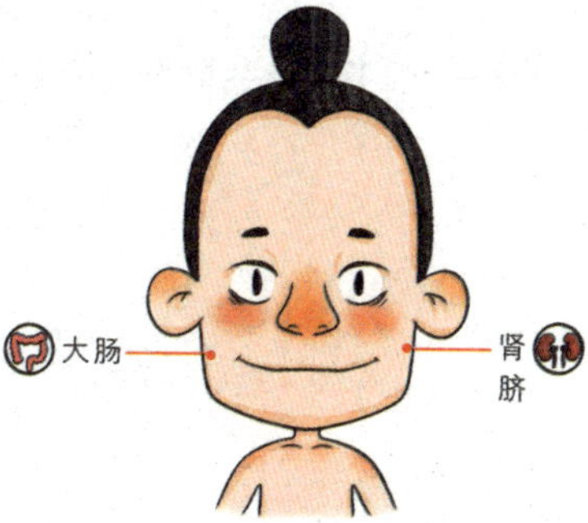

面颊的中央部位，反映大肠的状况；挟大肠所主部位的外侧部位，反映肾的状况；在身体上，肾与脐正相对，所以肾所主部位的下方，反映脐的状况。

鼻头的外侧上方，反映小肠的状况；鼻头下方的人中沟部位，反映膀胱和子宫的状况。

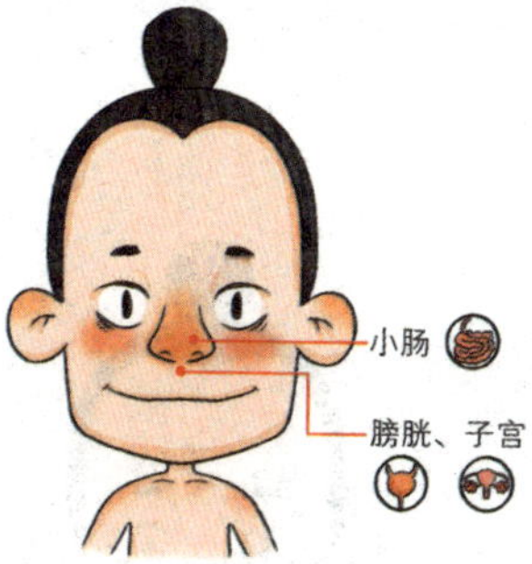

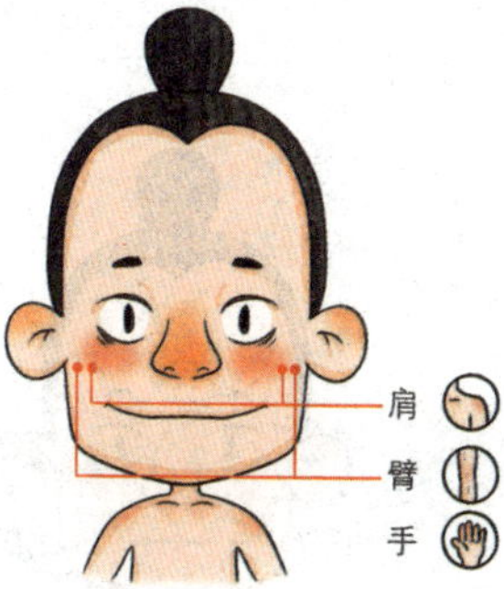

两颧，反映肩部的状况；两颧的外侧，反映臂的状况；臂所主部位的下方，反映手的状况。

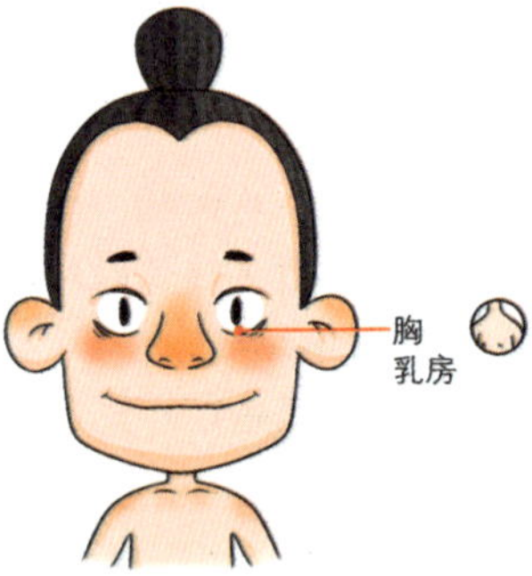

内眼角的上方，反映胸部和乳房的状况。

面颊外侧耳边的直上的部分，反映背的状况；沿着颊车向下，反映大腿的状况。

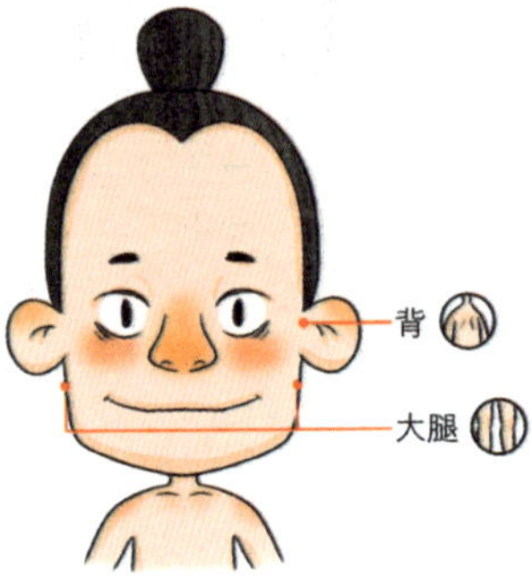

上下牙床中间的部位，反映膝的状况；膝所主部位的下方，反映小腿的状况；小腿所主部位的下方，反映足的状况。

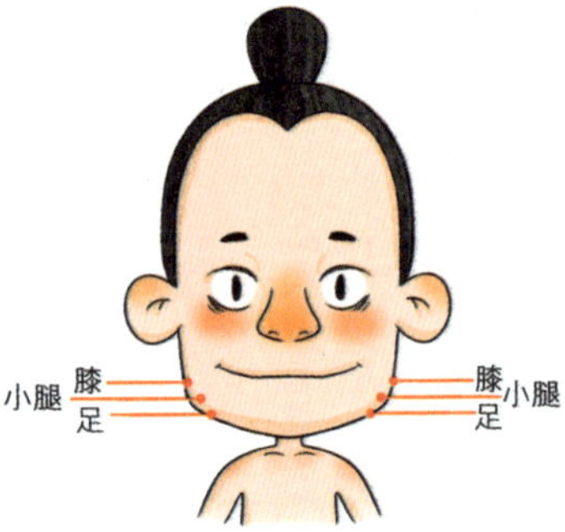

口角的大纹处，反映大腿内侧的状况；面颊下方曲骨的部位，反映膝部髌骨的状况。

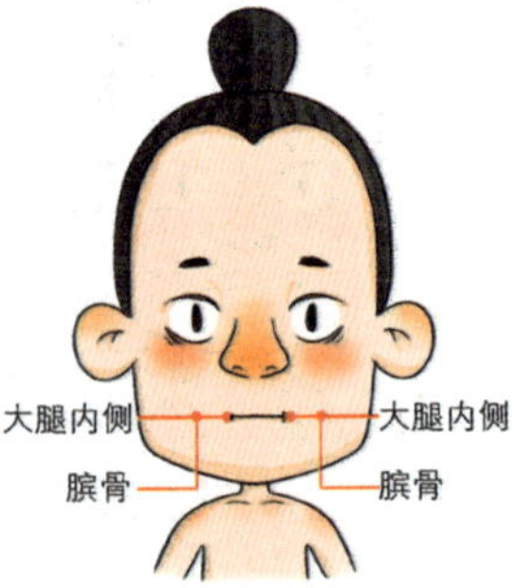

【原文】

沉浊为内，浮泽为外。黄赤为风，青黑为痛，白为寒。黄而膏润为脓，赤甚者为血痛，甚为挛，寒甚为皮不仁。

面色沉滞晦暗，说明是里在脏的病变。

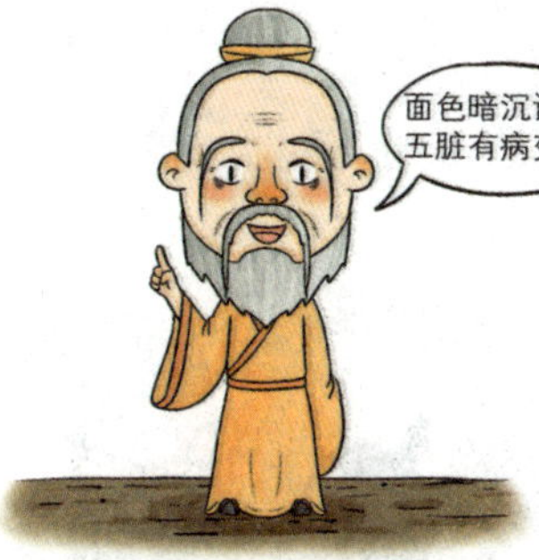
面色暗沉说明
五脏有病变。

面色浮露而鲜明，说明是外在腑的病变。

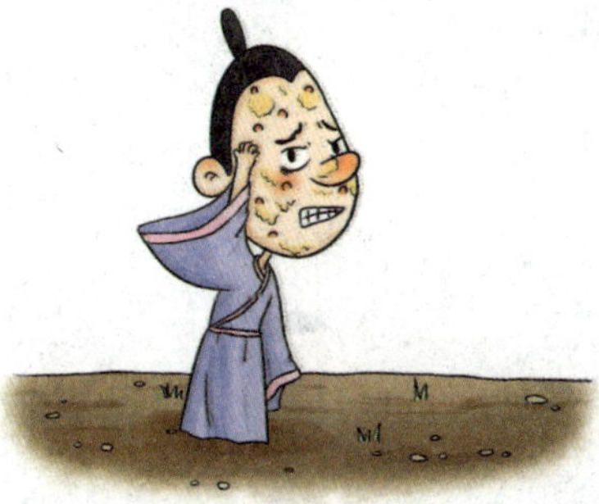
病变在外在腑

面部呈现黄色和赤色，说明患有热病。

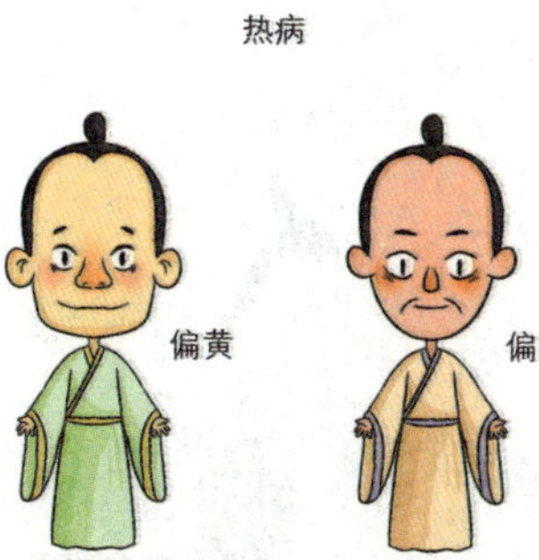
热病
偏黄
偏红

呈现青色和黑色，说明患有痛证；呈现白色，说明患有寒证。

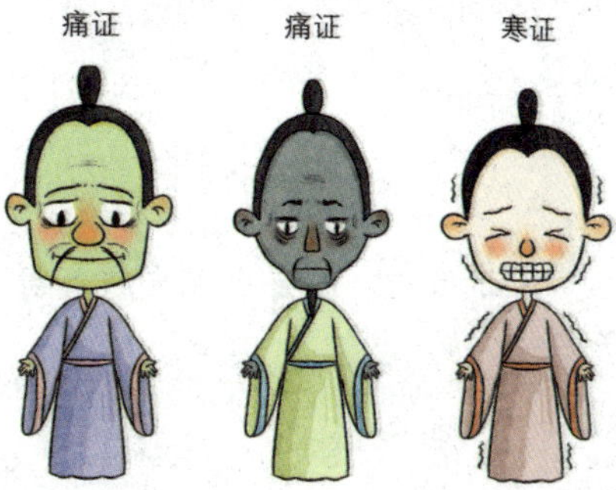
痛证
痛证
寒证

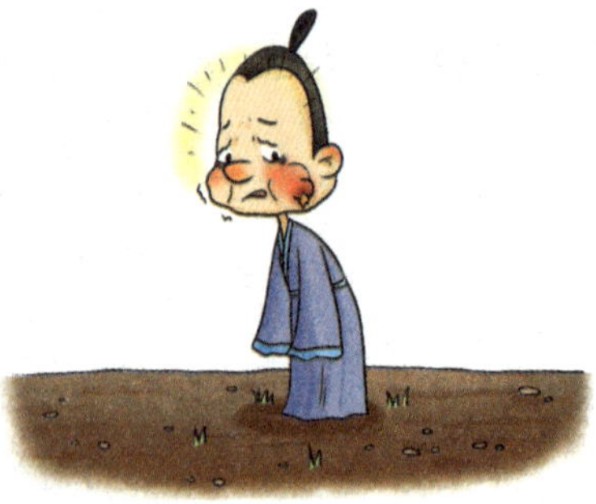

在疮疡等外科疾病中，面部局部色泽黄润，软如脂膏，是将要化脓的表现。

局部颜色深红，是有瘀血的表现。

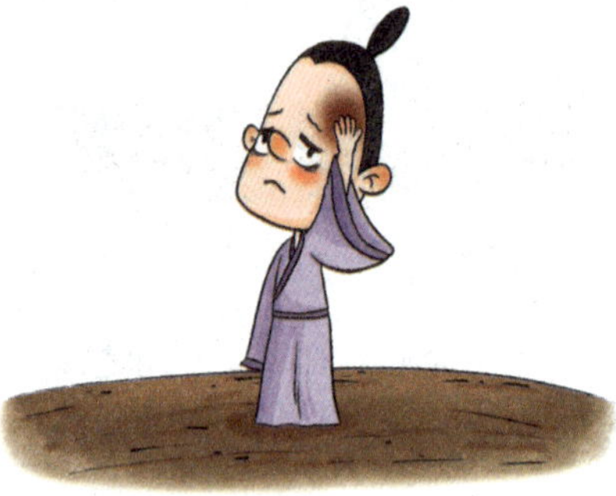

疼痛剧烈，就会出现肢体痉挛。

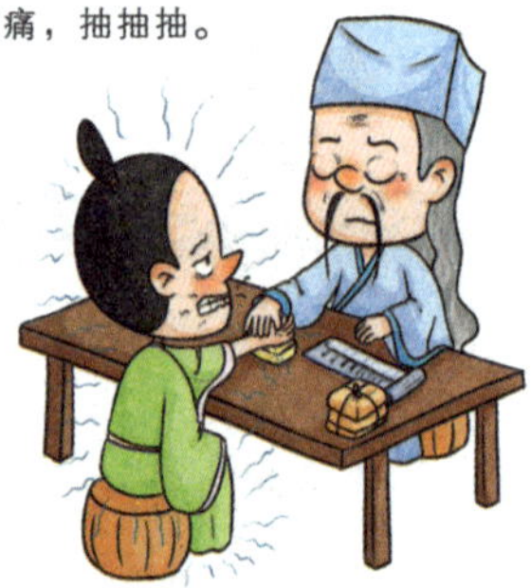

寒邪很重，则会出现皮肤麻痹不仁。

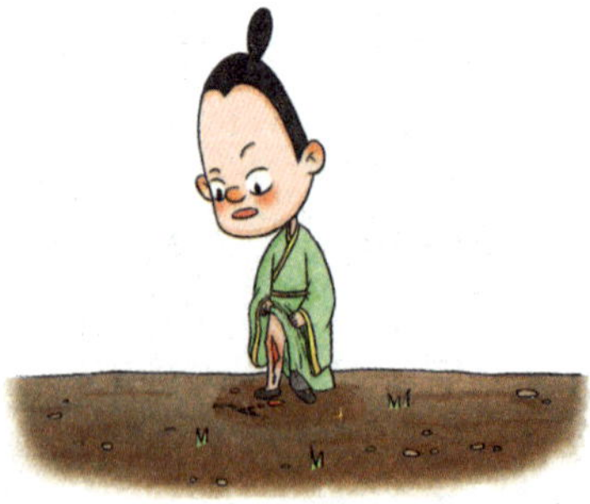

【原文】

五色各见其部，察其浮沉，以知浅深。察其泽夭，以观成败。察其散抟，以知远近。视色上下，以知病处。色明不粗，沉夭为甚，不明不泽，其病不甚。

人体发生病变，面部就会出现相应的色泽，通过查看五种色泽的或浮或沉，就能知道疾病的或深或浅。

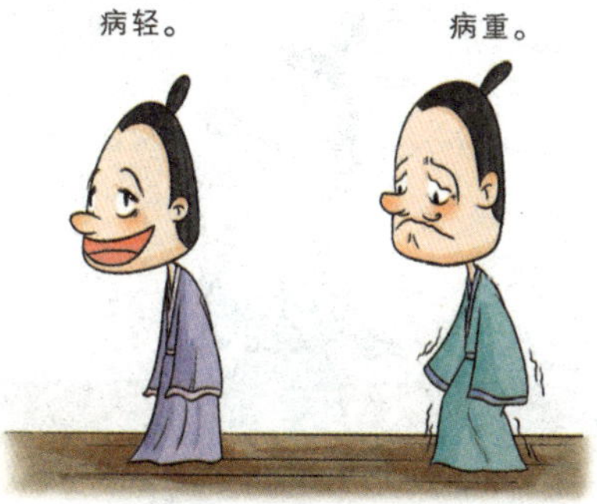
病轻。
病重。

通过观察面色的润泽与晦暗，就能推测疾病预后的或好或坏。

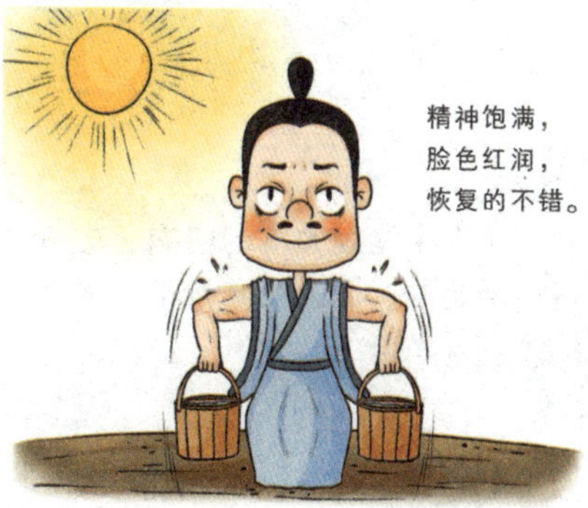
精神饱满，
脸色红润，
恢复的不错。

通过观察五色的散开和聚结，则能了解病程时间的或长或短。

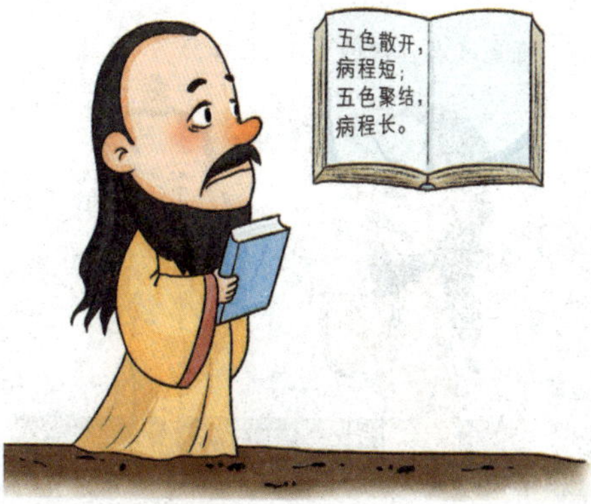
五色散开，
病程短；
五色聚结，
病程长。

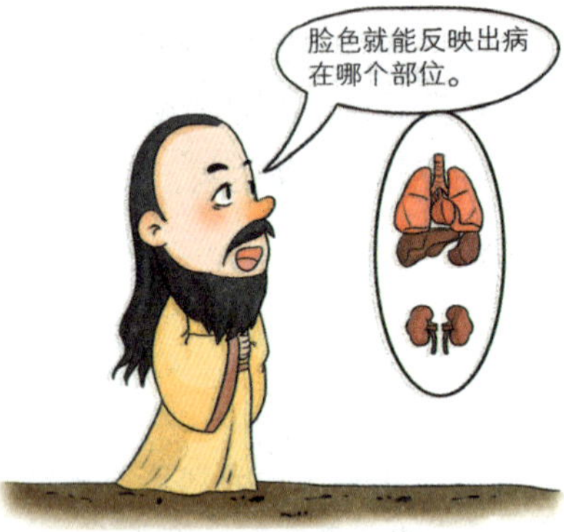

通过观察五色出现在面部的上下位置，就能判断疾病发生在身体的具体部位。

面色不呈现应有的明润，反而显得沉滞晦暗，就表明病情很严重。

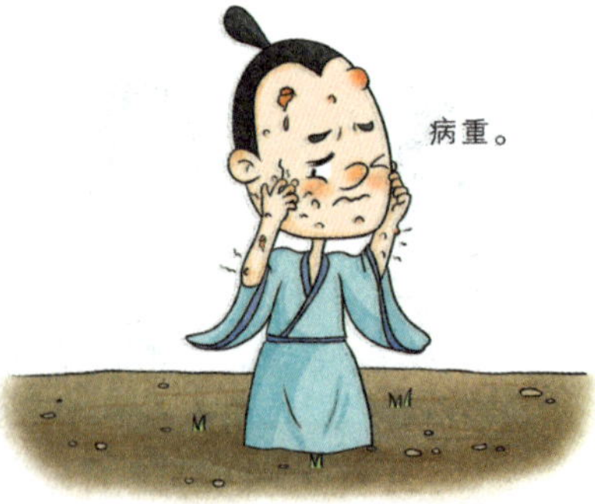

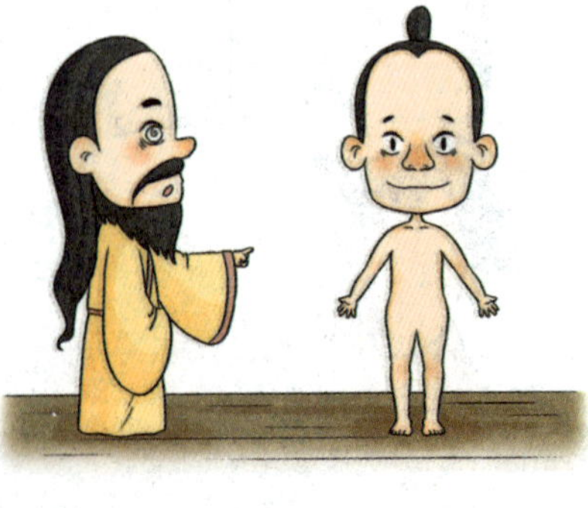

面色虽然不明润光泽，但是没有沉滞晦暗现象的，就表明病情不是很重。

011

酸、苦、甘、辛、咸，各有不同

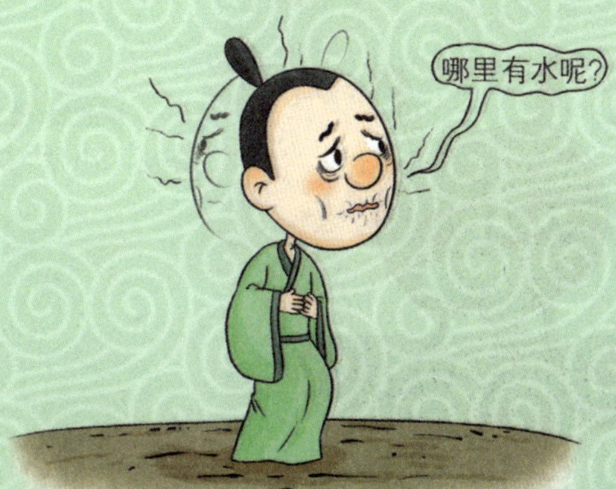

五味食物对人体各部位的关系

【原文】

黄帝问于少俞曰：五味入于口也，各有所走，各有所病。酸走筋，多食之，令人癃；咸走血，多食之，令人渴；辛走气，多食之，令人洞心；苦走骨，多食之，令人变呕；甘走肉，多食之，令人悗心。余知其然也，不知其何由，愿闻其故。

黄帝向少俞问道：饮食五味进入人体后，分别进入相应的脏腑经络。

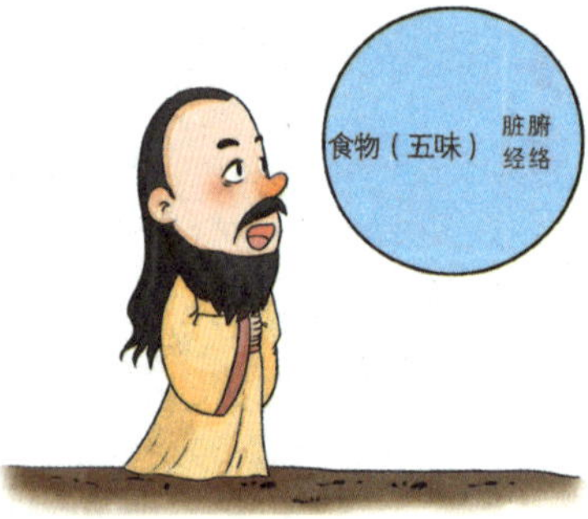

五脏六腑在其影响下也会发生各自的病变。

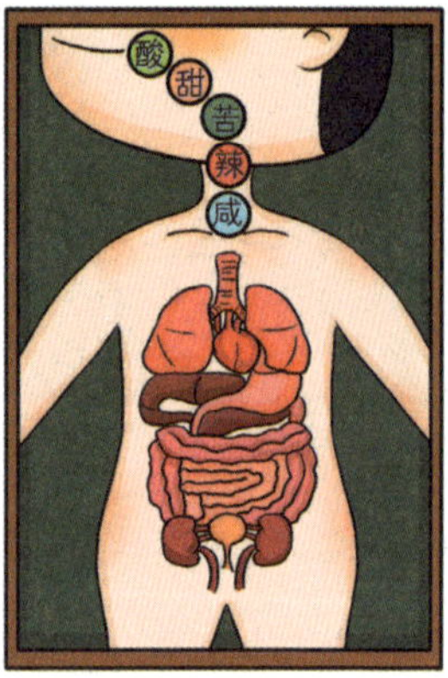

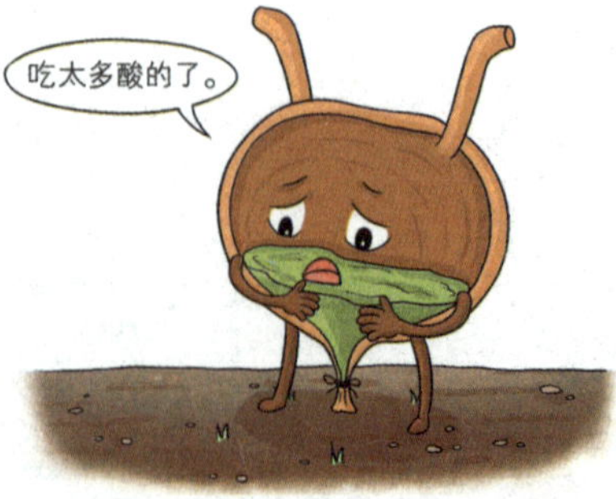

如酸味进入筋，食用酸味过多，会使人小便不通。

咸味进入血液，食用咸味过多，会使人口渴。

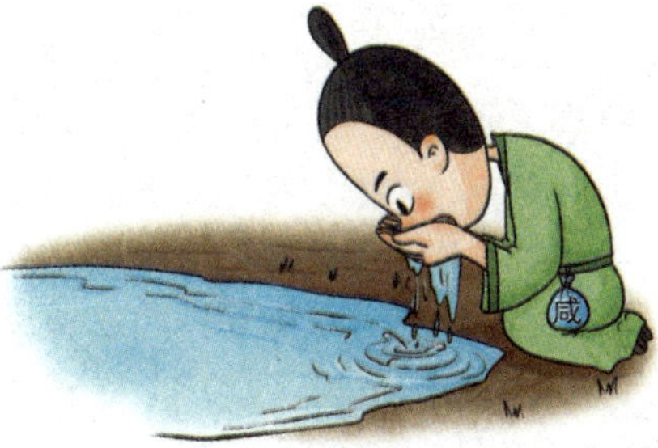

辛味进入气分，食用辛味过多，会使人内心有熏灼之感。

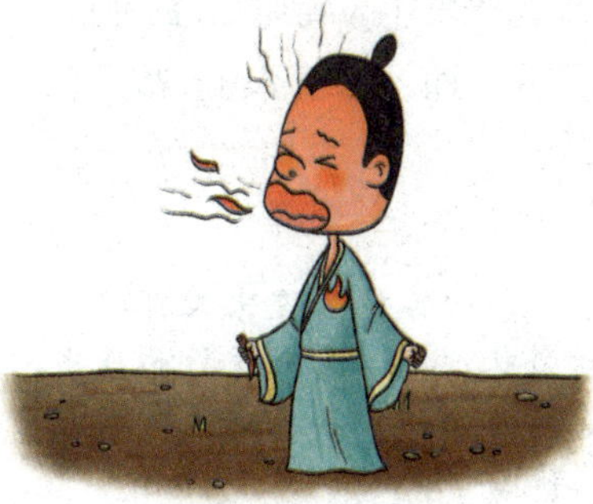

苦味进入骨骼，食用苦味过多，会使人发生呕吐。

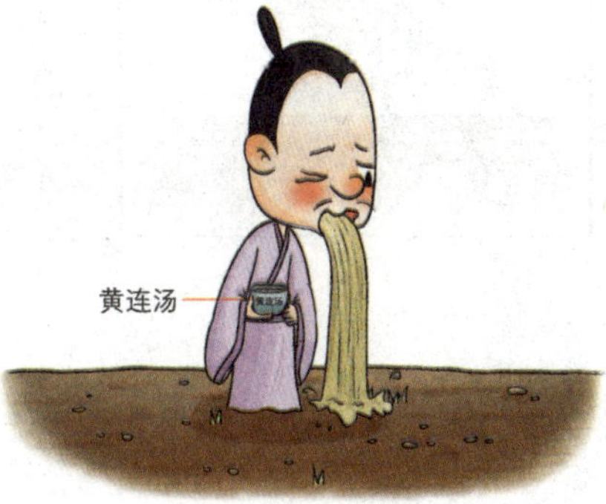

甘味进入肌肉，食用甘味过多，会使人感到心胸烦闷。

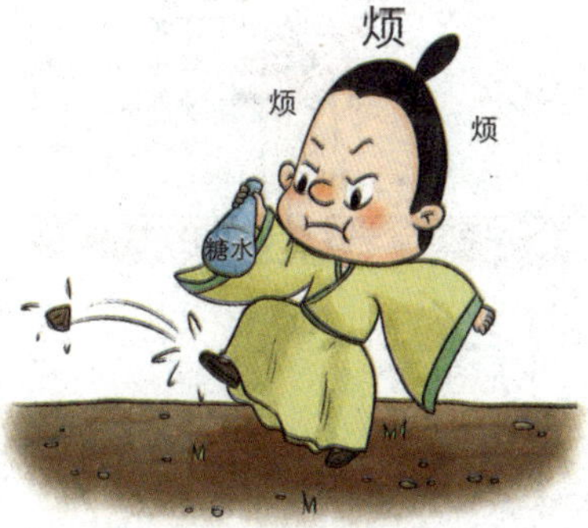

我已知道这些情况，却不知道是什么原因造成的，希望能听您讲讲其中的道理。

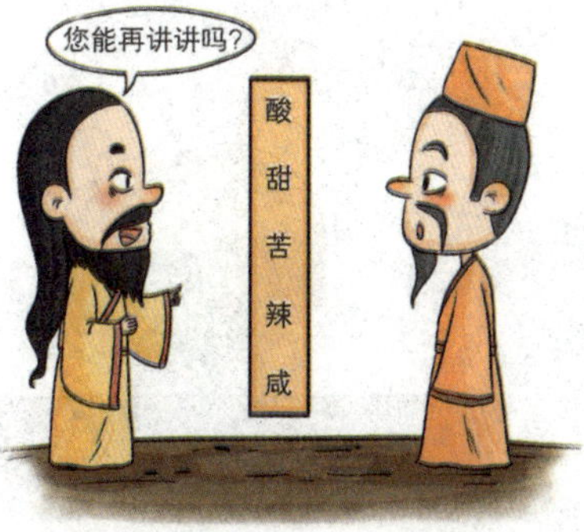

【原文】

少俞答曰：酸入于胃，其气涩以收，上之两焦，弗能出入也。不出即留于胃中，胃中和温，则下注膀胱。膀胱之胞薄以懦，得酸则缩绻，约而不通，水道不行，故癃。

少俞回答说：酸味入胃以后，由于酸味涩滞，具有收敛的作用，只能行于上、中二焦，而不能迅速吸收转化而排出。

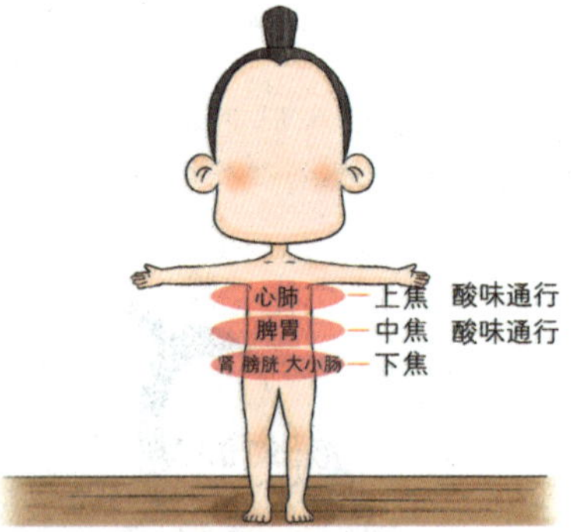

不能排出就流注并停滞在胃中，如果胃中温暖调和，就能促使它下注膀胱。

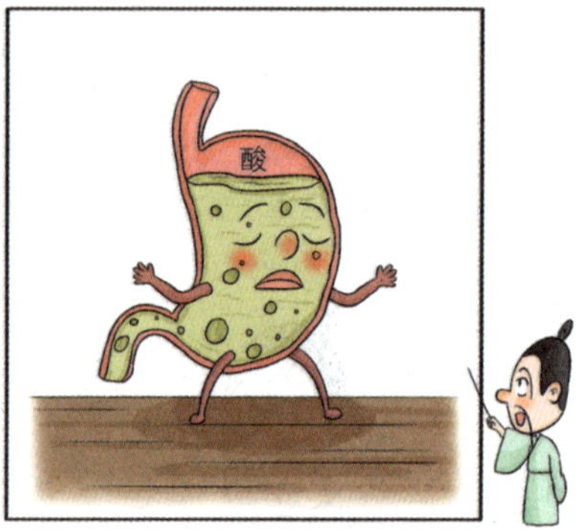

膀胱的皮薄而柔软，遇到酸味便会收缩卷曲。

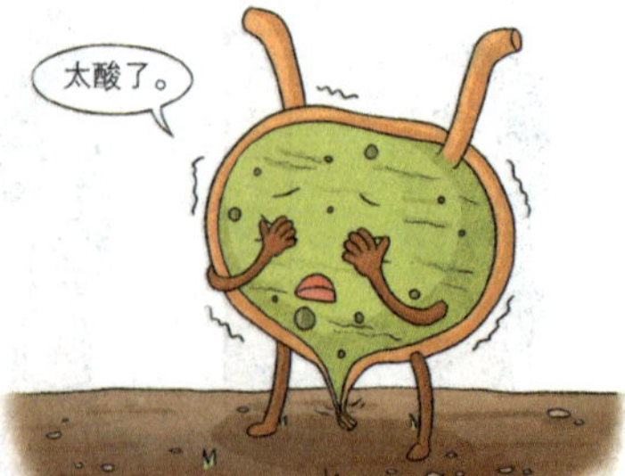

导致膀胱出口处也紧缩而约束不通，影响水液的排泄，从而形成小便不利的病证。

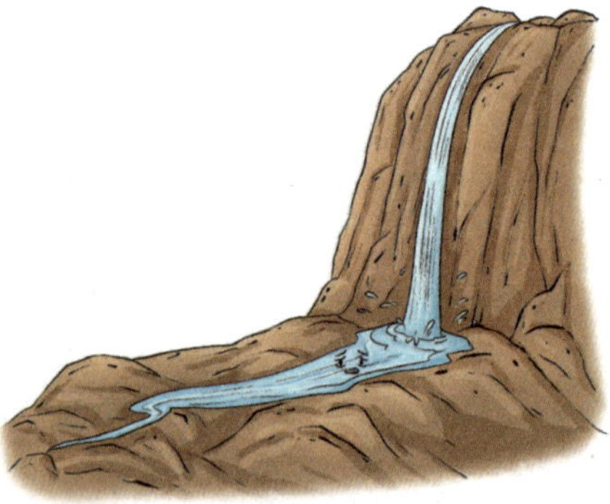

五味对人体的具体影响及原理

【原文】

黄帝曰：咸走血，多食之，令人渴，何也？

少俞曰：咸入于胃，其气上走中焦，注于脉，则血气走之。血与咸相得则凝，凝则胃中汁注之。注之则胃中竭，竭则咽路焦，故舌本干而善渴。血脉者，中焦之道也，故咸入而走血矣。

黄帝问：咸味善走血分，食用咸味过多会使人口渴，这是什么道理呢？

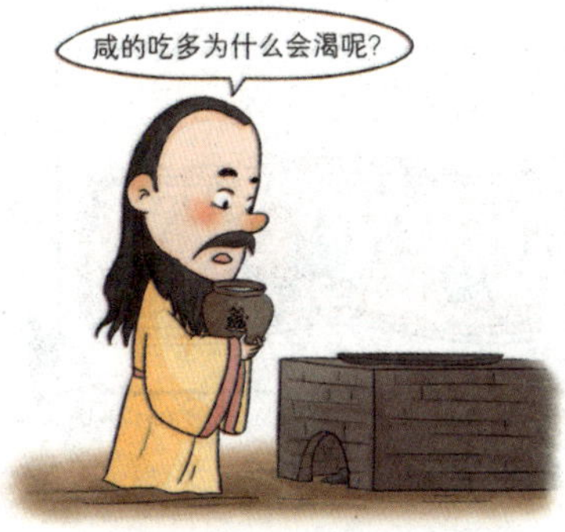

少俞说：咸味入胃后，其所化生之气向上走行于中焦，再由中焦而输注于血脉，与血相合。

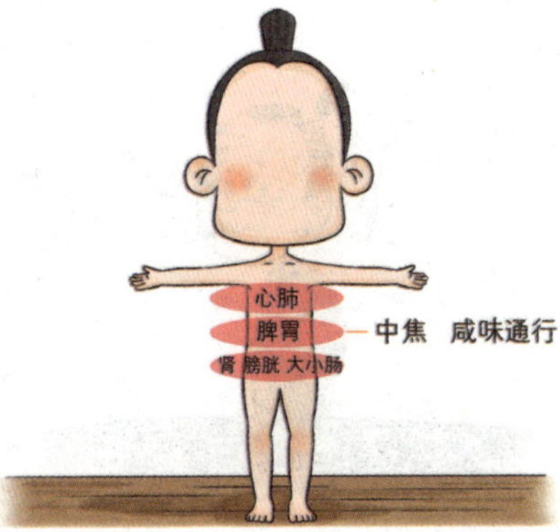

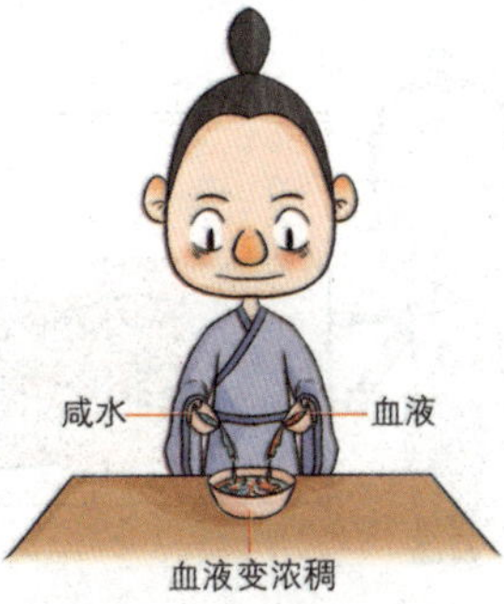

咸与血相合，就会使血液浓稠，血液浓稠就需要胃中的津液不断地补充调和。

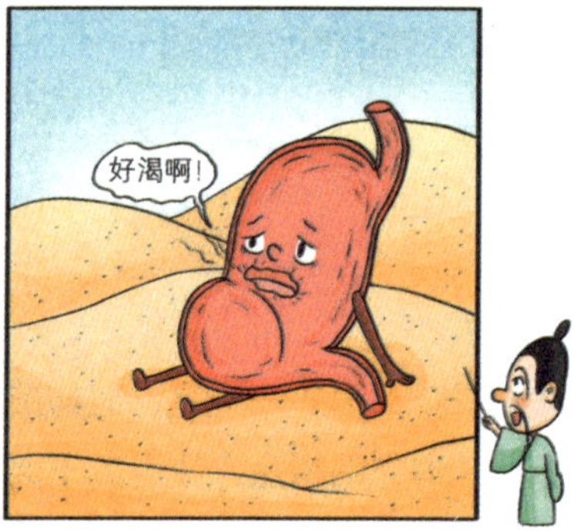

这样胃中的津液就会不足，胃液干竭，影响咽部的津液输布。

就会使得咽部和舌根部均感到干燥，因而出现口渴的现象。

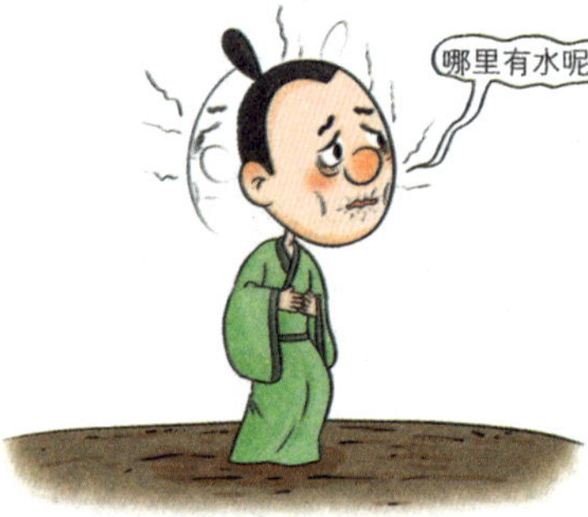

血脉是中焦化生的精微分布于周身的通道，血液也出于中焦，咸味上行于中焦。

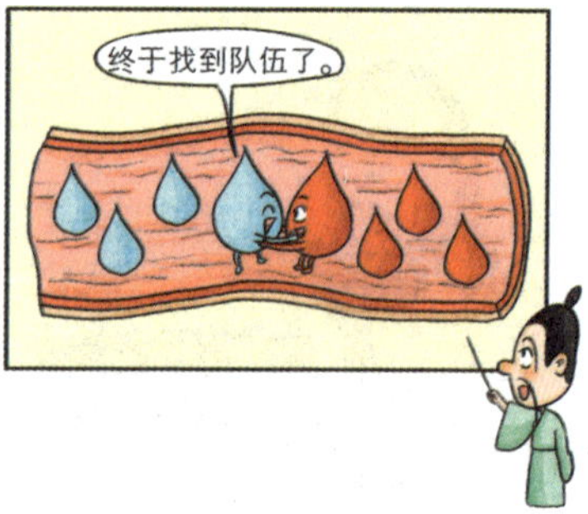

所以咸味入胃后，就进入血液。

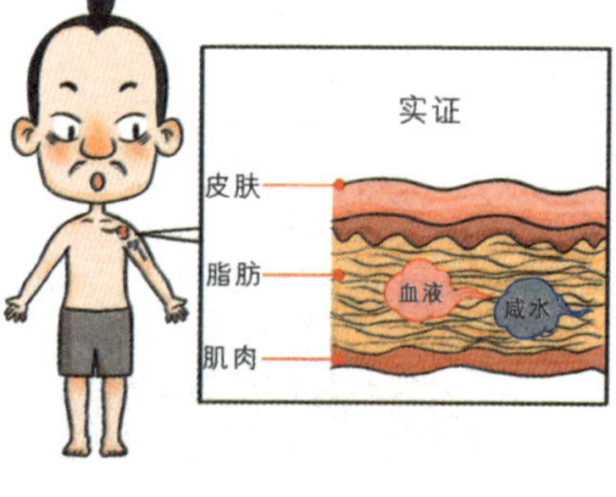

【原文】

黄帝曰：辛走气，多食之，令人洞心，何也？

少俞曰：辛入于胃，其气走于上焦，上焦者，受气而营诸阳者也。姜韭之气熏之，营卫之气不时受之，久留心下，故洞心。辛与气俱行，故辛入而与汗俱出。

黄帝问：辛味善走气分，食用辛味过多会使人内心有熏灼之感，这是什么道理呢？

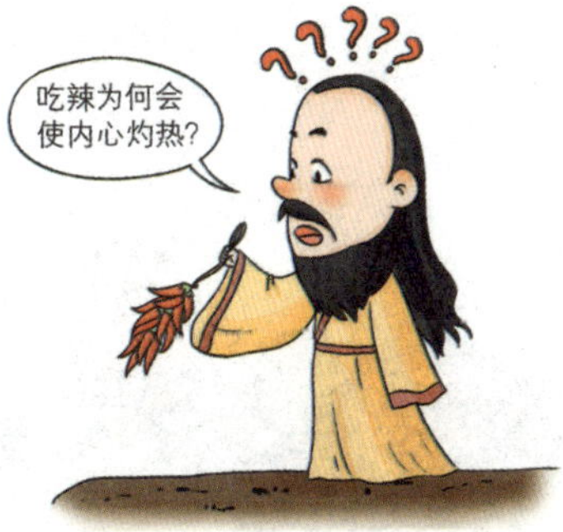

少俞说：辛味入胃后，它所化生之气走行于上焦。

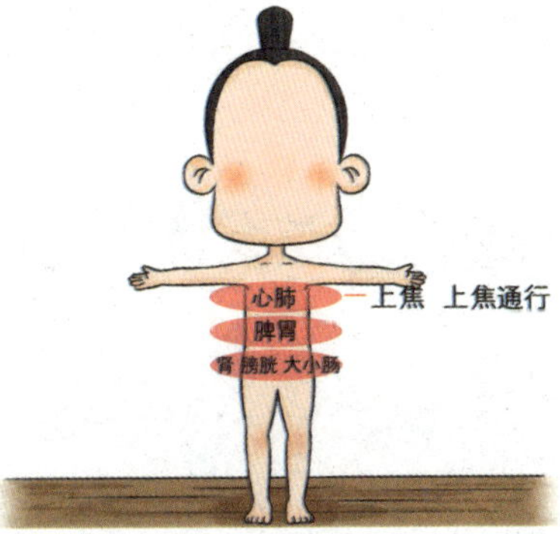

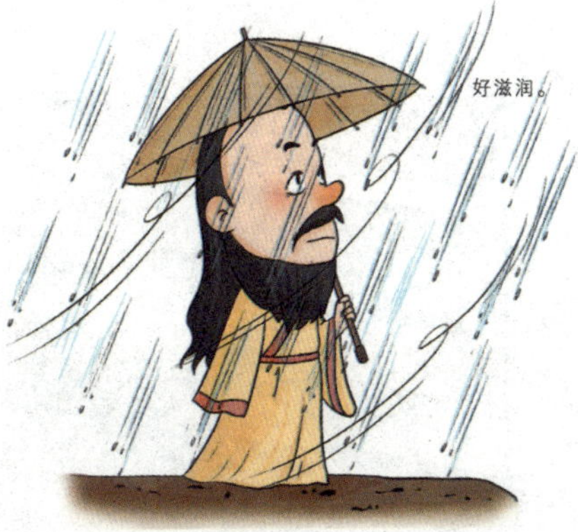

上焦的功能是将来自中焦的水谷精微布散到腠理体表而卫护于外。

辛味食材

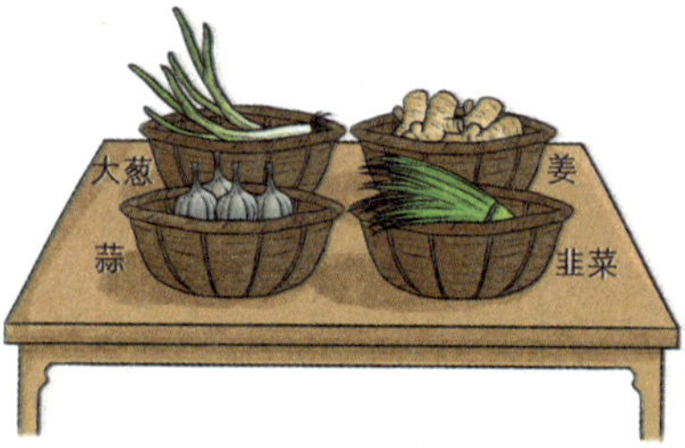

如果食用过量的葱、姜、蒜、韭之类的辛味食物。

就会熏蒸上焦，使营卫之气受到刺激和影响。

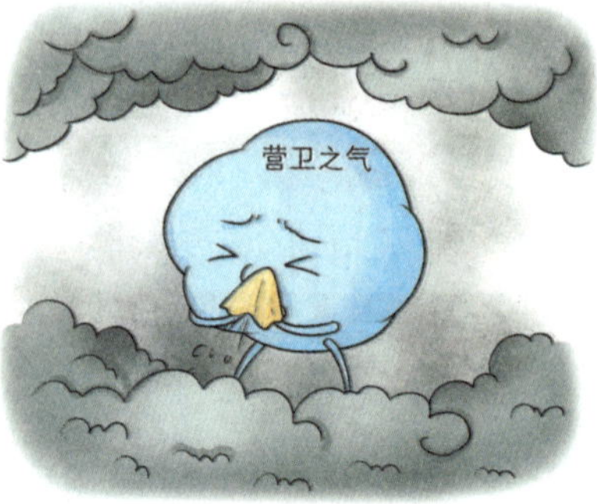

如果辛味久留于胃中，就会出现内心熏灼的感觉。

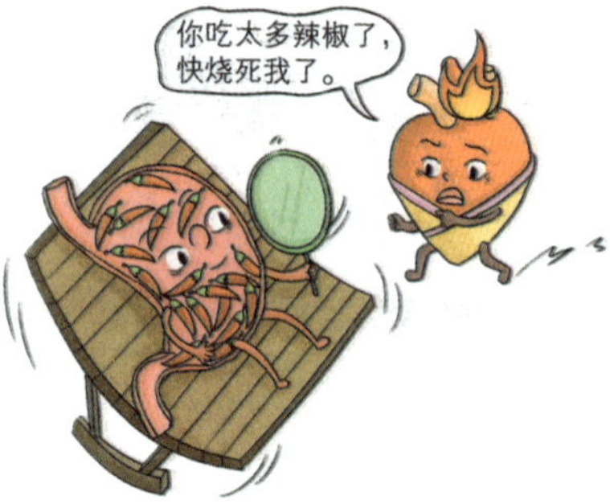

辛味常与卫气同行，所以辛味入胃以后促使卫气到达体表而出汗，辛味也会随汗液而排泄出来。

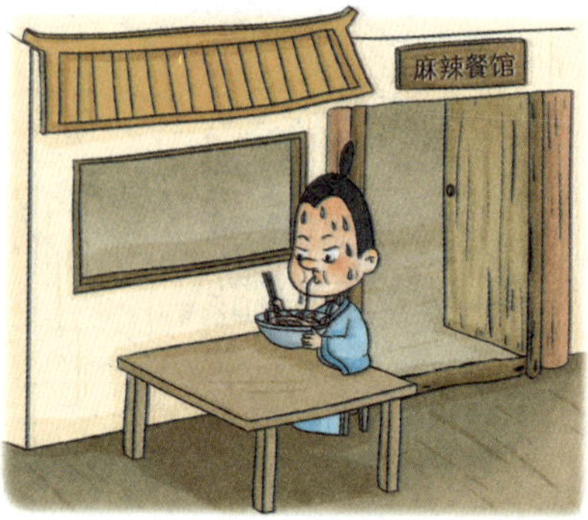

【原文】

黄帝曰：苦走骨，多食之，令人变呕，何也？

少俞曰：苦入于胃，五谷之气，皆不能胜苦。苦入下脘，三焦之道皆闭而不通，故变呕。齿者，骨之所终也，故苦入而走骨，故入而复出，知其走骨也。

黄帝问：苦味善走骨，食用苦味的东西过多会令人呕吐，这是什么道理呢？

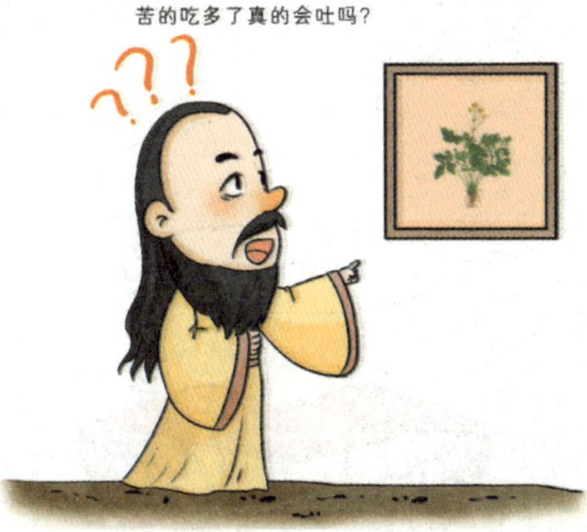
苦的吃多了真的会吐吗？

少俞说：苦味入胃后，五谷的其他气味都不能胜过它。

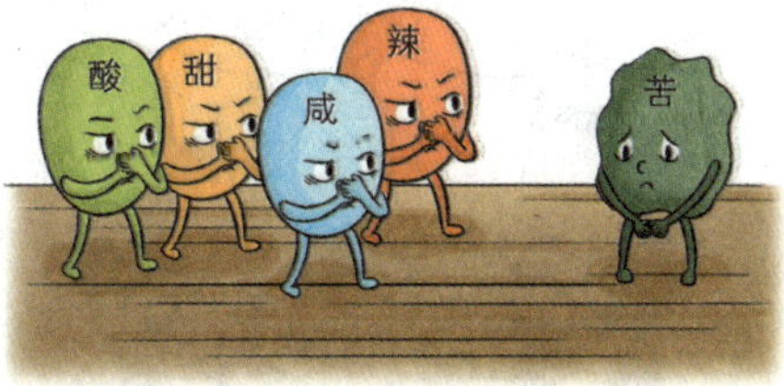
酸
甜
咸
辣
苦

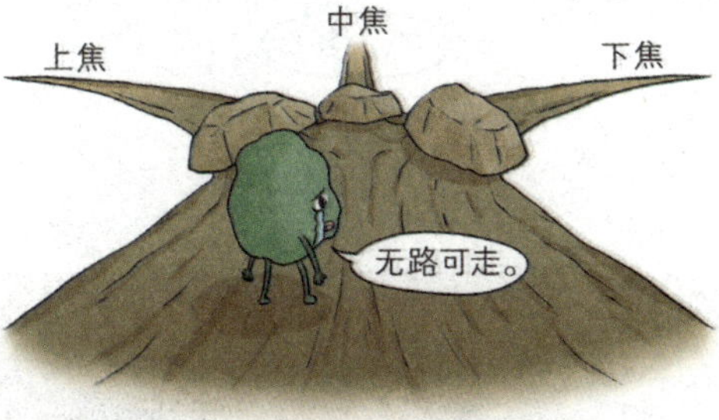
上焦
中焦
下焦
无路可走。

当苦味进入下脘后，三焦的通路都受其影响而使气机阻闭不通利。

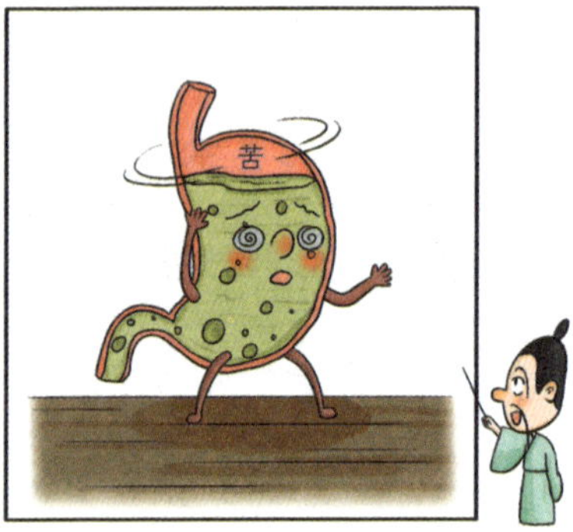

三焦不通，则胃内的食物不得通调和疏散。

胃气受到苦味的影响而功能失常，因而上逆形成呕吐。

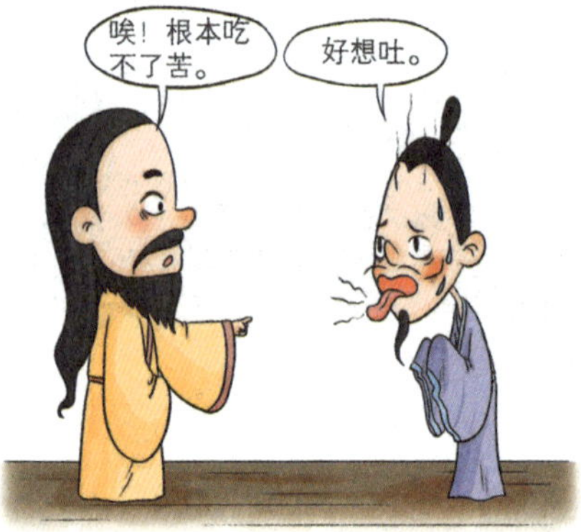

牙齿是骨骼的外露部分，苦味经过牙齿进入体内而走骨。

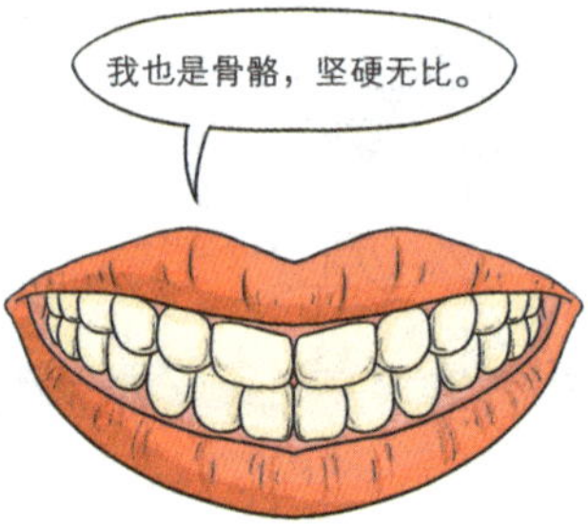

然后又随呕吐物通过牙齿而出，由此就可以知道苦味走骨的道理了。

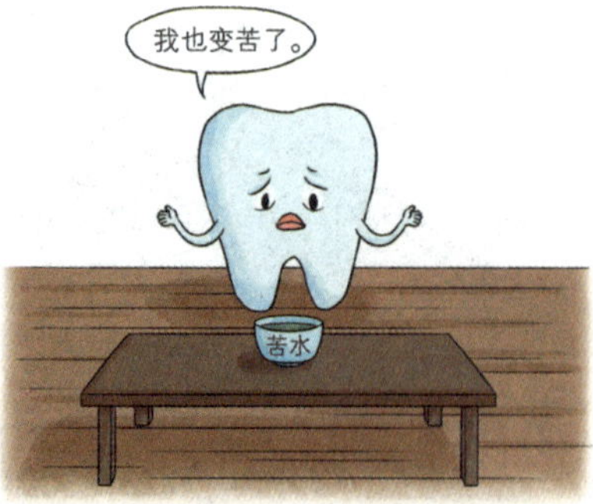

【原文】

黄帝曰：甘走肉，多食之，令人悗心，何也？

少俞曰：甘入于胃，其气弱小，不能上至于上焦，而与谷留于胃中者，令人柔润者也。胃柔则缓，缓则虫动，虫动则令人悗心。

黄帝问：甘味善走肌肉，食用甘味过多，会使人感到心胸烦闷，这是什么道理呢？

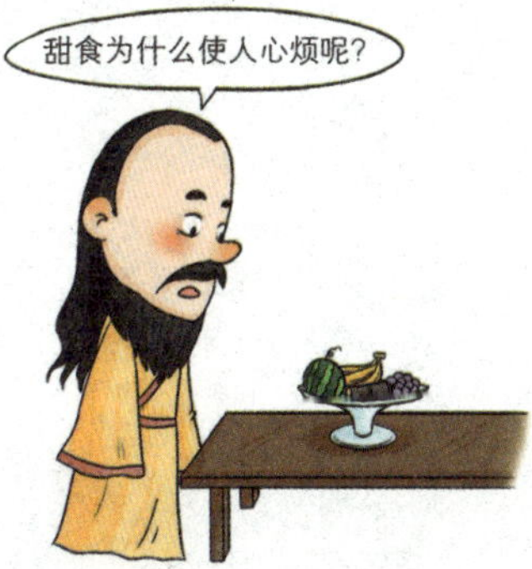

少俞说：甘味入胃后，其所化生之气小而柔弱，不能达于上焦。

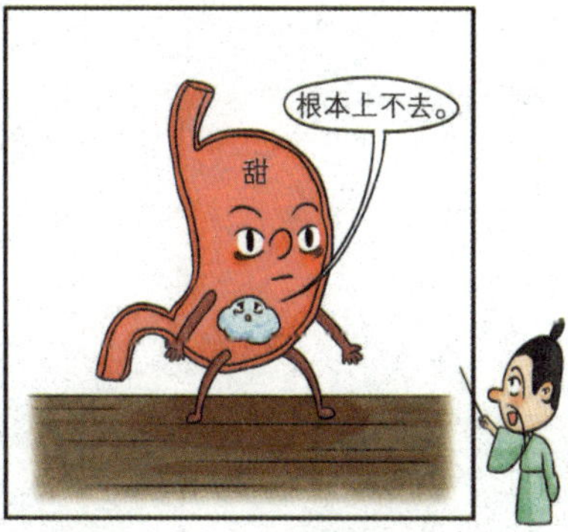

而经常与食物一同停留在胃中，所以胃气也柔润。

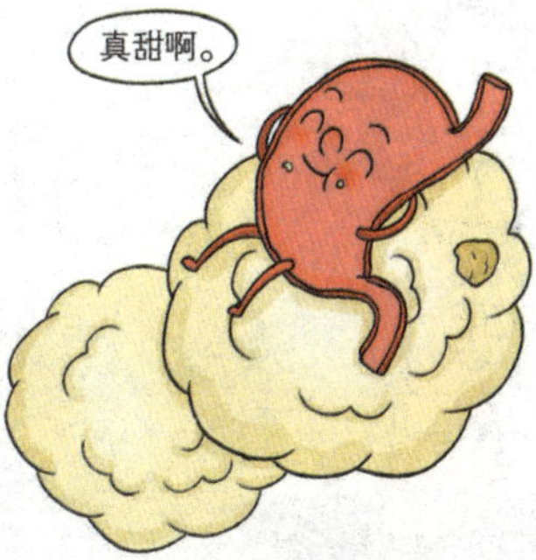

胃柔则胃功能迟缓减弱，容易化湿生虫，寄生虫因食甘味而在胃中蠕动，所以人会感到心中烦闷。

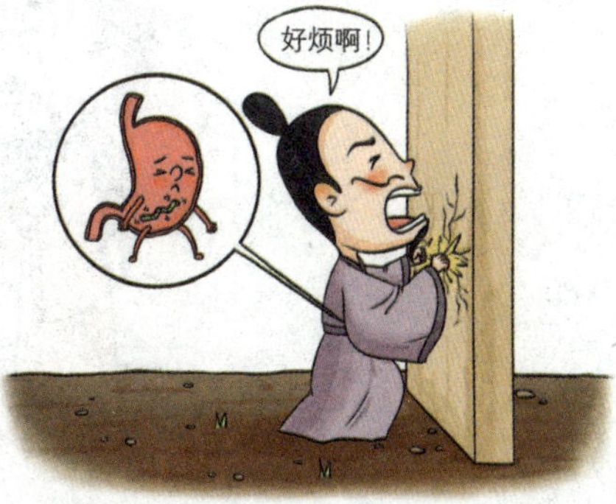

012

人的五种类型

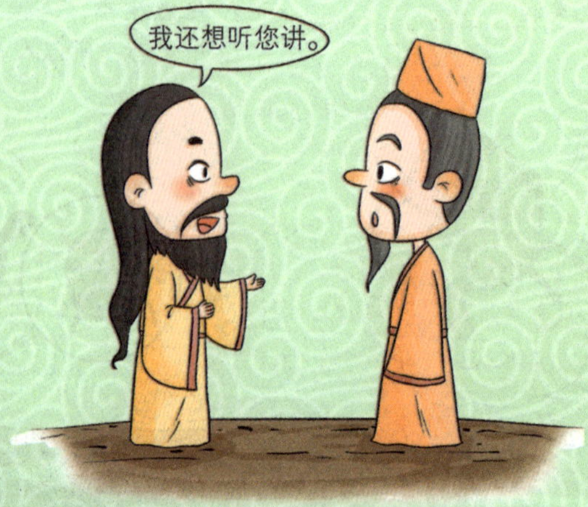

人的阴阳属性

【原文】

黄帝问于少师曰：余尝闻人有阴阳，何谓阴人，何谓阳人？

少师曰：天地之间，六合之内，不离于五，人亦应之，非徒一阴一阳而已也。而略言耳，口弗能遍明也。

黄帝向少师问道：我听说人有阴与阳的分别。什么叫作属阴的人？什么叫作属阳的人？

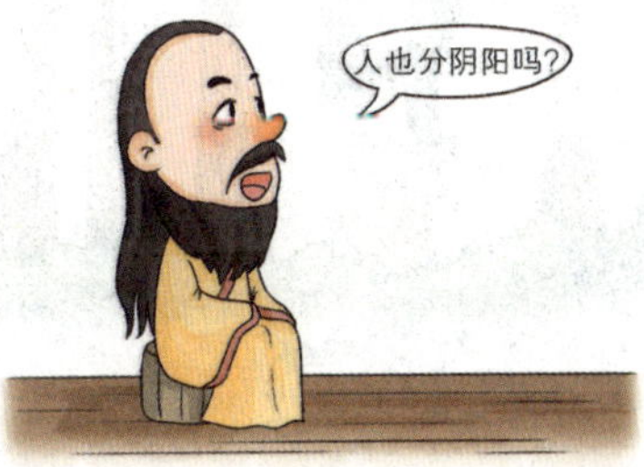

少师回答说：在天地之间，四方上下之内，万事万物的归属，都离不开五行。

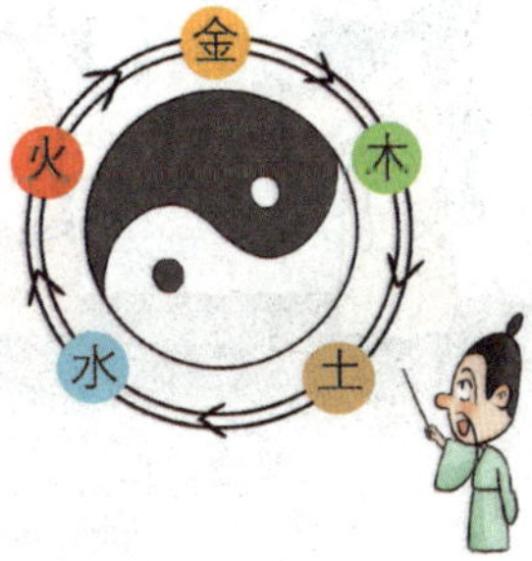

人也是如此，人和五行相应，并不是只有相对的属阴和属阳的两种人而已。

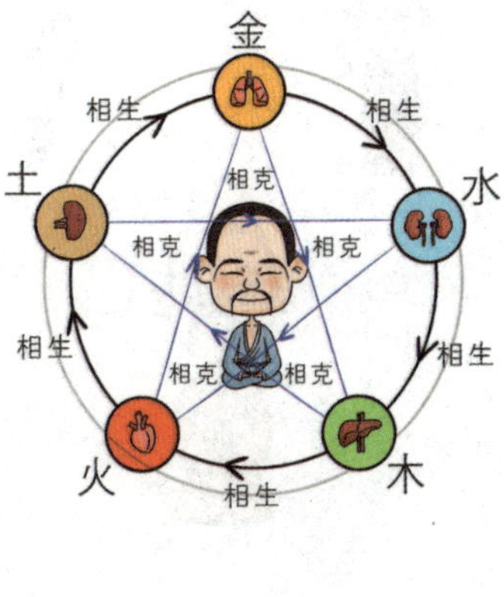

这仅仅是简略地说说而已，很难用语言把它完全说清楚的。

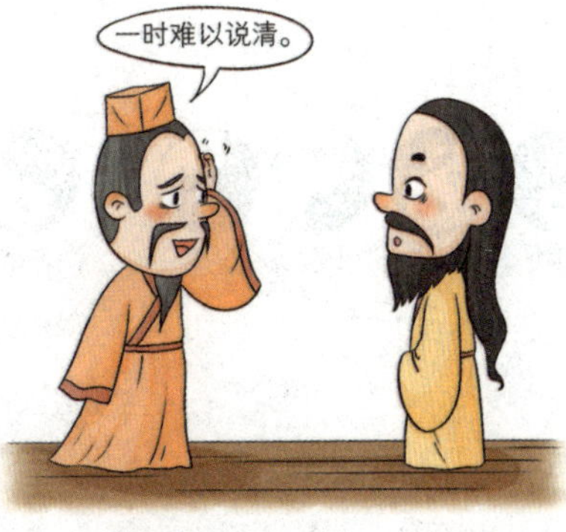

【原文】

黄帝曰：愿略闻其意，有贤人圣人，心能备而行之乎？

少师曰：盖有太阴之人，少阴之人，太阳之人，少阳之人，阴阳和平之人。凡五人者，其态不同，其筋骨气血各不等。

黄帝问：希望您能把它的意义简明扼要地讲给我听。

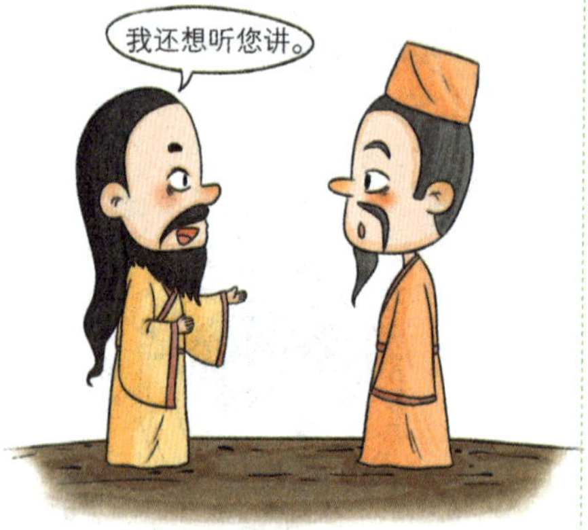

比方说贤人和圣人，他们是否能够达到阴阳平衡而无所偏颇呢？

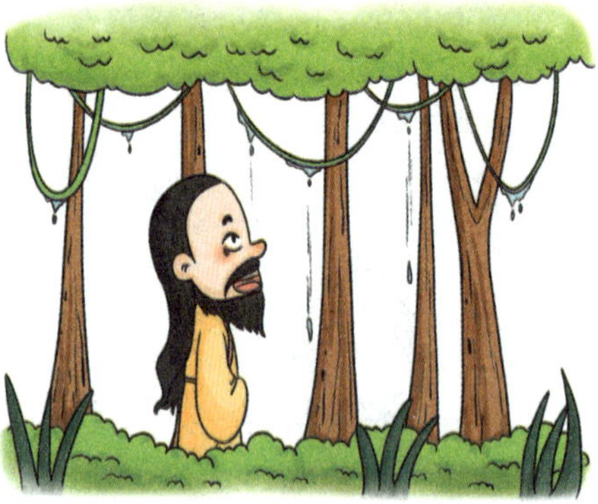

少师说：人大致可以分为太阴、少阴、太阳、少阳、阴阳和平五种类型。

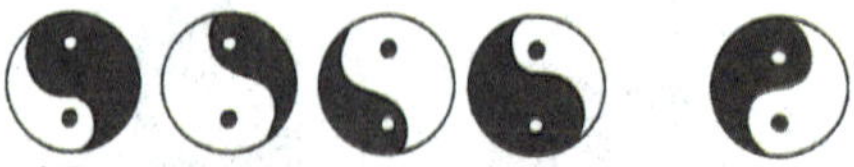

这五种类型的人，形态不同，筋骨的强弱、气血的盛衰，也各不一样。

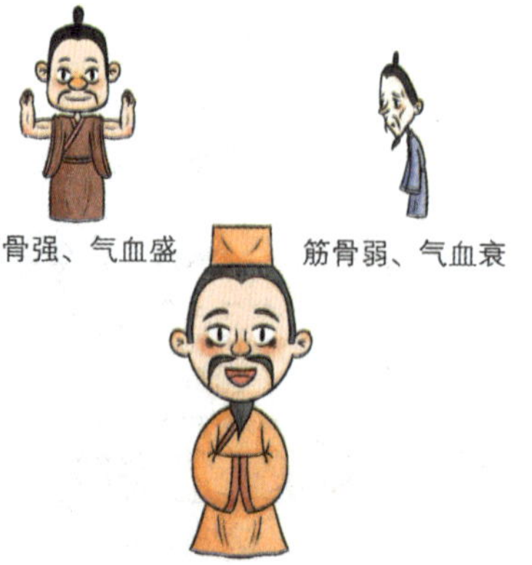

不同类型人的性格特点

【原文】

黄帝曰：其不等者，可得闻乎？

少师曰：太阴之人，贪而不仁，下齐湛湛，好内而恶出，心和而不发，不务于时，动而后之，此太阴之人也。

黄帝问：这五种类型的人的不同情况，可以讲给我听听吗？

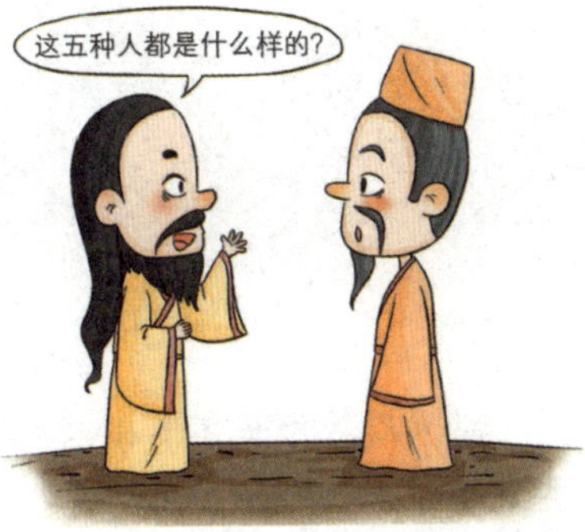

少师说：太阴型的人，为人性情贪婪而不仁厚，表面谦虚，道貌岸然，内心却深藏阴险，好得恶失。

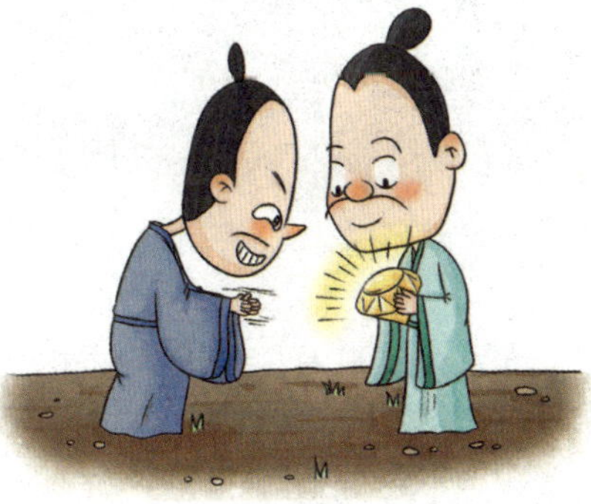

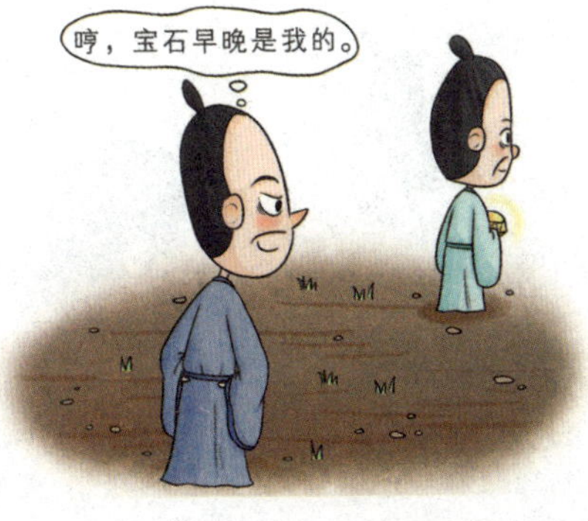

喜怒不形于色，不识时务，只知利己，见风使舵，行动上惯用后发制人的手段。具有这些特性的人，就是太阴之人。

【原文】

少阴之人，小贪而贼心，见人有亡，常若有得，好伤好害，见人有荣，乃反愠怒，心疾而无恩。此少阴之人也。

少阴型的人，喜欢贪图小利而暗藏害人之心，天性善于嫉妒。

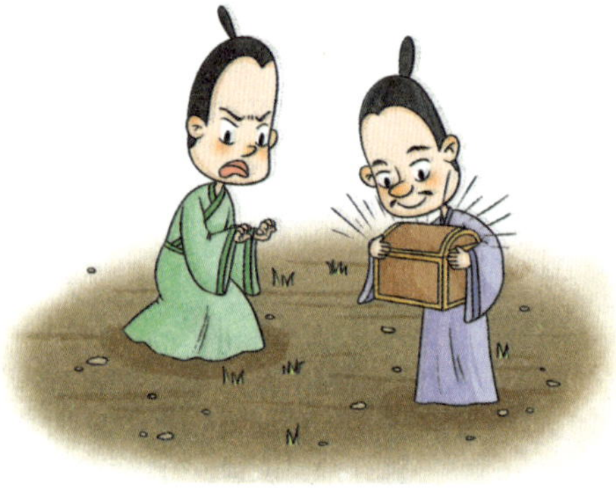

见到别人有了损失，就幸灾乐祸，像是自己捡到便宜一样高兴。

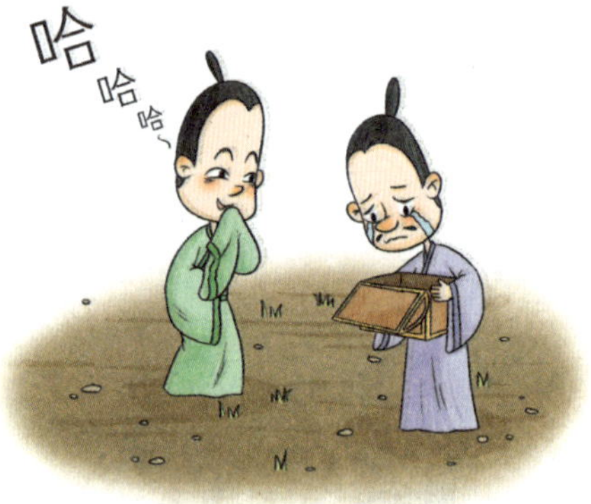

喜欢伤害别人，见到别人有了荣耀，就会感到气愤恼怒。

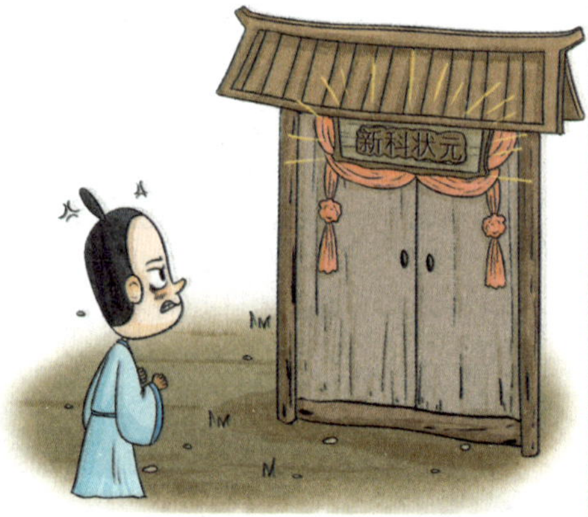

经常因嫉妒而怀恨在心，忘恩负义而不懂得知恩图报。具有这些特性的人，就是少阴之人。

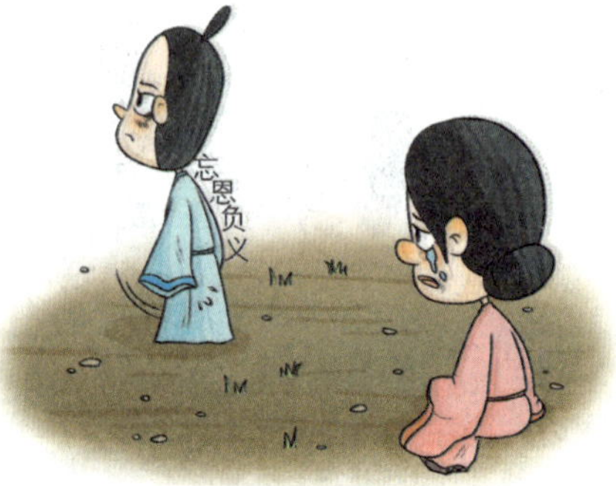

【原文】

太阳之人，居处于于，好言大事，无能而虚说，志发于四野，举措不顾是非，为事如常自用，事虽败而常无悔。此太阳之人也。

太阳型的人，平时处处喜欢表现自己，扬扬自得，好说大话。

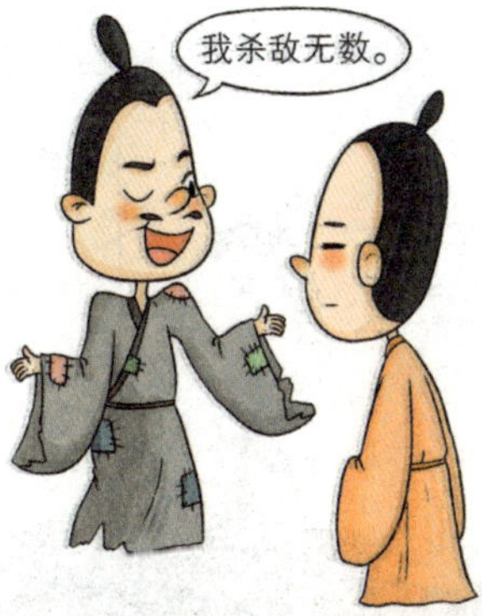
我杀敌无数。

但并没有实际的做事能力，好高骛远，言过其实。

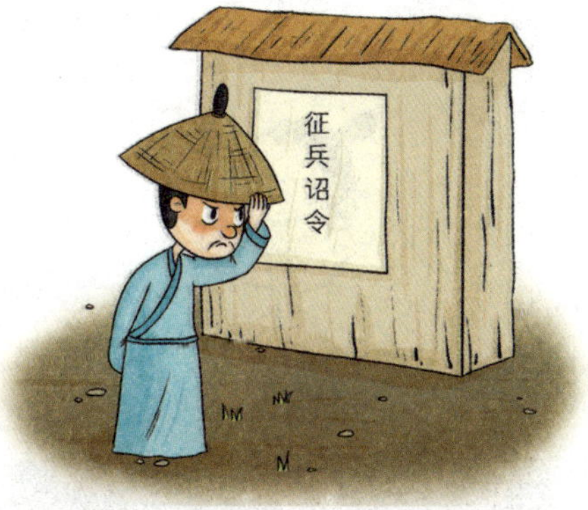
征兵诏令

做事盲目而不考虑后果，经常自以为是。

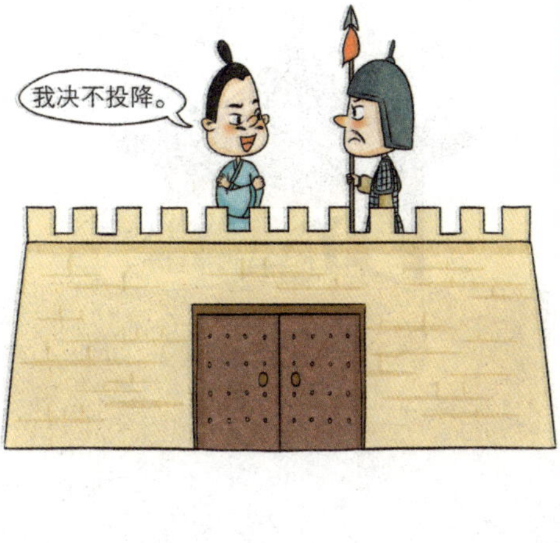
我决不投降。

虽然屡遭失败，却毫无后悔之心。具有这些特性的人，就是太阳之人。

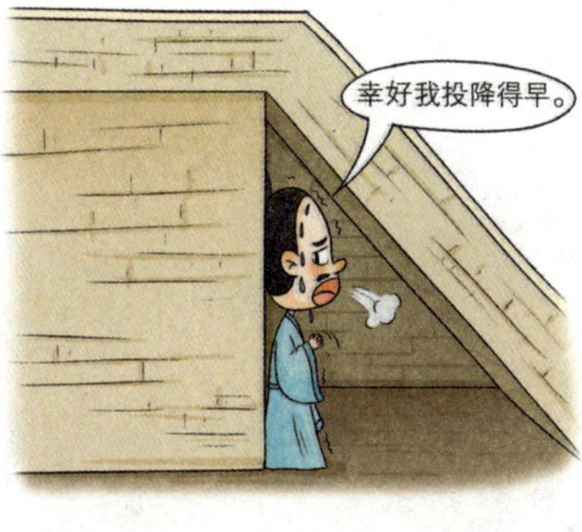
幸好我投降得早。

【原文】

少阳之人，諟谛好自贵，有小小官，则高自宜，好为外交而不内附。此少阳之人也。

少阳型的人，做事精细审慎，很有自尊心，爱慕虚荣，稍有小小的地位，就高傲自得。

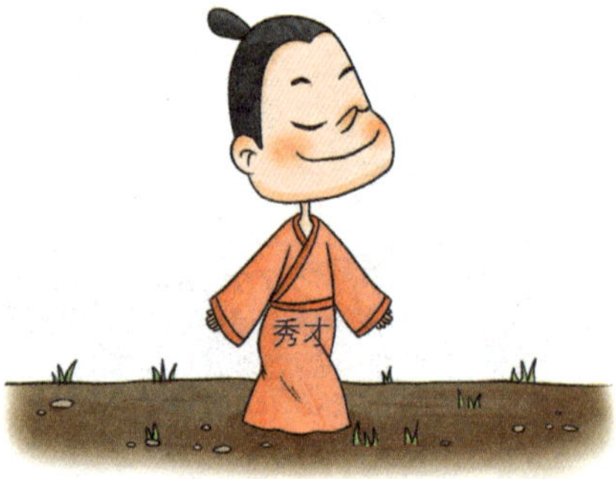
秀才

喜欢出头露面，善于对外宣扬，喜欢交际。

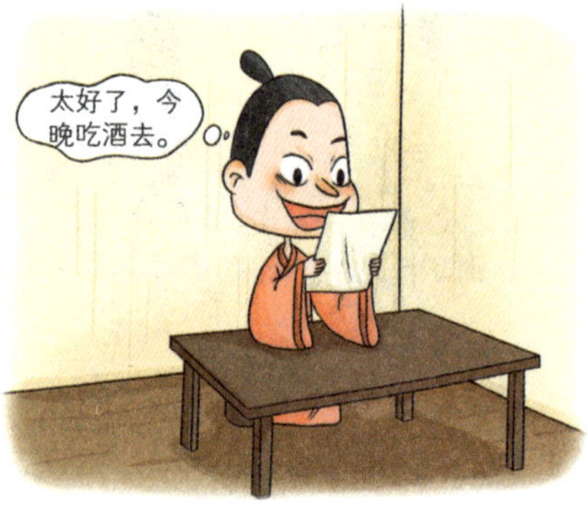
太好了，今晚吃酒去。

不愿平淡踏实、默默无闻地埋头工作。具有这些特性的人，就是少阳之人。

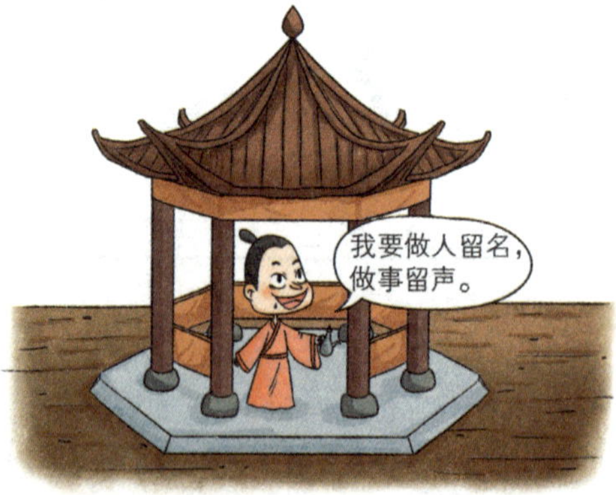
我要做人留名，做事留声。

【原文】

阴阳和平之人，居处安静，无为惧惧，无为欣欣，婉然从物，或与不争，与时变化，尊则谦谦，谭而不治，是谓至治。

阴阳和平的人，生活安宁，心胸开阔而不斤斤计较，无欲无求而不喜欢过度追求喜乐。

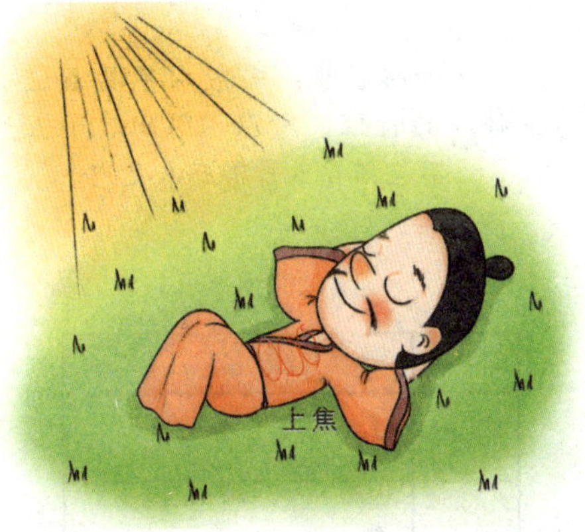

顺从事物发展的自然规律，对个人得失从不放在心上。

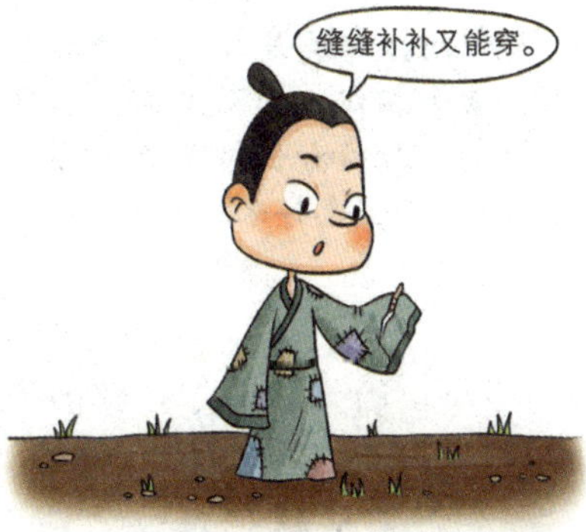

遇事不喜欢与人争，善于适应形势的变化，地位虽高却很谦虚，以理服人，而不是用压制的手段来治人。

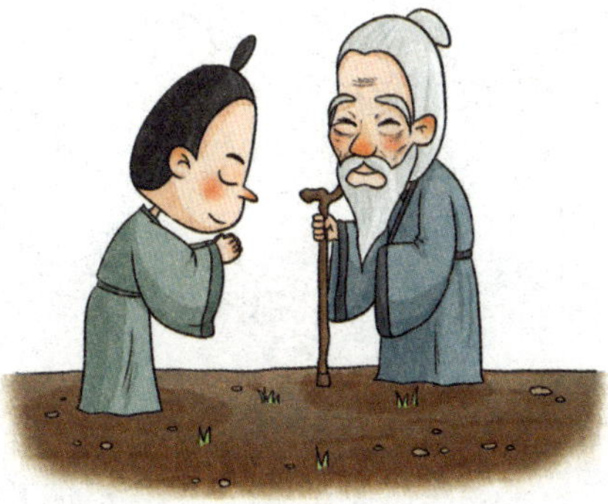

具有极好的治理才能。具有这些特性的，就是阴阳和平之人。

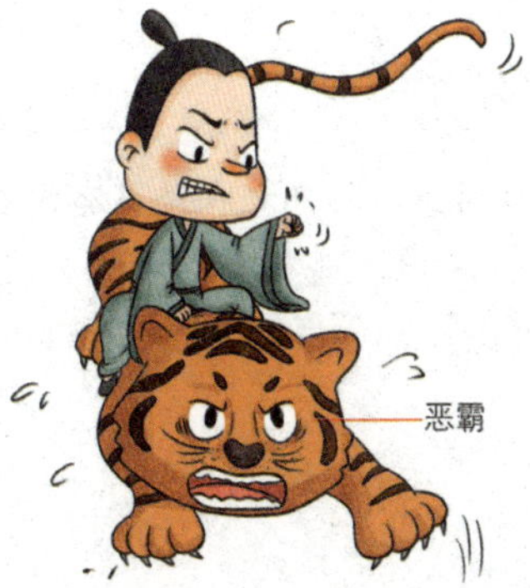

五种不同阴阳属性人的特征

【原文】

黄帝曰：夫五态之人者，相与毋故，卒然新会，未知其行也，何以别之？

少师答曰：众人之属，不知五态之人者，故五五二十五人，而五态之人不与焉。五态之人，尤不合于众者也。

黄帝问：如果是与这五种形态的人，素不相识，刚刚见面，很难知道他们的行为和性格是属于哪一类型的人，应当怎样来辨别呢？

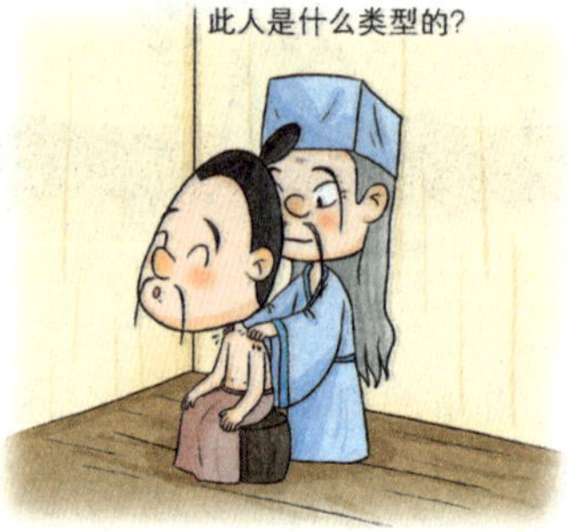
此人是什么类型的？

少师回答说：一般人不具备这五种人的特性，所以“阴阳二十五人”，不包括在五种形态人之内。

表格名称	阴阳二十五人
木形之人	上角、大角、少角（左角）、钛角（右角）、判角
火形之人	上徵、质徵(太徵)、少徵、右徵、质判
土形之人	上宫、太宫、加宫、少宫、左宫
金形之人	上商、钛商、右商、左商、少商
水形之人	上羽、大羽、少羽、众之为人、桎之为人

因为五种形态之人是具有代表性的五种类型，他们和一般人是不相同的。

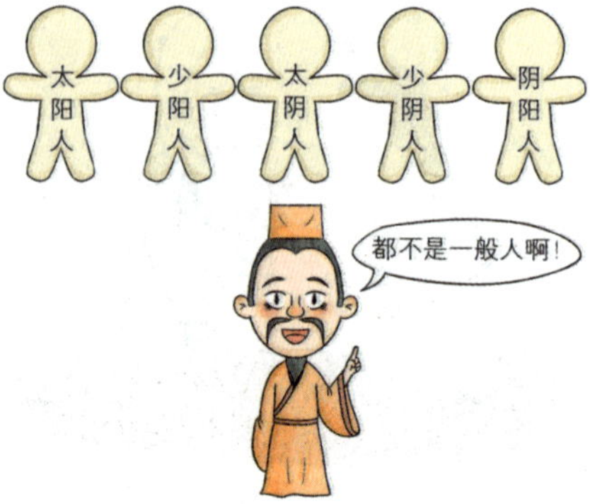
太阳人
少阳人
太阴人
少阴人
阴阳人
都不是一般人啊！

【原文】

黄帝曰：别五态之人奈何？

少师曰：太阴之人，其状黮黮然黑色，念然下意，临临然长大，䐢然未偻。此太阴之人也。

黄帝问：怎样辨别这五种形态的人呢？

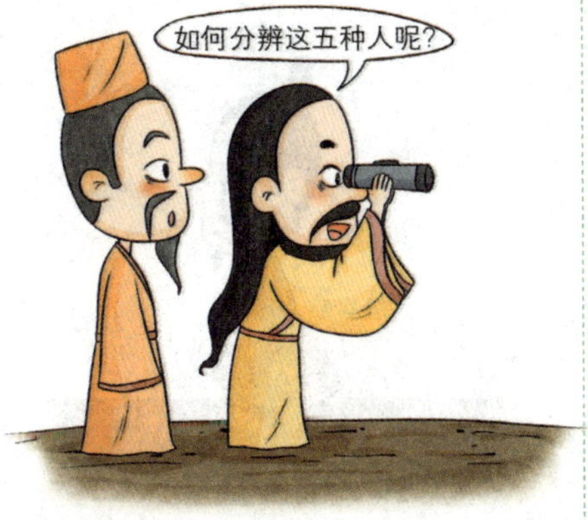

少师说：太阴型的人，面色阴沉黑暗，而假意谦虚。

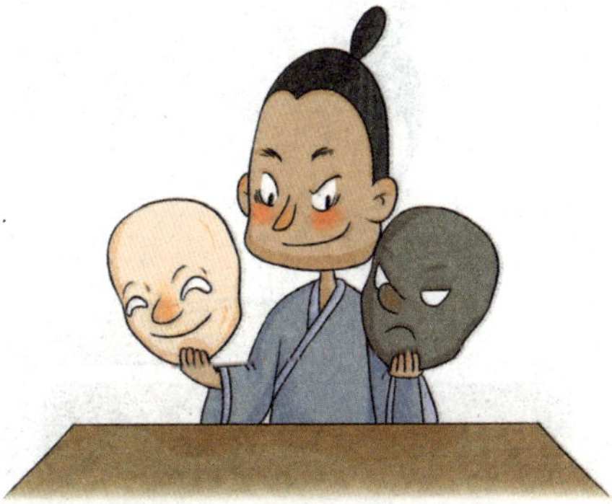

虽然身材高大，却卑躬屈膝，点头哈腰，故作姿态。

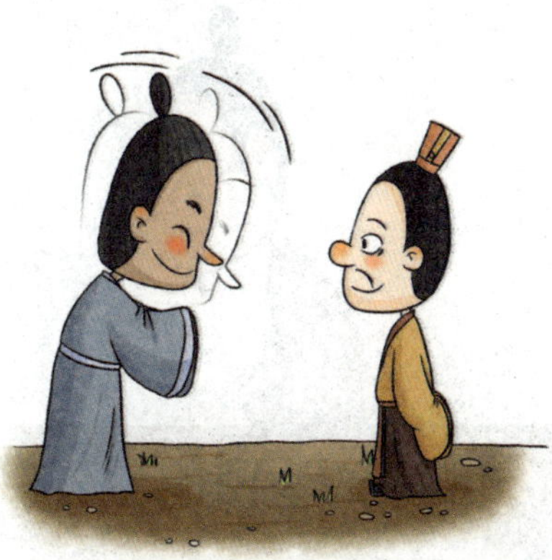

而并非真有佝偻病，这就是太阴之人的形态。

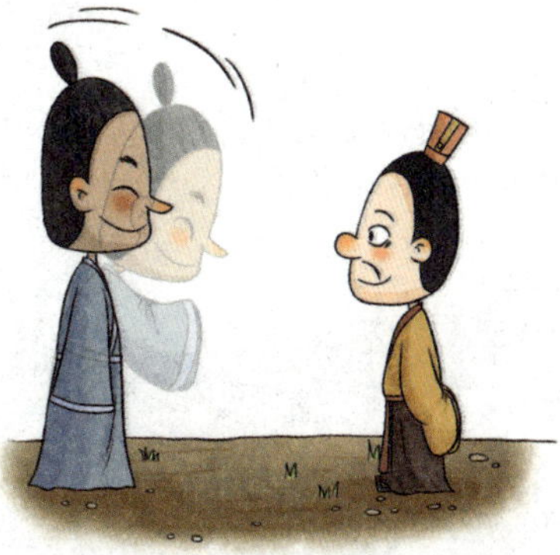

【原文】

少阴之人，其状清然窃然，固以阴贼，立而躁崄，行而似伏。此少阴之人也。

少阴型的人，外貌好像清高，但是行为鬼鬼祟祟。

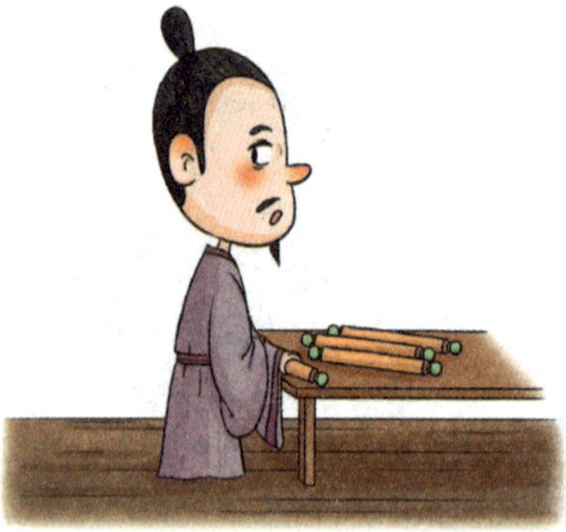

深怀阴险的害人之心，站立时躁动不安，显示出邪恶之象。

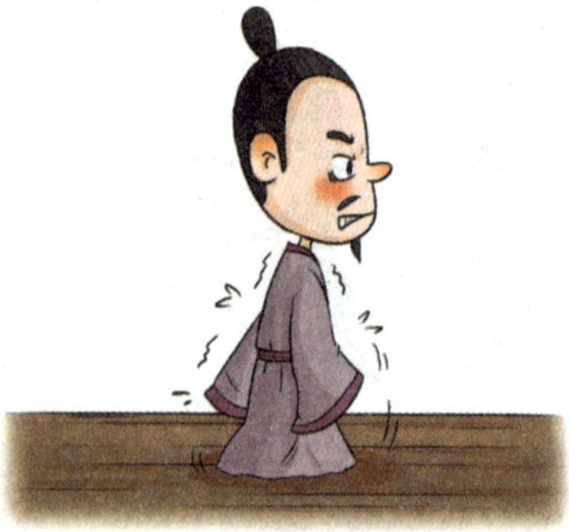

走路时身体呈现前倾的姿态。这就是少阴之人的形态。

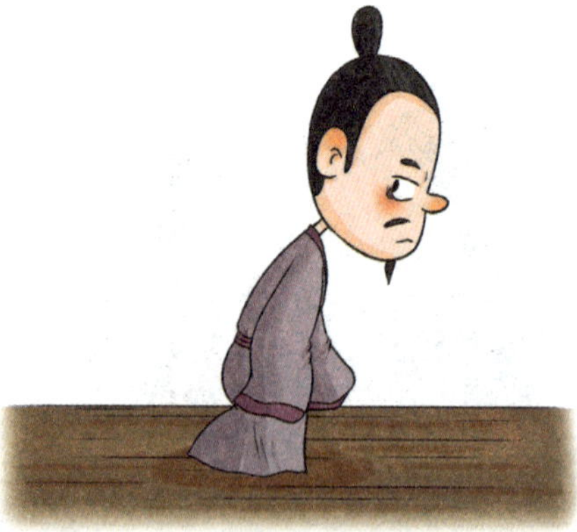

【原文】

太阳之人，其状轩轩储储，反身折腘。此太阳之人也。少阳之人，其状立则好仰，行则好摇，其两臂两肘则常出于背。此少阳之人也。

太阳型的人，外貌表现得高傲自满，挺胸凸肚，得意扬扬。

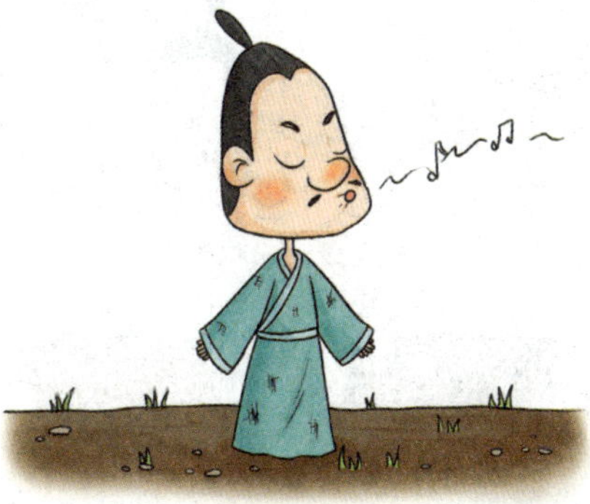

看上去非常傲慢，自命不凡，好像是身体向后反张和膝盖弯曲的样子。这就是太阳之人的形态。

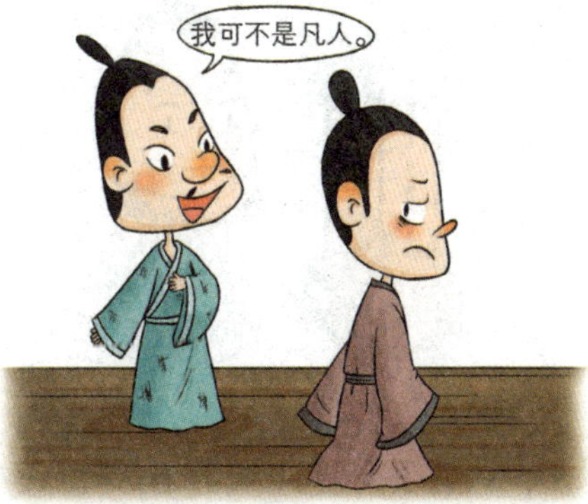

少阳型的人，在站立时习惯把头仰得很高。

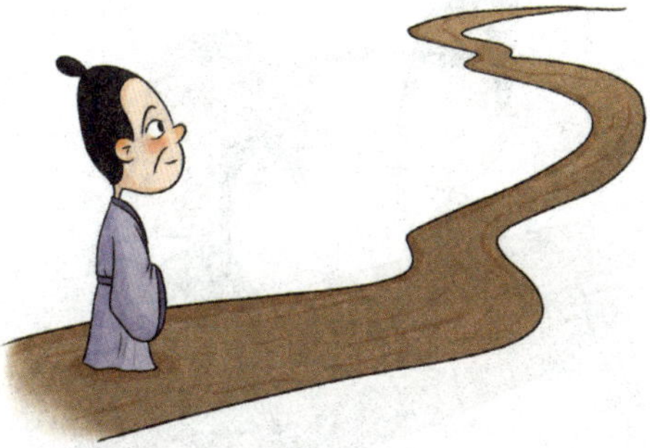

行走时惯于摇摆身体，常常反挽双手置于背后。这就是少阳之人的形态。

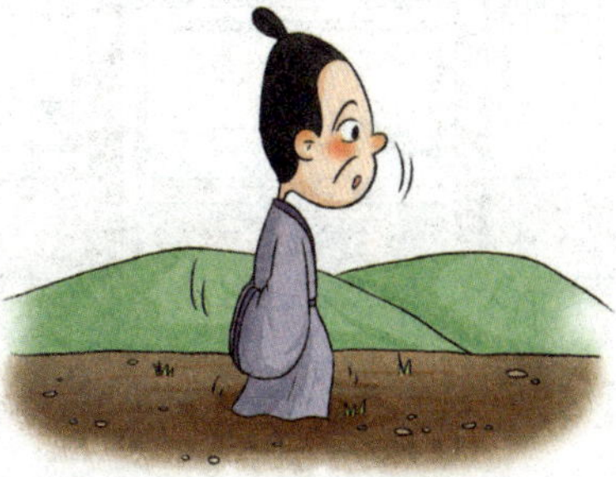

【原文】

阴阳和平之人，其状委委然，随随然，颙颙然，愉愉然，暶暶然，豆豆然，众人皆曰君子。此阴阳和平之人也。

阴阳和平型的人，外貌从容稳重，举止大方，性情和顺。

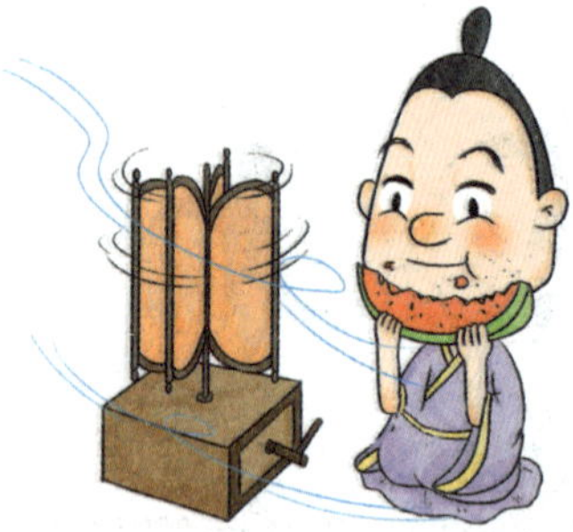

善于适应环境，态度严肃，品行端正，待人和蔼，目光慈祥。

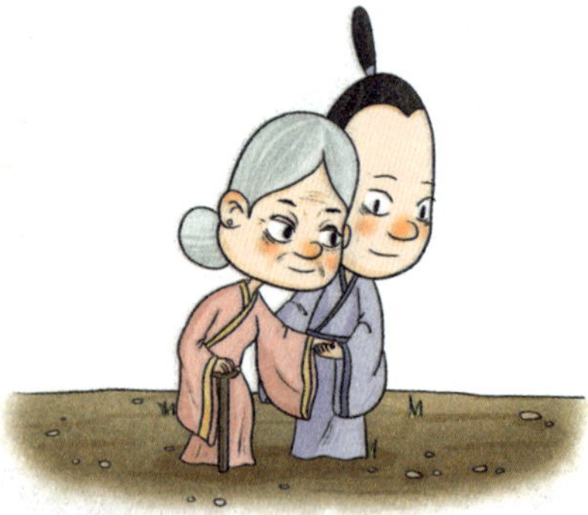

做事光明磊落，举止有度，处事条理分明。

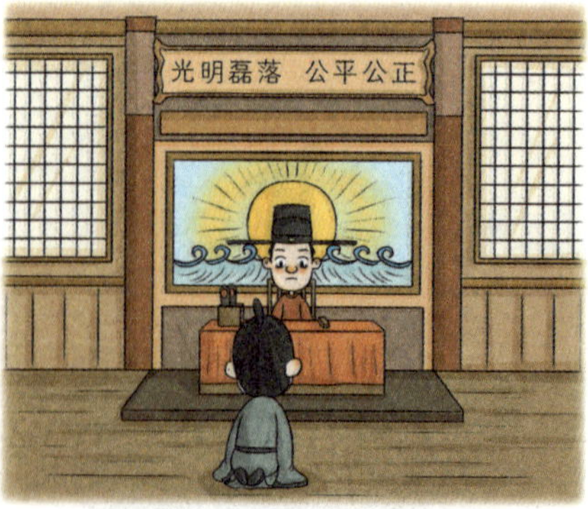

大家都称其为有德行的人。这是阴阳和平之人的形态。

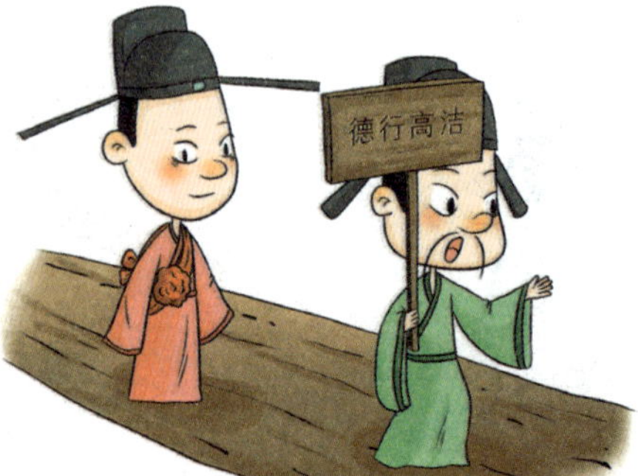